TRANSTORNOS DEPRESSIVOS

CONDUTAS ATUAIS E INOVADORAS SOBRE DIAGNÓSTICO E TRATAMENTO

©TODOS OS DIREITOS RESERVADOS À EDITORA DOS EDITORES LTDA.

Produção editorial e capa: *Villa d'Artes Soluções Gráficas*
Revisão: *Ligia Alves*
Imagens de capa e aberturas de capítulos: *Shutterstock*

Dados Internacionais de Catalogação na Publicação (CIP)
Angélica Ilacqua CRB-8/7057

Transtornos depressivos : condutas atuais e inovadoras sobre diagnóstico e tratamento / organizado por Andréa Tenório Correia da Silva, Marcelo dos Santos Sampaio. -- São Paulo : Editora dos Editores, 2019.
400 p. : il.

Bibliografia'
ISBN 978-85-85162-19-1

1. Depressão mental 2. Saúde mental I. Silva, Andréa Tenório Correia da II. Sampaio, Marcelo dos Santos

19-1036   CDD 616.895

Índices para catálogo sistemático:
1. Depressão mental

RESERVADOS TODOS OS DIREITOS DE CONTEÚDO DESTA PRODUÇÃO. NENHUMA PARTE DESTA OBRA PODERÁ SER REPRODUZIDA ATRAVÉS DE QUALQUER MÉTODO, NEM SER DISTRIBUÍDA E/ OU ARMAZENADA EM SEU TODO OU EM PARTES POR MEIOS ELETRÔNICOS SEM PERMISSÃO EXPRESSA DA EDITORA DOS EDITORES LTDA, DE ACORDO COM A LEI Nº 9610, DE 19/02/1998.

Este livro foi criteriosamente selecionado e aprovado por um Editor científico da área em que se inclui. A **Editora dos Editores** assume o compromisso de delegar a decisão da publicação de seus livros a professores e formadores de opinião com notório saber em suas respectivas áreas de atuação profissional e acadêmica, sem a interferência de seus controladores e gestores, cujo objetivo é lhe entregar o melhor conteúdo para sua formação e atualização profissional.

Desejamos-lhe uma boa leitura!

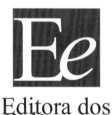

EDITORA DOS EDITORES
Rua Marquês de Itu, 408 — sala 104 — São Paulo/SP
CEP 01223-000
Rua Visconde de Pirajá, 547 — sala 1.121 — Rio de Janeiro/RJ
CEP 22410-900

+55 11 2538-3117
contato@editoradoseditores.com.br
www.editoradoseditores.com.br

EDITORES

Andréa Tenório Correia da Silva

Marcelo dos Santos Sampaio

TRANSTORNOS DEPRESSIVOS

CONDUTAS ATUAIS E INOVADORAS SOBRE DIAGNÓSTICO E TRATAMENTO

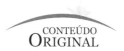

Prefácio

Um convite para escrever o prefácio desta obra realmente se evidencia como uma das maiores honrarias que recebi nesta vida acadêmica e profissional. Não apenas por ter vindo dos colegas e respeitosos organizadores Andréa e Marcelo, mas também pelo escopo de um tema de tanta necessidade, magnitude e relevância como são os Transtornos Depressivos para a Saúde Pública e para as práticas de cuidado do Médico de Família e Comunidade (MFC).

Andréa Tenório e Marcelo Sampaio são especialistas em pessoas. Médicos assistentes com elevada *expertise* em suas áreas de atuação como MFCs, professores dedicados e impactantes na vida de seus estudantes e pesquisadores que enaltecem essa tríade tão nobre do ensino-pesquisa-assistência. São referência para mim e certamente serão para os leitores deste livro.

Acrescento à minha satisfação poder introduzir um livro que apresenta extremo cuidado e pertinência para a abordagem integral, centrada na pessoa e baseada nas melhores evidências para a tomada de decisão clínica no âmbito da Atenção Primária à Saúde (APS) e para uma relação de cuidado entre a pessoa que sofre, sua família, comunidade e demais profissionais da saúde, mesmo aos que atuam nos níveis secundários e terciários.

É de consenso geral que o sofrimento psíquico, a tristeza e as manifestações de sintomas depressivos representam elevada demanda e impacto nas vidas dos cidadãos, em quase todas as faixas etárias, classes sociais ou econômicas e gêneros. Destaco então a pertinência da obra em trazer o manejo desses quadros com o Método Clínico Centrado na Pessoa no Capítulo 4, após a conceituação e discussão atualizada dos Transtornos Depressivos, sucedida pela necessária abordagem à prevenção do suicídio no Capítulo 2. Trata-se de um livro cuidadosamente estruturado, que sistematiza de forma extremamente didática os conhecimentos atuais sobre um tema tão desafiador. A maior virtude desse livro é facilitar a compreensão e apresentar tecnologias para as práticas de cuidado no cotidiano da assistência dos profissionais de saúde, ao lidar com a complexa realidade das disfuncionalidades que os transtornos depressivos representam.

E como a leitura e o estudo da obra trazem estímulos e ferramentas para lidarmos com as singulares pessoas e populações mais vulneráveis! Estudantes de medicina, profissionais da saúde, populações vulneráveis, gênero, etnia, condições socioeconômicas, foram reverenciados com capítulos próprios, escritos por autores com elevada experiência e sensibilidade técnica e ética, trazendo olhares e perspectivas interprofissionais que corroboram uma abordagem sistêmica e atual, promotora de um cuidado coordenado, continuado e integral.

Os capítulos finais trazem a importância da prevenção em todos os seus níveis, do primário ao quaternário, enfatizando a importância de evitar a medicalização excessiva e o sobrediagnóstico, mas ao mesmo tempo evidenciando intervenções em todos esses níveis, eficazes, eficientes e efetivas para o manejo de condições e determinantes socioambientais que vulnerabilizam, estigmatizam e interferem no processo saúde-doença-cuidado.

Enfim, uma obra robusta, técnica e cientificamente, de excelente qualidade gráfica e didática para nos instrumentalizar profissionais que cuidam de pessoas com transtornos depressivos, muito frequentes na APS e na prática clínica dos MFCs e de profissionais de saúde dedicados ao cuidado na perspectiva da Integralidade.

Desejo proveitosa leitura, assim como foi para mim!

Giuliano Dimarzio
Diretor Científico da Sociedade Brasileira de
Medicina de Família e Comunidade

Apresentação

Para falar de como nasceu a ideia deste livro, precisamos falar da nossa inquietação enquanto profissionais de saúde, particularmente como médicos de família e comunidade, ao perceber a alta prevalência de casos de depressão em pessoas atendidas em nossas áreas de abrangência. Ao mesmo tempo, vivenciamos o adoecimento de colegas e membros das equipes de saúde, que muitas vezes são afastados do trabalho por causa da depressão. Mais intimamente, sofremos com nosso próprio adoecimento diante da realidade social da população e dos recursos limitados para o sistema de saúde garantir o acesso e a qualidade do cuidado às pessoas com transtornos mentais. Buscamos, então, respostas na literatura científica a essas inquietações para, assim, tornar possível a elaboração de estratégias para oferecer o cuidado ampliado, na perspectiva da integralidade, às pessoas com sintomas depressivos/depressão. Para tanto, baseamo-nos nos mais recentes dados sobre os fatores de risco para depressão e as possibilidades terapêuticas para além dos antidepressivos.

Considerada o Mal do Século, a depressão representa um dos maiores desafios do mundo contemporâneo, pelo aumento de sua prevalência, multicausalidade, alta taxa de recorrência, impactos na vida, associação com outras doenças e prejuízos individuais, sociais e financeiros para as pessoas, as instituições e o sistema de saúde. A Organização Mundial da Saúde estima que a depressão atinja mais de 300 milhões de pessoas no mundo. De acordo com os dados da pesquisa sobre a carga global das doenças (*Global Burden of Diseases*), constitui uma das principais causas de incapacidade, provocando repercussões avassaladoras na vida dos indivíduos acometidos e daqueles que as cercam. Além disso, um grande número de casos de depressão não é diagnosticado, e uma parte dos pacientes diagnosticados com o transtorno recebe tratamento inadequado. Esses dados são alarmantes, ainda mais se considerarmos a forte associação entre depressão e risco de suicídio. Além disso, as evidências das associações entre a depressão e diversas condições clínicas corroboram para a complexidade do cuidado. Paralelamente, outros aspectos articulados à cadeia causal de eventos que culminam no aparecimento da depressão são inerentes ao mundo contemporâneo. Com a progressão geométrica global do uso das mídias e redes sociais, novos fatores de risco para o desenvolvimento de transtornos mentais têm sido observados. A comunidade científica mundial está mais atenta aos efeitos característicos das sociedades, grupos populacionais, contextos sociais e de trabalho que podem constituir fatores de risco para sintomas depressivos/depressão.

Nossa imersão nesses contextos epidemiológico, de trabalho e de vida, associada aos debates com colegas e alunos, fez suscitar a ideia da escrita deste livro. O encontro de vivências, angústias, medos, expectativas e ideais promove a busca por inovações, e o anseio da descoberta de novos caminhos. Assim, a concepção dos temas e capítulos nasce da integração de vivências, particularmente em dois ambientes: a Faculdade Santa Marcelina e a Faculdade de Medicina da Universidade de São Paulo, especificamente o Departamento de Medicina Preventiva. Em seguida, convidamos para compor o projeto colegas e amigos que vivenciavam preocupações e angústias semelhantes, além da vontade de aprimorar conhecimentos em busca da qualidade do cuidado às pessoas com depressão. Assim, compartilhamos as ideias estruturantes deste livro, os objetivos de contribuir para o cuidado integral e efetivo, o convite à reflexão sobre o processo saúde-doença-cuidado e as estratégias de intervenção. Essa construção uniu forças de diversas partes do país, do Pará ao Rio Grande do Sul, juntou as perspectivas de profissionais de saúde, professores, pesquisadores, gestores, alunos de graduação em saúde, de diversas instituições, como a Universidade Federal do Ceará, a Universidade Federal do Rio de Janeiro, a Universidade Estadual do Rio de Janeiro, a Universidade de São Paulo e a Faculdade Santa Marcelina. Essa pluralidade de vivências e olhares compõe a riqueza e a beleza deste livro.

Queremos compartilhar com você, leitor(a), os novos conhecimentos disponíveis na literatura mundial e as reflexões sobre depressão, a partir da complexidade e integração das abordagens, por meio da interdisciplinaridade, da multicausalidade do processo saúde-doença dos quadros depressivos, da integração entre os núcleos de saberes e das possíveis construções para o cuidado à pessoa como um todo. Assim buscaremos, ampliando a perspectiva da assistência, impactando no sucesso do tratamento e na redução das recidivas.

Esperamos que este livro possa levar ao leitor(a) uma nova perspectiva de cuidado às pessoas com depressão, além de colaborar no aprimoramento dos profissionais de saúde que cuidam de pessoas com transtornos mentais. Que esses profissionais possam utilizar na sua prática clínica cotidiana os conhecimentos e as ferramentas aqui debatidos, contribuindo dessa forma para a recuperação da autoestima, autoconfiança e esperança das pessoas com depressão ao melhorar sua qualidade de vida pela efetividade do cuidado. Finalmente, que os nossos leitores e leitoras tomem para suas próprias vidas as reflexões destes autores, e possam se beneficiar dos conteúdos aqui debatidos, aprimorando o autocuidado físico e mental.

Nas próximas páginas, conversaremos com você, leitor, sobre aspectos inovadores para a integralidade do cuidado à pessoa com transtorno depressivo. Debateremos os fatores de risco recentemente identificados e as formas como os aspectos do cotidiano afetam a saúde mental, aumentando o risco de depressão, questionando, por exemplo, se o uso das mídias sociais pode levar a quadros depressivos. Por outro lado, discutiremos quais são as possibilidades terapêuticas além do uso restrito de medicações antidepressivas, como as práticas integrativas podem contribuir para o tratamento e a redução da chance de recidivas ou ainda como determinados tipos de capital social podem mitigar os sintomas depressivos. Convidamos você a estar conosco nessa jornada!

Sobre os Editores

Andréa Tenório Correia da Silva

Médica pela Faculdade de Ciências Médicas da Santa Casa de São Paulo. Fez residência em Clínica Médica e especialização em Saúde da Família pela Irmandade da Santa Casa de São Paulo. Tem Mestrado, Doutorado (estágio na Columbia University – NYC, supervisor Prof. Ezra Susser) e Pós-doutorado pelo Departamento de Medicina Preventiva da Faculdade de Medicina da Universidade de São Paulo (FMUSP). Atuou como médica de família e comunidade no Centro de Saúde-Escola Alexandre Vranjac e na Unidade Básica de Saúde Vila Dalva, no município de São Paulo. Integrou a equipe de Coordenação da Estratégia Saúde da Família, da Fundação Faculdade de Medicina, e foi gerente de ensino e pesquisa do Projeto Região Oeste (FMUSP). Elaborou e coordenou a pesquisa Pandora-SP sobre saúde mental dos profissionais da atenção primária no município de São Paulo, estudo financiado pela FAPESP. Coordenou o Capacity Building – formação de pesquisadores – do estudo multicêntrico Latin America Treatment & Innovation Network in Mental Health (LATIN-MH), financiado pelo National Institute of Mental Health – EUA. Foi professora substituta no Departamento de Medicina Preventiva – FMUSP (2017-2018). Atualmente, é pesquisadora colaboradora e orientadora pelo Programa de Pós-graduação em Saúde Coletiva – Departamento de Medicina Preventiva – FMUSP. É docente do curso de Medicina da Faculdade Santa Marcelina, coordenadora do Núcleo de Pesquisa em Atenção Primária e Inovação em Saúde. Áreas de pesquisa: atenção básica, saúde mental (*burnout* e depressão), gestão em saúde, educação em saúde, avaliação de programas e políticas de saúde e ciência da implementação. Contato: andreatenorio@usp.br

Marcelo dos Santos Sampaio

Médico pela Escola de Medicina da Fundação Técnico-Educacional Souza Marques, no Rio de Janeiro, em 1994. Pós-graduação em Tisiologia e Pneumologia pela UERJ – Hospital Universitário Pedro Ernesto em 2000. Pós-graduação em Saúde da Família pela Universidade Federal do Ceará em 2002. Título de Especialista em Medicina de Família e Comunidade pela Sociedade Brasileira de Medicina de Família e Comunidade em 2004. Mestrado em Gestão em Saúde Coletiva pela FOP – UNICAMP (2017-2019). Experiência em Pneumologia e Tisiologia no atendimento ambulatorial e no setor de provas de função respiratória. Experiência como médico de família e comunidade por 16 anos em três Estados brasileiros (SP, MG e CE). Professor I na FASM – Faculdades Associadas Santa Marcelina, na disciplina de Medicina de Família e Comunidade, desde 2014. Coordenador do Ciclo

Clínico na disciplina de Medicina de Família e Comunidade na FASM. Professor auxiliar na Faculdade de Medicina de Jundiaí – Departamento de Saúde Coletiva. Médico pneumologista e tisiologista no Ambulatório de Especialidades de Sapopemba – São Paulo. Contato: marcelosampaio2013@gmail.com

Sobre os Editores Associados

Angela Scalabrin

Médica pela Universidade Federal do Rio Grande do Sul (2004). Fez residência em Medicina de Família e Comunidade pelo Grupo Hospitalar Conceição (GHC). Trabalhou como médica de família e comunidade na Estratégia de Saúde da Família no município de Canoas-Rio Grande do Sul (RS). Atuou como médica reguladora na Central Estadual de Regulação na área de Urgência e Emergência (RS). Foi preceptora de alunos do internato de Medicina da Universidade Luterana do Brasil (ULBRA). Atuou como médica de família e comunidade no setor de Saúde do Trabalhador do Grupo Hospitalar Conceição (RS) de 2012 a 2018. Atualmente trabalha como médica de família no setor de saúde do colaborador do UnitedHealth Group. Mestranda do Departamento de Medicina Preventiva da Faculdade de Medicina da Universidade de São Paulo (FMUSP). É docente do curso de Medicina da Universidade Municipal de São Caetano do Sul (USCS). Áreas de interesse: medicina de família e comunidade, saúde do trabalhador, educação médica e gestão em saúde.

Aline Bicalho Matias

Psicóloga pela Faculdade de Filosofia, Ciências e Letras de Ribeirão Preto da USP (2009) e mestre em Ciências pela Faculdade de Medicina de Ribeirão Preto da Universidade de São Paulo (2013). Atualmente, é psicóloga na Universidade Federal de São Paulo (UNIFESP), atuando no Departamento de Saúde do Trabalhador e doutoranda do Departamento de Medicina Preventiva da Faculdade de Medicina da Universidade de São Paulo (FMUSP).

Bernardo Banducci Rahe

Médico pela Faculdade de Medicina Dr. Hélio Mandetta da Universidade Federal de Mato Grosso do Sul (Famed-UFMS), com residência médica em Psiquiatria pelo Hospital Santa Marcelina. Título de Especialista em Psiquiatria pela Associação Brasileira de Psiquiatria. Coordenador do Serviço de Psiquiatra do Hospital Santa Marcelina Itaim Paulista. Professor de Psiquiatria do curso de Medicina da Faculdade Santa Marcelina (FASM). Supervisor do Programa de Residência Médica em Psiquiatria do Hospital Santa Marcelina. Psiquiatra colaborador do Núcleo de Ensino, Pesquisa, Extensão e Assistência à Pessoa Trans Professor Roberto Farina da Universidade Federal de São Paulo (TransUNIFESP). Foi colaborador do Programa de Orientação e Atendimento a Dependentes da Universidade Federal de São Paulo (Proad-UNIFESP).

CARLA ROBERTA FERRAZ RODRIGUES

Enfermeira pela Universidade de Pernambuco (1994). Residência em Medicina Preventiva e Social pelo NESC/CPqAM/FIOCRUZ (1996). Mestrado em Saúde Pública pela Universidade de São Paulo (1998) e doutorado em Saúde Pública pela Universidade de São Paulo (2009). É professora da Faculdade Santa Marcelina nos cursos de Enfermagem e Medicina e servidora pública do município de São Paulo (Analista de Saúde – COVISA) desde janeiro de 2015. Tem experiência na área de Enfermagem, com ênfase em Saúde Pública, atuando principalmente nos seguintes temas: atenção primária – saúde da família, saúde coletiva e epidemiologia. atuou como tutora do curso de Especialização em Saúde da Família UNASUS/ MAIS MÉDICOS/UNIFESP. Tem experiência em Tutoria e coordenação de Residência Multiprofissional em Saúde (2005/2011).

CLARA KUBELKA FERNANDES

Médica pela Universidade do Vale do Itajaí (2009). Médica formada pela universidade do Vale do Itajaí. Realizou Especialização em Acupuntura no Hospital das Clínicas da Faculdade de Medicina da Universidade de São Paulo. Realizou Especialização em Medicina Integrativa no Instituto de Ensino e Pesquisa do Hospital Albert Einstein. É Residente de Medicina de Família e Comunidade Hospital Santa Marcelina

CRISTIANE MARIA DA ROCHA

Médica pela Faculdade de Medicina da Universidade de Pernambuco (1985), com mestrado em Ciências Médicas e Biológicas pela Universidade Federal de São Paulo (2005). Fez residência médica em Pediatria (IMIP) e Neuropediatria (UNICAMP). Atualmente é médica neuropediatra da Casa de Saúde Santa Marcelina, assistente de gestão e professora II no curso de Medicina da Faculdade Santa Marcelina (FASM). Realizou *Fellow* no Hospital Necker – Enfants Malades (Paris, França) em 2009.

DÉBORA SILVA TEIXEIRA

Médica pela Universidade Federal do Rio de Janeiro – UFRJ (2003), residência médica em Medicina de Família e Comunidade (2007) e mestrado em Educação em Ciências e Saúde pela UFRJ (2009). Atualmente é professora assistente do Departamento de Medicina Integral Familiar e Comunitária e pesquisadora do LIPAPS (Laboratório Interdisciplinar de Pesquisa em Atenção Primária) da Universidade do Estado do Rio de Janeiro. Colabora na pesquisa Avaliação da intervenção em Meditação de Atenção Plena (*Mindfulness*) na Estratégia de Saúde da Família (ESF) no Rio de Janeiro. Instrutora de *Mindfulness* – *Mindfulness-Based Cognitive Therapy*.

EDNÉIA ZANUTO

Médica pela Faculdade de Ciências Médicas da Santa Casa de São Paulo (1998), com residência em Psiquiatria pela Irmandade da Santa Casa de Misericórdia de São Paulo (2001). Atualmente é médica assistente da Santa Casa de Misericórdia de São Paulo.

ELCIO GOMES MASCARENHAS

Médico. Possui residência médica em Pediatria (1997) e especialização em Psicanálise da Criança, Adolescentes e Adultos. Atua no Hospital Santa Marcelina e na OSS Santa Marcelina Itaquaquecetuba. Ministra aulas na Faculdade Santa Marcelina na disciplina de Pediatria do Adolescente. Tem experiência na área de Medicina, com ênfase em Neonatologia.

GIULIANO DIMARZIO

Médico graduado pela PUC-Campinas (2002). Médico de Família e Comunidade com Residência Médica pela Unicamp e titulado pela SBMFC (2005). Mestre em Saúde Coletiva pela Unicamp (2011). Doutorando em Ensino em Saúde – Departamento de Clínica Médica da Unicamp. Membro fundador e ex-presidente da Associação Paulista de Medicina de Família e Comunidade/APMFC (gestão 2013-2015). Diretor científico da Sociedade Brasileira de MFC (2016-atual). Coordenador do Departamento Científico de Medicina de Família e Comunidade da SMCC. Atualmente é coordenador das disciplinas de APS do curso de graduação em Medicina e supervisor do Programa de Residência Médica em Medicina de Família e Comunidade da Faculdade São Leopoldo Mandic.

HEITOR ROSSI LOPES

Médico pela Universidade Federal de São Paulo/Escola Paulista de Medicina (2009). Título de Especialista pela Sociedade Brasileira de Medicina de Família e Comunidade (2014) e Especialização em Atenção Domiciliar (2016). Atualmente é coordenador adjunto da Residência de Medicina de Família e Comunidade (MFC) da Secretaria Municipal de Saúde de São Paulo (SMS/SP). Professor da disciplina de MFC e supervisor de estágios em MFC da graduação da FASM. Coordenador de Formação em Atenção Domiciliar do Grupo de Trabalho da Sociedade Brasileira de MFC. Preceptor de Campo em Atenção Domiciliar do Programa de Residência Médica de MFC do Hospital Santa Marcelina, da Universidade de Toronto/Canadá (R3 de MFC – "Global Health and Vulnerable Populations") e do Internato Médico da FASM. Supervisor do Programa Mais Médicos para o Brasil (PMMB) da CSSM. Instrutor do curso internacional de ACLS, credenciado pelo AHA. Instrutor do curso TECA A da Sociedade Brasileira de Cardiologia.

Izabel Cristina Rios

Médica e doutora em Ciências pela Faculdade de Medicina da Universidade de São Paulo (FMUSP). Na FMUSP, desde 2004, atua no ensino de humanidades e humanização na educação médica e em saúde. É professora nas disciplinas Discussão Integrada de Casos I e II no primeiro e segundo anos da graduação em Medicina do novo currículo da FMUSP. Nessas disciplinas, coordena o "Grupo de Professores de Humanidades" e o "Eixo Humanidades e Bioética". No Hospital das Clínicas (HC), em 2012, criou o "Núcleo Técnico e Científico de Humanização do HCFMUSP", a "Comissão de Humanização" e a "Rede Humaniza FMUSPHC", todos sob sua coordenação até o presente. Na residência médica de Fisiatria do HC, realiza a condução de grupos de humanização para residentes do primeiro, segundo e terceiro anos; e orienta a tutoria de residentes. Na residência multiprofissional do Instituto de Medicina Física e Reabilitação do HC, é professora na disciplina Humanização e Sistema de Saúde no Brasil.

Joselita Batista Azuma

Médica pela Universidade São Francisco (1999). Graduação em Biomedicina pela Universidade de Mogi das Cruzes (1994). Residência médica em Pediatria na Casa de Saúde Santa Marcelina (2003). Assistente de ensino da Unidade de Urgência e Emergência Pediátrica da Casa de Saúde Santa Marcelina desde 2003. Médica assistente de ensino (AME) do Ambulatório de Pediatria Geral desde 2007. Docente da disciplina Saúde da Criança e do Adolescente do curso de graduação em Medicina da Faculdade Santa Marcelina (FASM) desde 2014. Título de Especialista em Pediatria. Pós-graduação em Docência no Ensino em Saúde (2016).

José Carlos Arrojo Junior

Médico pela EPM-UNIFESP. Administrador em saúde titulado pela Associação Médica Brasileira (AMB). Especialista em Gestão em Saúde Pública pela Faculdade de Medicina de Botucatu (UNESP). Especialista em Saúde da Família pela Universidade Federal de São Paulo (UNIFESP). MBA executivo em saúde pela FGV/EAESP. Mestrando profissional em Políticas e Gestão em Saúde pela Universidade Estadual de Campinas (UNICAMP). Atualmente é professor da disciplina de Medicina de Família e Comunidade da Faculdade Santa Marcelina, coordenador da Residência Médica em Medicina de Família e Comunidade do Hospital Santa Marcelina e médico assessor técnico da APS Santa Marcelina. Na área de Educação Médica, é especialista em Preceptoria em Residência Médica pelo IEP – Hospital Sírio-Libanês, *fellow* em Instructional Methods on Health Professional Education na University of Michigan (EUA) e *fellow* em Teacher Leadership na McGill University (Canadá). Possui diversos cursos de aperfeiçoamento na área. Também atua como consultor em gestão de redes e serviços de saúde pública e privada. É pesquisador, tendo como linhas principais: atenção primária à saúde, gestão em saúde pública e privada, educação médica e bioética. Atualmente é membro da Câmara Técnica de Medicina de Família e Comunidade do Conselho Federal de Medicina

(CFM). Pela atuação em periódicos científicos, possui registro no órgão de classe e atua também como jornalista, sendo sócio da Associação Paulista de Imprensa (API).

MAGDA MOURA DE ALMEIDA

Médica pela Universidade Federal do Ceará (2003). Especialista em Medicina de Família e Comunidade pelo Hospital Universitário Walter Cantídio. Mestre em Saúde Pública pela Universidade Federal do Ceará, com pesquisa na área de doenças cardiometabólicas. Especialização em Educação para as Profissões da Saúde. Doutora em Clínica Médica, na área de concentração de Ensino em Saúde na UNICAMP. Professor do Magistério Superior, Classe A, com denominação de Assistente-A, Nível 1, da Universidade Federal do Ceará, alocada no Departamento de Saúde Comunitária. Possui experiência na área de Medicina, com ênfase em Medicina de Família e Comunidade, Ensino Médico, Emergência, Doenças Cardiometabólicas e Saúde Coletiva. *Fellow* na Foundation for the Advancement of International Medical Education and Research (FAIMER) em 2012. Diretora de Medicina Rural da Sociedade Brasileira de Medicina de Família e Comunidade (desde 2016). Mãe de 3 filhos. Esteve de licença-maternidade em 2011 e 2014.

MARIA CRISTINA REIS SOUZA

Fisioterapeuta pela Universidade do Estado do Pará (1996-2001). Tem experiência na área de Fisioterapia, atuando principalmente nos seguintes temas: acupuntura, gerontologia social e hanseníase. Médica pelo Centro Universitário do Estado do Pará (CESUPA 2012-2017). Atualmente é médica residente no segundo ano em Medicina de Família e Comunidade na CF Sérgio Vieira de Mello, pela UERJ.

MARIA SHEILA GUIMARÃES ROCHA

Médica pela Universidade Federal da Paraíba em 1987. Residência médica em Neurologia, mestrado e doutorado em Medicina pela Universidade Federal de São Paulo pelo programa de Neurologia e Neurociências. Supervisora do serviço de Neurologia e coordenadora do Programa de Residência Médica em Neurologia do Hospital Santa Marcelina. Professora de Neurologia e coordenadora do Módulo de Saúde do Adulto e Idoso do curso de Medicina da Faculdade Santa Marcelina. Experiência na área de Medicina, com ênfase em Neurologia, atuando principalmente nos seguintes temas: distúrbios do movimento e neuroimunologia clínica.

MARIA TAVARES CAVALCANTI

Médica pela Universidade do Estado do Rio de Janeiro (1985). Mestrado em Psiquiatria, Psicanálise e Saúde Mental pela Universidade Federal do Rio de Janeiro – UFRJ (1992). Doutorado em Psiquiatria, Psicanálise e Saúde Mental pela UFRJ (1997). Pós-doutorado na área de Epidemiologia Psiquiátrica na Universidade de Columbia, Nova York (2008). Atualmente é professora titular do Departamento de Psiquiatria e Medicina Legal da Faculdade de Medicina da Universidade Federal do Rio de Janeiro. Foi eleita para a direção do Instituto de Psiquiatria da UFRJ para o período entre 2010-2014 e reeleita para um segundo mandato entre 2014-2018. Tem experiência na área de Medicina, com ênfase em Psiquiatria, atuando principalmente nos seguintes temas: saúde mental, doença mental, psicose e desinstitucionalização. Desde 2015 coordena o Internato de Medicina em Saúde Mental da UFRJ, no qual, junto com colegas, vem construindo uma proposta inovadora de integração entre o Internato de Saúde Mental e o de Medicina de Família e Comunidade, apostando na formação do médico generalista em saúde mental a partir da atenção primária à saúde. Dentro da necessidade de formação especializada para a gestão do Instituto de Psiquiatria da UFRJ (direção), concluiu curso de especialização em Controladoria e Gestão Pública da FACC UFRJ em 2012.

MARIA TERESA DE ALMEIDA FERNANDES

Psicóloga pela Universidade de Mogi das Cruzes (1976). Mestre em Ciências da Saúde pela Unicsul (2008). Especialista em Educação de Deficientes Auditivos pela PUC-SP (1975). Especialista em Psicoterapia Psicodinâmica do Adolescente pelo Instituto Sedes Sapientiae (1979). Especialista em Psicologia Hospitalar pelo CRP (2002). Implantação e supervisão do Serviço de Psicologia do Hospital Santa Marcelina (HSM) – Ambulatório de Saúde Mental (1989-2004), Ambulatório de Especialidades e Enfermarias (1989-atual). Implantação e supervisão do Programa de Aprimoramento Profissional em Psicologia da Saúde do HSM/SES (1995-atual). Coordenadora do Programa de Residência Multiprofissional em Onco-Hematologia do HSM (2014-atual). Presidente da COREMU-HSM (2014-atual). Membro do Núcleo de Apoio Pedagógico do Curso de Medicina da FASM (2016-atual). Docente da FASM nos cursos de Medicina, Fisioterapia, Nutrição, Administração, Ciências Contábeis e Radiologia Médica (2004-atual). Membro relatora do CEP do HSM (1997-atual). Vice-coordenadora do CEP da FASM (2017). Membro do COPE-FASM. Conselheira municipal de saúde (SP), representando os institutos de ensino superior e de pesquisa privados (2010-2014). Tem experiência na área de Psicologia, atuando principalmente nos seguintes temas: psicologia da saúde com ênfase em psicologia hospitalar, saúde mental, psicologia clínica, obesidade, saúde da mulher, dor e cuidados paliativos, tanatologia, ética, bioética, responsabilidade social, liderança e motivação.

MARIANA CORNIANI LOPES

Enfermeira pela Universidade Federal de São Paulo/Escola Paulista de Enfermagem (2009), tendo participado do Projeto Xingu em Promoção e Prevenção à Saúde Indígena, com enfoque em imunização. Realizou especialização *lato sensu* na mesma Universidade nos temas de Saúde da Família e Comunidade e Cuidado Pré-Natal. Possui experiência profissional em Saúde da Família e Comunidade, tendo sido colaboradora na implantação do PSF e responsável pelo Programa de Imunização e projetos de educação em saúde no interior do Estado do Amazonas, na cidade de Carauari (2010). Em São Paulo, trabalhou na Estratégia Saúde da Família na região do Sapopemba, com enfoque nas populações em situação de vulnerabilidade social, e na OSS SAS – SECONCI, no modelo tradicional de atenção. Atualmente atua no CIAAM (Centro de Incentivo e Apoio ao Aleitamento Materno) da UNIFESP.

MARTIM ELVIRO MEDEIROS JUNIOR

Médico pela Universidade Federal da Paraíba – UFPB. Médico preceptor de Educação Permanente da Atenção Primária à Saúde da Casa de Saúde Santa Marcelina. Professor do curso médico da Faculdade Santa Marcelina. Coordenador da Residência em Medicina de Família e Comunidade da Casa de Saúde Santa Marcelina. Coordenador do Internato Médico da APS Santa Marcelina. Mestrado profissional no Ensino em Ciências da Saúde pela Universidade Federal de São Paulo. Professor colaborador do Departamento de Medicina de Família da Universidade de Toronto – Canadá. Membro da Câmara Técnica do CREMESP em APS. Anteriormente médico generalista da Estratégia Saúde da Família do município de São Paulo; professor colaborador do Centro de Estudos em Saúde Coletiva da Faculdade de Medicina do ABC Paulista; professor do curso médico da Universidade Potiguar (UNP-RN); preceptor da Residência em Medicina de Família e Comunidade da Faculdade de Medicina de Santo André; ex-membro da equipe de Coordenação da Atenção Básica da Casa de Saúde Santa Marcelina (CSSM), que teve parceria com SES e agora com SMS do Estado de São Paulo; supervisão técnica médica das Unidades de Saúde da Família da região leste do município de São Paulo; preceptor da Residência Multiprofissional em Saúde da Família da Faculdade Santa Marcelina (FASM); preceptor da Residência de Medicina de Família e Comunidade da mesma instituição; educador do Núcleo de Educação Permanente da CSSM; especialista em Saúde da Família pela Sociedade Brasileira de Medicina de Família e Comunidade e Especialização em Saúde da Família pela FASM; sócio-fundador e primeiro presidente da Sociedade Paulista de Medicina de Família e Comunidade.

PAULO ROSSI MENEZES

Médico pela Faculdade de Ciências Médicas da Santa Casa de São Paulo (1981). Mestrado em Psiquiatria e Psicologia Médica pela Universidade Federal de São Paulo (1993). Mestrado em Epidemiologia pela University of London (1992). Doutorado em Psiquiatria pela University of London (1995). Livre-docência em Medicina Preventiva pela Universidade de São Paulo (2002). Fez estágio de pós-doutorado na University of Bristol, no Reino Unido (2006-2008). Atualmente é professor titular e chefe do Departamento de Medicina Preventiva da Faculdade de Medicina e coordenador do Núcleo de Pesquisa em Saúde Mental Populacional da Universidade de São Paulo. É membro titular da Academia de Ciências do Estado de São Paulo. Tem experiência na área de Saúde Coletiva, com ênfase em Epidemiologia Psiquiátrica e Saúde Mental Global, atuando principalmente na investigação epidemiológica das psicoses, dos transtornos mentais comuns na atenção primária e dos transtornos mentais na terceira idade.

Pedro Felix Vital Júnior

Médico pela Universidade Federal de Alagoas, com residência médica em Cirurgia-Geral e Cirurgia Pediátrica realizada na Casa de Saúde Santa Marcelina. Título de Especialista concedido após aprovação em avaliação na Sociedade Brasileira de Cirurgia Pediátrica (1998). Possui mestrado em Cirurgia Pediátrica concluído na Universidade Federal de São Paulo (1999) e doutorado em Medicina pela mesma instituição de ensino superior (2005). MBA em Gestão Executiva em Saúde concluído no Instituto Brasileiro de Mercados de Capitais (IBMEC-INSPER/SP). Atualmente é médico gestor do curso de Medicina da Faculdade Santa Marcelina (FASM). Membro do Núcleo Docente Estruturante e Docente da graduação em Medicina da FASM. Foi diretor clínico do Hospital Santa Marcelina – HSM (2010-2012) e coordenador de ensino do Centro Multidisciplinar de Formação, Ensino e Pesquisa do HSM. Supervisor de serviço de Cirurgia Pediátrica do Hospital Infantil Cândido Fontoura, médico cirurgião pediátrico da Prefeitura Municipal de São Paulo. Tem experiência na área de Medicina, com ênfase em Cirurgia Pediátrica e Gestão em Saúde.

Rodrigo Cerqueira de Souza

Médico pela Universidade Federal de São Paulo/Escola Paulista de Medicina em 1993. Especialista em Ginecologia e Obstetrícia. Mestre em Ginecologia pela Escola Paulista de Medicina – UNIFESP. Professor do Departamento de Saúde da Mulher do curso de Medicina da Faculdade Santa Marcelina (FASM). Preceptor de Uroginecologia e Cirurgia Vaginal no Hospital Santa Marcelina e no Conjunto Hospitalar do Mandaqui.

Regina Celi Dias da Cunha

Médica pela Universidade do Estado do Pará (1995). Especialista em Saúde da Família pelo Hospital Italiano de Buenos Aires. Especialista em Psiquiatria, com título de Especialista pela ABP (Associação Brasileira de Psiquiatria). Experiência como médica de família e comunidade em serviço de saúde público e suplementar. Atualmente é psiquiatra do ambulatório de especialidades pela APS Santa Marcelina. Professora I do curso de graduação em Medicina da Faculdade Santa Marcelina. Tem experiência na área de Saúde Coletiva, com ênfase em Medicina Preventiva.

Sobre os Colaboradores

Alberto Grimaldi

Alice Moraes Titto

Aline Bicalho Matias

Ammar Al Husin

Ana Claudia Almagro Alves de Souza

Ana Paula Hociko

Brenda Stephanie Fiuza

Breno Pimentel Sampaio

Bruna Lorrane de Oliveira Sousa

Bruno Ibrahim Furlan Ayoub

Bruno Neto dos Reys

Caique Moraes de Mendonça

Carlos Augusto Ribeiro de Souza Borges

Carlos Hiago Ferreira

Carlos Miguel Cunha Abrão de Oliveira

Carolina Ornelas Vieira Lima

Carolina Vaz Turiani

Cinthia Alves Sandim

Cintia Maria Camargo

Daniela Akemi Souza Saito

Daniela Raulino Cavalcante

Daniel Fiks

Danielle Gomes Dompieri

Débora Catherine Montes Rodrigues
de Oliveira

Eduardo Luis Cukierkorn

Fernanda Duarte Corbera

Gabriela Tassara Rodrigues Correia

Gabriella Tavares Dumoulin

Gabriely Zevallos Chambi

Giuliane Alêssa de Oliveira Rêgo

Heloísa dos Santos Camargo

Isabel Mestriner de Souza

João Carlos de Carvalho Meiga

Juliana Moredo Battistella

Júlia Pereira de Sousa

Kelvin Hiromiti Albuquerque Yokota

Laís Claus Leme

Lais Leiko Batista Azuma

Larissa Seraphim Medeiros

Letícia Arnesto Snege

Leticia Dias Milanezi

Letícia de Matos Pereira

Luana Moggi Bigoli

Luísa Gabriela Amantéa Cerqueira de Souza

Maisa Marques do Vale

Márcio Veras de Paula Junior

Maria Luiza D'Assumpção Silva

Mariana Gonçalves Macedo

Maura Saad Galati

Mylkleany Martins de Castro

Moniquelly Barbosa da Silva

Paolla dos Santos

Paula Felix Pessoa

Pedro Caramuru Pessoa Aubert

Rafael de Almeida Macedo

Rayane Maria Martins

Regina Mutai Fraguglia

Renata Silva Santos

Ricardo Page

Rodrigo Jorge Almeida

Yuri de Morais Gustavo

Sumário

Capítulo 1 – TRANSTORNOS DEPRESSIVOS: DIAGNÓSTICO, TRATAMENTO E O DESAFIO DO CUIDADO INTEGRAL.... 2

Tópico 1: Importância do tema na atualidade..................... 4

Tópico 2: Breve história da depressão 4

Tópico 3: Conceitos e definições.......................... 9

O que é? 9

Tópico 4: Sinais e sintomas........................ 10

Passos do método clínico centrado na pessoa......... 14

Tópico 5: Tratamento farmacológico 19

A escolha do antidepressivo..................... 21

Demais agentes antidepressivos utilizados na prática clínica.......................... 22

Tópico 6: Psicoterapia 23

Tópico 7: Terapêuticas vinculadas a práticas integrativas e complementares, capital social e intervenções em fatores de risco para transtornos depressivos........................ 24

Referências................. 25

Capítulo 2 – O CUIDADO À PESSOA COM IDEAÇÃO SUICIDA 26

Tópico 1: Importância do tema 28

Suicídio e ideação suicida em idosos................... 29

Suicídio e ideação suicida em adolescentes 29

Tópico 2: Conceitos e definições........................ 30

Tópico 3: Repercussões/consequências 32

Tópico 4: O cuidado à pessoa com ideação/ comportamento suicida 33

Tópico 5: Estratégias para melhorar a efetividade do cuidado 37

Tópico 6: Pontos-chave 39

Tópico 7: Links úteis 42

Referências.................. 42

Capítulo 3 – A CULTURA CONTEMPORÂNEA E A DEPRESSÃO: UMA VISÃO PSICANALÍTICA **46**

Tópico 1: Contextualizando a questão: uma dor que fere de morte a sociedade contemporânea 48

Tópico 2: Uma perspectiva psicanalítica da depressão e da melancolia: o silêncio melancólico de uma perda existencial 49

Tópico 3: Aspectos da cultura contemporânea implicados na subjetividade depressiva: tempos hiper-reativos: excesso de "eu" e falta de "outro" 54

Tópico 4: Aproximações entre dimensões individuais e coletivas: espelhamentos da cultura contemporânea nos fenômenos depressivos 56

Tópico 5: Alguns caminhos reflexivos para lidar com a subjetividade depressiva: há luz do outro lado da bolha narcísica 59

Tópico 6: *Links* úteis 62

Referências 64

Capítulo 4 – O MÉTODO CLÍNICO CENTRADO NA PESSOA (MCCP) E O CUIDADO À PESSOA COM DEPRESSÃO **66**

Tópico 1: Importância do tema 68

Tópico 2: Conceitos e definições sobre o MCCP 68

Tópico 3: Repercussões/consequências do uso dessa tecnologia na assistência na APS no Brasil e no mundo para a qualidade do cuidado e para a integralidade 70

Tópico 4: Estratégias para melhorar a aplicação e o uso do MCCP no cotidiano da assistência e repercutir a efetividade do cuidado 76

Tópico 5: *Links* úteis 77

Referências 77

CAPÍTULO 5 – **O ESTIGMA SOCIAL, O AUTOESTIGMA E SEUS IMPACTOS PARA O CUIDADO ÀS PESSOAS COM TRANSTORNOS DEPRESSIVOS** 78

TÓPICO 1: IMPORTÂNCIA DO TEMA 80

TÓPICO 2: CONCEITO DE ESTIGMA SOCIAL E DEFINIÇÕES 81

TÓPICO 3: CONSEQUÊNCIAS PARA A PESSOA ACOMETIDA PELAS CONDIÇÕES DESCRITAS E SUAS REPERCUSSÕES PARA OS FAMILIARES E PARA AS INSTITUIÇÕES 84

TÓPICO 4: CASO CLÍNICO 87

COMO PODERÍAMOS PENSAR O CUIDADO À DONA JÚLIA? 88

TÓPICO 5: ESTRATÉGIAS PARA MELHORAR A EFETIVIDADE DO CUIDADO 89

TÓPICO 6: PONTOS-CHAVE 90

REFERÊNCIAS 92

CAPÍTULO 6 – **DEPRESSÃO EM PROFISSIONAIS DE SAÚDE** 94

TÓPICO 1: IMPORTÂNCIA DO TEMA 96

TÓPICO 2: FATORES INDIVIDUAIS E CONTEXTUAIS ASSOCIADOS À DEPRESSÃO EM PROFISSIONAIS DE SAÚDE 97

CARACTERÍSTICAS INDIVIDUAIS 97

ESTRESSE NO TRABALHO 98

DESAFIOS NO SETOR DA SAÚDE 100

EXPOSIÇÃO À VIOLÊNCIA NO TRABALHO 102

TÓPICO 3: REPERCUSSÕES DA DEPRESSÃO EM PROFISSIONAIS DE SAÚDE 103

TÓPICO 4: ESTRATÉGIAS PARA MELHORAR A EFETIVIDADE DO CUIDADO AO PROFISSIONAL DE SAÚDE COM DEPRESSÃO 104

TÓPICO 5: PONTOS-CHAVE 106

TÓPICO 6: *LINKS* ÚTEIS 107

REFERÊNCIAS 108

CAPÍTULO 7 – **O ESTUDANTE DE GRADUAÇÃO COM DEPRESSÃO** 112

TÓPICO 1: IMPORTÂNCIA DO TEMA 114

TÓPICO 2: CONCEITOS E DEFINIÇÕES.. 115

TÓPICO 3: REPERCUSSÕES E CONSEQUÊNCIAS PARA O
INDIVÍDUO.. 116

TÓPICO 4: FATORES DE RISCO E FATORES DE PROTEÇÃO 118

FATORES DE RISCO... 118

FATORES RELACIONADOS A ASPECTOS PSICOLÓGICOS 119

FATORES RELACIONADOS A ASPECTOS DA ROTINA
ACADÊMICA.. 119

FATORES RELACIONADOS A ASPECTOS
SOCIODEMOGRÁFICOS.. 120

OUTROS FATORES DE RISCO.. 120

FATORES PROTETORES.. 121

REFERENTES AO CURSO 121

REFERENTES À ATENÇÃO PSICOLÓGICA................................ 121

REFERENTES AOS RELACIONAMENTOS DOS ESTUDANTES 122

ATIVIDADE FÍSICA 122

OUTROS FATORES PROTETORES 122

TÓPICO 5: ESTRATÉGIAS DE INTERVENÇÃO................................... 122

PROFILAXIA PRIMÁRIA – REESTRUTURAÇÃO CURRICULAR.... 122

PROFILAXIA SECUNDÁRIA – DESENVOLVENDO RESILIÊNCIA .. 123

PROFILAXIA TERCIÁRIA: RASTREIO E ACOMPANHAMENTO ... 124

TÓPICO 6: PONTOS-CHAVE 125

TÓPICO 7: *LINKS* ÚTEIS 126

REFERÊNCIAS.. 127

CAPÍTULO 8 – DEPRESSÃO NA POPULAÇÃO LGBTQIA+.................................. 130

TÓPICO 1: IMPORTÂNCIA DO TEMA 132

TÓPICO 2: CONCEITOS E DEFINIÇÕES NECESSÁRIOS PARA A
LEITURA DESTE CAPÍTULO 134

TÓPICO 3: REPERCUSSÕES/CONSEQUÊNCIAS DOS
TRANSTORNOS DEPRESSIVOS.. 137

TÓPICO 4: FATORES QUE AUMENTAM O RISCO PARA DEPRESSÃO
NA POPULAÇÃO LGBTQIA+.. 137

TÓPICO 5: REFLEXÕES SOBRE AÇÕES PARA MELHORAR O CUIDADO À POPULAÇÃO LGBTQIA+ 138

TÓPICO 6: ESTRATÉGIAS PARA MELHORAR A QUALIDADE DO CUIDADO OFERTADO À POPULAÇÃO LGBTQI+ 139

TÓPICO 7: PONTOS-CHAVE 141

TÓPICO 8: *LINKS* ÚTEIS 143

REFERÊNCIAS 145

CAPÍTULO 9 – **DETERMINANTES SOCIAIS DA SAÚDE E TRANSTORNOS DEPRESSIVOS: ASPECTOS ESSENCIAIS PARA O CUIDADO INTEGRAL** **148**

TÓPICO 1: IMPORTÂNCIA DO TEMA 150

TÓPICO 2: CONCEITOS E DEFINIÇÕES ESSENCIAIS 152

O QUE É DISCRIMINAÇÃO? 152

O QUE É DISCRIMINAÇÃO DE GÊNERO? 153

MACHISMO E ESTRUTURA SOCIAL 154

O QUE É RACISMO? 156

CONDIÇÃO SOCIOECONÔMICA, ESCOLARIDADE E RENDA: REPENSANDO AS RELAÇÕES E A MERITOCRACIA 157

TÓPICO 3: MODELOS EXPLICATIVOS – DETERMINANTES SOCIAIS DE SAÚDE 159

MODELO DE DAHLGREN E WHITEHEAD 159

TÓPICO 4: INTERVENÇÕES SOBRE OS DETERMINANTES SOCIAIS 162

TÓPICO 5: ESTRATÉGIAS PARA MELHORAR A EFETIVIDADE DO CUIDADO 162

PRIMEIRO NÍVEL: INDIVIDUAL 162

SEGUNDO NÍVEL: REDES SOCIAIS E COMUNITÁRIAS 163

TERCEIRO NÍVEL: CONDIÇÕES DE VIDA E TRABALHO 164

QUARTO NÍVEL: CONDIÇÕES SOCIOECONÔMICAS, CULTURAIS E AMBIENTAIS GERAIS 164

TÓPICO 6: PONTOS-CHAVE 165

TÓPICO 7: *LINKS* ÚTEIS 166

REFERÊNCIAS 169

TRANSTORNOS DEPRESSIVOS

CAPÍTULO 10 – **A IMPORTÂNCIA DA PROMOÇÃO DA SAÚDE NO CUIDADO À PESSOA COM DEPRESSÃO** 172

TÓPICO 1: IMPORTÂNCIA DO TEMA 174

TÓPICO 2: CONCEITOS E DEFINIÇÕES 174

TÓPICO 3: COMO INSTRUMENTALIZAR PROFISSIONAIS DA SAÚDE PARA APLICAÇÃO DOS CONCEITOS DE PROMOÇÃO DA SAÚDE 175

TÓPICO 4: REPERCUSSÕES/CONSEQUÊNCIAS 177

    DEPRESSÃO E O USO DE ÁLCOOL 177

    DEPRESSÃO E TABAGISMO 177

    DEPRESSÃO E ATIVIDADE FÍSICA 179

    DEPRESSÃO E REDE DE PROTEÇÃO SOCIAL 180

    DEPRESSÃO E REPERCUSSÃO ECONÔMICA 180

    DEPRESSÃO: FATORES DE RISCO E DE PROTEÇÃO 181

TÓPICO 5: PROMOÇÃO À SAÚDE COMO PARTE DO PLANO DE CUIDADO 183

    PAPEL DA ATIVIDADE FÍSICA NO TD 184

    PAPEL DOS HÁBITOS ALIMENTARES E DA SUPLEMENTAÇÃO ALIMENTAR NOS TRANSTORNOS DEPRESSIVOS 185

    TRIPTOFANO 186

    ÔMEGA 3 187

    OUTROS ELEMENTOS 188

TÓPICO 6: ESTRATÉGIAS DE PROMOÇÃO À SAÚDE PARA PESSOAS COM TD 188

TÓPICO 7: LINKS ÚTEIS 189

REFERÊNCIAS 190

CAPÍTULO 11 – **PRÁTICAS INTEGRATIVAS E COMPLEMENTARES E O CUIDADO À PESSOA COM DEPRESSÃO** 196

TÓPICO 1: IMPORTÂNCIA DO TEMA 198

TÓPICO 2: CONCEITOS E DEFINIÇÕES 200

TÓPICO 3: PERSPECTIVAS DAS PICs NA PRÁTICA CLÍNICA 203

TÓPICO 4: POTENCIALIDADES DAS PICS NA ATENÇÃO PRIMÁRIA 205

TÓPICO 5: ESTRATÉGIAS PARA MELHORAR A EFETIVIDADE DO CUIDADO 207

Sugestão para incorporação de práticas integrativas e complementares nos contatos individuais 207

Sugestões para a equipe de saúde (práticas em grupo) ... 208

Sugestões para mudanças nas instituições de ensino e saúde............ 209

TÓPICO 6: PONTOS-CHAVE 209

TÓPICO 7: LINKS ÚTEIS 210

REFERÊNCIAS 211

CAPÍTULO 12 – O USO DAS MÍDIAS SOCIAIS E OS TRANSTORNOS DEPRESSIVOS: EXISTE ASSOCIAÇÃO? 216

TÓPICO 1: IMPORTÂNCIA DO TEMA 218

Breve história das mídias sociais 220

TÓPICO 2: CONCEITOS E DEFINIÇÕES 222

O que são mídias sociais? 222

O que são o uso ativo e o uso passivo das mídias sociais? 223

TÓPICO 3: REPERCUSSÕES/CONSEQUÊNCIAS PARA A PESSOA 224

TÓPICO 4: O USO ABUSIVO DE MÍDIAS SOCIAIS: POSSIBILIDADES DE CUIDADO 227

TÓPICO 5: ESTRATÉGIAS PARA MELHORAR A EFETIVIDADE DO CUIDADO 227

TÓPICO 6: PONTOS-CHAVE 228

TÓPICO 7: LINKS ÚTEIS 228

REFERÊNCIAS 229

CAPÍTULO 13 – O CAPITAL SOCIAL E O CUIDADO À PESSOA COM DEPRESSÃO: O QUE PODERÍAMOS INCLUIR NAS PRÁTICAS DE SAÚDE? 232

TÓPICO 1: IMPORTÂNCIA DO TEMA 234

TÓPICO 2: CONCEITOS E DEFINIÇÕES 235

Então, o que é o capital social? 236

O QUE É REDE SOCIAL? 238

CAPITAL SOCIAL E SINTOMAS DEPRESSIVOS/DEPRESSÃO 238

TÓPICO 3: ESTRATÉGIAS PARA MELHORAR A EFETIVIDADE DO CUIDADO 241

TÓPICO 4: PONTOS-CHAVE 243

TÓPICO 5: *LINKS* ÚTEIS 244

REFERÊNCIAS 244

CAPÍTULO 14 – INTERVENÇÕES PARA DEPRESSÃO VIA *SMARTPHONE*: O USO DA *MOBILE HEALTH* É EFETIVO? 246

TÓPICO 1: IMPORTÂNCIA DO TEMA 248

TÓPICO 2: CONCEITOS E DEFINIÇÕES 250

TÓPICO 3: VANTAGENS E DESVANTAGENS DO USO DA *MOBILE HEALTH* 252

TÓPICO 4: EVIDÊNCIAS SOBRE AS INTERVENÇÕES *mHEALTH* PARA DEPRESSÃO 252

TÓPICO 5: BARREIRAS E FACILITADORES PARA O USO DA *mHEALTH* 254

TÓPICO 6: PONTOS-CHAVE 256

TÓPICO 7: *LINKS* ÚTEIS 256

REFERÊNCIAS 257

CAPÍTULO 15 – TRANSTORNO DEPRESSIVO NA INFÂNCIA E ADOLESCÊNCIA 262

TÓPICO 1: IMPORTÂNCIA DO TEMA 264

TÓPICO 2: COMORBIDADES 266

TÓPICO 3: CONCEITOS E DEFINIÇÕES 267

TÓPICO 4: REPERCUSSÕES E CONSEQUÊNCIAS 268

TÓPICO 5: CONDIÇÕES E FATORES QUE AUMENTAM O RISCO PARA DEPRESSÃO 269

TÓPICO 6: CONDIÇÕES E FATORES PROTETORES PARA DEPRESSÃO 270

TÓPICO 7: ESTRATÉGIAS PARA MELHORAR A EFETIVIDADE DO CUIDADO 271

TÓPICO 8: DIAGNÓSTICO E TRATAMENTO 272

    TRANSTORNO DISRUPTIVO DA DESREGULAÇÃO DO
    HUMOR.. 274

    DEPRESSÃO 274

    COMPROMETIMENTO FUNCIONAL 275

TÓPICO 9: TRATAMENTO.. 275

TÓPICO 10: PONTOS-CHAVE 279

TÓPICO 11: *LINKS* ÚTEIS 279

REFERÊNCIAS 281

CAPÍTULO 16 – TRANSTORNOS DEPRESSIVOS NA GRAVIDEZ E PUERPÉRIO 284

TÓPICO 1: IMPORTÂNCIA DO TEMA 286

TÓPICO 2: CONCEITOS, DEFINIÇÕES E REPERCUSSÕES 286

TÓPICO 3: ESTRATÉGIAS PARA MELHORAR A EFETIVIDADE DO
CUIDADO E PONTOS-CHAVE... 289

    TRATAMENTO... 290

REFERÊNCIAS 293

CAPÍTULO 17 – TRANSTORNO DEPRESSIVO EM PESSOAS IDOSAS 296

TÓPICO 1: IMPORTÂNCIA DO TEMA 298

TÓPICO 2: CONCEITOS E DEFINIÇÕES.. 300

TÓPICO 3: REPERCUSSÕES E CONSEQUÊNCIAS PARA A PESSOA.... 301

TÓPICO 4: DEPRESSÃO E COGNIÇÃO EM IDOSOS 302

    DEPRESSÃO SECUNDÁRIA... 303

TÓPICO 5: PROGNÓSTICO... 304

TÓPICO 6: FATORES DE RISCO ASSOCIADOS COM DEPRESSÃO
GERIÁTRICA E PROTEÇÃO... 305

    FATORES SOCIODEMOGRÁFICOS... 305

    SUPORTE SOCIAL 306

    EVENTOS DE VIDA ESTRESSORES.. 306

    MORBIDADES PSIQUIÁTRICAS 306

TÓPICO 7: MEDICAMENTOS 307

TÓPICO 8: CONDIÇÕES DE SAÚDE 308

DIAGNÓSTICO 309

TRATAMENTO 311

PARTICULARIDADES DO TRATAMENTO DA DEPRESSÃO
ASSOCIADO A DOENÇAS CRÔNICAS EM IDOSOS 312

TRATAMENTO DE DEPRESSÃO REFRATÁRIA 313

CRITÉRIO DE REMISSÃO E RESPOSTA 314

ESTRATÉGIAS PARA MELHORAR A EFETIVIDADE DO CUIDADO .. 314

TÓPICO 6: PONTOS-CHAVE 316

REFERÊNCIAS 317

CAPÍTULO 18 – **TRANSTORNO DEPRESSIVO E MULTIMORBIDADE** **320**

TÓPICO 1: IMPORTÂNCIA DO TEMA 322

TÓPICO 2: CONCEITOS E DEFINIÇÕES 322

SÍNDROME METABÓLICA 322

DIABETES *MELLITUS* 322

HIPERTENSÃO ARTERIAL 323

OBESIDADE 324

DISLIPIDEMIA (DLP) PRIMÁRIA 324

DISTÚRBIOS DA TIREOIDE 325

TÓPICO 3 REPERCUSSÕES E CONSEQUÊNCIAS PARA A PESSOA 326

TÓPICO 4: ESTRATÉGIAS PARA MELHORAR A EFETIVIDADE DO
CUIDADO 326

TÓPICO 5: APLICAÇÃO DOS TRÊS PILARES FUNDAMENTAIS PARA
ABORDAGEM DO TRANSTORNO DEPRESSIVO EM
PESSOAS COM DOENÇAS CRÔNICAS 331

PRINCÍPIOS DA APS, MÉTODO CLÍNICO CENTRADO NA
PESSOA, PROJETO TERAPÊUTICO SINGULAR 331

TÓPICO 6: *LINKS* ÚTEIS 338

REFERÊNCIAS 339

CAPÍTULO 19 – **TRANSTORNOS DEPRESSIVOS E DOR CRÔNICA** **340**

TÓPICO 1: IMPORTÂNCIA DO TEMA 342

EPIDEMIOLOGIA 342

FATORES DE RISCO.. 343

TÓPICO 2: REPERCUSSÕES/CONSEQUÊNCIAS 343

TÓPICO 3: ESTRATÉGIAS E CONDUTAS NA OTIMIZAÇÃO DO CUIDADO 344

TÓPICO 4: LINKS ÚTEIS 344

REFERÊNCIAS 345

CAPÍTULO 20 – TRANSTORNO DEPRESSIVO E DEMÊNCIAS 346

TÓPICO 1: IMPORTÂNCIA DO TEMA 348

TÓPICO 2: CONCEITOS E DEFINIÇÕES.......................... 350

TÓPICO 3: REPERCUSSÕES E CONSEQUÊNCIAS............. 354

TÓPICO 4: FATORES DE RISCO E DE PROTEÇÃO ASSOCIADOS...... 356

TÓPICO 5: ESTRATÉGIAS PARA MELHORAR A EFETIVIDADE DO CUIDADO 356

TÓPICO 6: PONTOS-CHAVE 359

TÓPICO 7: LINKS ÚTEIS 360

REFERÊNCIAS 361

ÍNDICE REMISSIVO 364

Capítulo 1

TRANSTORNOS DEPRESSIVOS
DIAGNÓSTICO, TRATAMENTO E O DESAFIO DO CUIDADO INTEGRAL

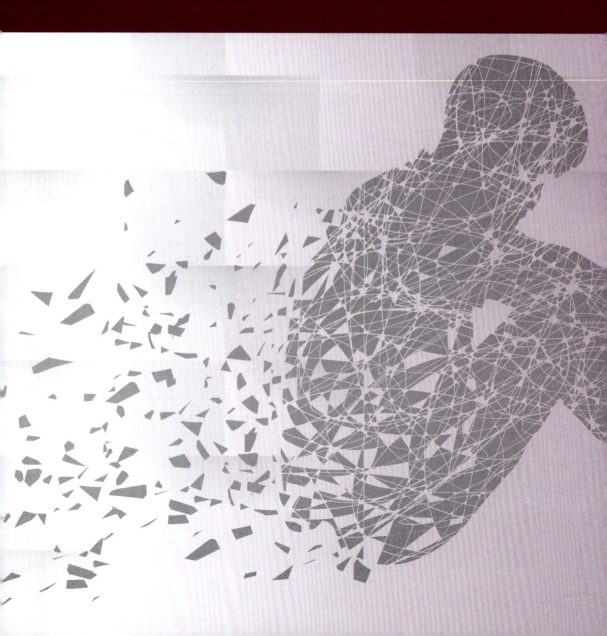

Gabriela Tassara Rodrigues Correia
Maura Saad Galati
Moniquelly Barbosa da Silva
Marcelo dos Santos Sampaio
Regina Celi Dias da Cunha
Andréa Tenório Correia da Silva

Objetivos do capítulo:

1. Descrever a importância da depressão no contexto mundial e no Brasil enquanto problema de saúde pública com graves repercussões individuais, sociais e organizacionais.

2. Descrever critérios para diagnosticar os transtornos depressivos.

3. Discutir instrumentos utilizados na prática clínica, tanto para rastreamento como para seguimento dos casos.

4. Apresentar os recursos terapêuticos disponíveis e a forma de aplicação na prática clínica.

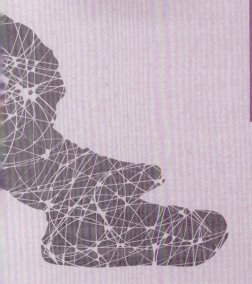

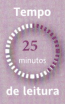

Tempo
25 minutos
de leitura

TÓPICO 1: IMPORTÂNCIA DO TEMA NA ATUALIDADE

Segundo a Organização Mundial de Saúde (OMS),[1] a depressão é uma doença prevalente em todo o mundo, atingindo mais de 300 milhões de pessoas. De acordo com o estudo sobre a carga global de doenças (*Global Burden of Disease*) de 2010, os transtornos depressivos são a segunda principal causa de anos vividos com incapacidade. A depressão pode trazer sérias consequências para os indivíduos acometidos, principalmente quando a intensidade dos sintomas é moderada ou grave, e de longa duração, podendo levar à queda da produtividade, afastamento do trabalho, incapacidade de estabelecer relações sociais e, em alguns casos, ter como desfecho o suicídio, que é responsável por cerca de 800 mil mortes todos os anos, sendo considerado a segunda principal causa de morte entre jovens de 15 a 29 anos.

O termo depressão ou transtorno depressivo (TD) é usado atualmente em diversas situações da vida cotidiana. Frustrações, perdas, rompimentos, decepções, injustiças podem levar a quadros de tristeza, desesperança, mas na maioria dessas situações esse humor entristecido é circunstancial, passageiro e esperado naquele contexto.

A banalização da dor e do sofrimento como doença e a medicalização excessiva desses quadros têm desencadeado reflexão acerca do cuidado no diagnóstico do transtorno depressivo maior (TDM), não esquecendo que o mundo moderno exige inúmeras facetas para desempenhar todos os papéis solicitados pela sociedade, pela família, pelo trabalho e mesmo na vida íntima.

Assim, investigar os aspectos inerentes à psicopatologia da depressão e suas características clínicas é fundamental para evitar subdiagnósticos ou mesmo a criação de uma epidemia da doença.

TÓPICO 2: BREVE HISTÓRIA DA DEPRESSÃO

Encontramos relatos sobre sintomas depressivos/depressão e suicídio descritos em textos bíblicos, como no Velho Testamento. O Rei Saul, designado por Deus para ser o primeiro rei de Israel, é punido por "dar as costas para Deus", torna-se muito triste, atormentado e sem esperanças. Até que, derrotado pelos inimigos, suicida-se com a própria espada. Assim como, na *Odisseia*, Ajax, preterido em favor de Ulisses após a morte de Aquiles, entra em profunda desesperança, desespero e tristeza, suicidando-se. Tais exemplos colocam a loucura e a melancolia como punição divina ou castigo dos deuses, atribuindo a uma entidade divina a origem de todos os males.[1] Essa descrição pode contribuir para ampliar nossa compreensão sobre as experiências que as pessoas com sintomas depressivos/depressão vivenciam na atualidade, por exemplo, o estigma social que atribui a depressão à falta de Deus no coração, a um castigo moral ou à possessão por um espírito mau.

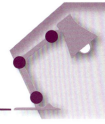

LEITOR(A)

Veja também o Capítulo 5, sobre O estigma social, o autoestigma e seus impactos para o cuidado às pessoas com transtornos depressivos.

Hipócrates e seus discípulos (460 a.C.-370 a.C.) inauguraram a diferenciação entre medicina e filosofia, explicando a doença com bases em termos científicos e não sobrenaturais. O pai da medicina criou então a teoria humoral, segundo a qual a vida é um equilíbrio entre quatro humores: bile, fleuma, sangue e bile negra. A doença seria, portanto, uma desarmonia entre esses fluidos, cada um deles ligado ao humor: coléricos, fleumáticos, sanguíneos e melancólicos, estes caracterizados pela predominância da bile negra.[2]

O Império Romano (século II a.C.) manteve a formação médica de Hipócrates. Galeno, discípulo dessas ideias, confirmou a teoria hipocrática dos quatro humores (bile, fleuma, sangue e bile negra), relacionando-os aos quatro elementos (ar, fogo, terra e água) e qualidades (quente, úmido, frio e seco). O desequilíbrio entre esses agentes seria a origem das doenças mentais.[3] A queda do Império Romano, no século V, e o início da Idade Média marcaram a substituição do pensamento científico greco-romano acerca da loucura pelo pensamento religioso. Os transtornos mentais, então, passaram a ser explicados como decorrência de possessões demoníacas; a melancolia passou a ser relacionada aos sete pecados capitais; o Monge Cassianus empregava o termo de origem grega "acídia" para caracterizar estados de apatia, ócio, preguiça, negligência e fraqueza.[2]

Até o final da Idade Média e a inauguração da Idade Moderna (séculos XIV, XV e XVI), o conceito de doença mental se dividia entre origens religiosas e científicas. O Renascimento abriu caminho para uma visão mais global da doença mental, sob prismas biológicos, psicológicos e sociais, porém sem o completo declínio do ideário místico-religioso da loucura. Nesse período, algumas obras que discorriam sobre a melancolia foram escritas, como *O tratado da melancolia* (1568) e *A anatomia da melancolia* (1621). Mas foi o Iluminismo do século XVIII que confirmou o declínio do pensamento religioso sobre a loucura. Modelos anátomo-fisiológicos ganharam espaço, e o médico escocês William Cullen utilizou pela primeira vez o termo "neurose", definindo a melancolia como um desequilíbrio nas funções do sistema nervoso.

A palavra "depressão" associada à melancolia foi usada pela primeira vez em 1680, caracterizando um estado de desânimo ou perda de interesse. No século XVIII foi incorporada ao dicionário por Samuel Johnson, e em 1860 surgiu nos dicionários médicos, desvinculando-se do termo "melancolia", que foi associado à genialidade, à loucura, e a indivíduos que fugiam do padrão dito normal por apresentarem talento incomum. Assim, pessoas especiais e evoluídas, como artistas, poetas e filósofos, eram vistas como melancólicas. Nessa época, a melancolia associava-se à tristeza, porém sob o conceito de genialidade e elevação espiritual.

No século XVIII, Phillipe Pinel definiu a melancolia a partir de um conceito médico, e no século XIX "melancolia" e "depressão" ganharam definições próprias. Sigmund Freud foi o responsável por utilizar mais especificamente o termo "melancolia", numa perspectiva psicanalítica, definindo-a como a incapacidade psicótica de substituir o que se perdeu.[2] Já "depressão", na acepção atual, pode significar a dificuldade de lidar com o vazio, representado por um estado de tristeza profunda, um sintoma pertencente a um quadro clínico-psiquiátrico, uma síndrome associada a sintomas específicos ou representar uma doença.[2]

A humanização do tratamento dos pacientes com transtorno mental foi defendida por Philippe Pinel e Esquirol. Pinel caracterizava como sintomas nucleares da melancolia a desconfiança, o isolamento, a taciturnidade e o ar absorto. Benjamin Rush (1745-1813), pai da psiquiatria norte-americana, categorizou as doenças mentais como quaisquer outras doenças das diversas especialidades médicas. Mas foram Kraepelin e Sigmund Freud (1856-1939) os responsáveis por estabelecer a psiquiatria moderna no início do século XX.

Esses dois médicos alicerçaram as bases neurobiológicas, influenciando as definições e categorizações dos manuais existentes (Código Internacional de Doenças – CID e Manual Diagnóstico e Estatístico de Transtornos Mentais – DSM). Freud inaugurou a psicanálise fundamentada na psicologia, proporcionando o desenvolvimento das psicoterapias que marcam o tratamento clínico dos estados depressivos. A partir da década de 1960, essas psicoterapias passaram a dividir espaço com as abordagens cognitivas e comportamentais. Em seguida, a terapia cognitivo-comportamental (TCC), desenvolvida pelo americano Aaron Beck, ganhou notoriedade, fundamentando parte do tratamento dos agravos psiquiátricos nos tempos de hoje, com eficácia comprovada nos quadros depressivos leves e moderados e como recurso principal ou coadjuvante do tratamento medicamentoso, potencializando seu efeito.[3]

Iniciava-se o período de observação e descrição dos sintomas, categorização das doenças e formatação dos grandes manuais, além de descobertas no campo da farmacologia. Na segunda metade do século XX, a psiquiatria se popularizou e houve um incremento na procura de atendimento nessa área. A eletroconvulsoterapia (ECT) apareceu como tratamento para depressão grave. Nessa mesma época, de forma acidental, descobriu-se o efeito antidepressivo da imipramina (tricíclicos) e de outros antidepressivos da mesma classe. Surgiram os inibidores da monoaminoxidase (IMAOs), com o estudo do tuberculostático iproniazida, que também possui efeito antidepressivo, estabelecendo-se, então, o tratamento farmacológico para os estados depressivos, justificado por diversas teorias neuroquímicas que predominam até os dias atuais.[3]

No início da década de 1970 foi postulada a hipótese serotonérgica para a depressão, que argumenta a favor do déficit dessa substância na fenda sináptica. Tal afirmativa impulsionou a indústria farmacêutica no sentido de patrocinar pesquisadores no desenvolvimento de drogas específicas à postulada redução de serotonina sináptica. Em 1975 essa teoria foi posta à prova por correntes distintas de pensamento acerca da origem dos estados depressivos. Porém, a teoria serotoninérgica prevaleceu, até que em 1988 desenvolveu-se a fluoxetina, primeiro inibidor seletivo da recaptação de serotonina, com o nome de Prozac®. Na época, tornou-se sucesso comercial como o antidepressivo mais prescrito do mundo, predominando a teoria do desequilíbrio químico.[4]

A década de 1980 instituiu o desenvolvimento de novas tecnologias, que proporcionaram investigação cerebral mais abrangente. Foi a ascensão da neurociência no campo da psiquiatria, como ferramenta importante na elucidação dos mecanismos de adoecimento mental. A compreensão comportamental humana nos transtornos

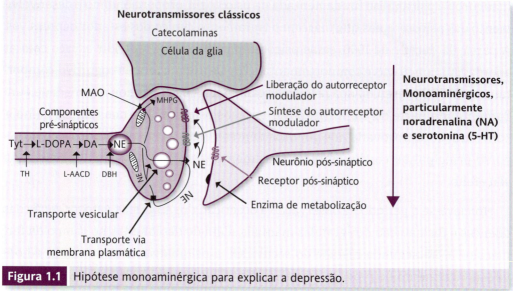

Figura 1.1 Hipótese monoaminérgica para explicar a depressão.
Fonte: Shildkraut, 1965; Coopen, 1967 (apud Forlenza, 2012).

depressivos foi extrapolada. Estudos retomaram a multiplicidade de fatores envolvidos na gênese da depressão. Foi o marco da exploração biológica da mente e o resgate da psiquiatria da marginalidade, posicionando-a no mesmo nível de importância que as demais áreas da medicina e estabelecendo a necessidade de intersecção com todas as clínicas.

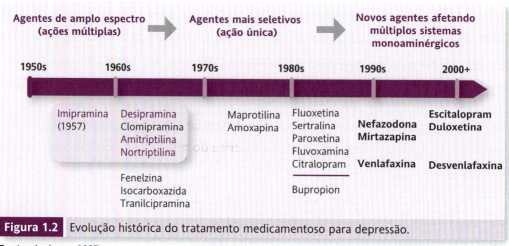

Figura 1.2 Evolução histórica do tratamento medicamentoso para depressão.
Fonte: Andrews, 1997.

Atualmente os transtornos de humor são um dos principais problemas de saúde pública no contexto' mundial, com graves repercussões. A depressão constitui um dos maiores desafios do mundo contemporâneo, pelo aumento de sua prevalência, pela multifatorialidade, pela alta taxa de recorrência, pelos impactos na vida, pela associação com outras doenças e pelos prejuízos sociais e financeiros para as pessoas, as instituições e o sistema de saúde. Nos próximos capítulos conversaremos com você, leitor(a), sobre aspectos inovadores para a integralidade do cuidado à pessoa com sintomas depressivos/depressão, debateremos os fatores de risco recentemente identificados, discutindo de que maneira aspectos do cotidiano podem afetar a saúde mental e aumentar o risco de depressão. Por exemplo, responderemos se o uso das mídias sociais pode levar a quadro depressivos. Por outro lado, discutiremos também quais são as possibilidades terapêuticas para além do foco restritivo ao uso de medicações antidepressivas, como as práticas integrativas podem contribuir para o tratamento e a redução da chance de recidivas, ou como determinados tipos de capital social podem mitigar os sintomas depressivos. Convidamos você a estar conosco nessa jornada.

TÓPICO 3: CONCEITOS E DEFINIÇÕES

O QUE É?

Tristeza: períodos de tristeza fazem parte da condição humana e não devem receber o diagnóstico de depressão, pois não preenchem os critérios de gravidade ou duração e principalmente não trazem prejuízo ou sofrimento clinicamente significativos.

Melancolia: depressão grave ou maligna, um equivalente da depressão endógena ou depressão com aspectos psicóticos.

Luto: sentimento de perda, vazio, saudade da pessoa falecida, inquietação física, choro, raiva, revivência repetida de lembranças da pessoa perdida. O conteúdo do pensamento está focado no falecido. Esses sintomas podem vir como ondas, ditas "dores do luto", permitindo que emoções positivas apareçam em determinadas situações. A autoestima costuma estar preservada e não há sentimentos globais de falta de valor. Se ideias de autoextermínio se apresentam, tal pensamento relaciona-se ao sentimento de um mundo sem sentido na ausência do falecido.

Distimia: humor deprimido na maior parte do dia, na maioria dos dias, pelo período mínimo de dois anos. Humor triste ou "fossa". Alterações no apetite e no sono, fadiga, baixa autoestima, desesperança, dificuldade de concentração.

Sintomas depressivos: sintomas relacionados à depressão, mas não preenchem os critérios diagnósticos para depressão maior de acordo com o DSM-5 e a CID-10.

Transtornos depressivos: transtornos do humor que têm como característica comum o humor triste, irritável ou vazio, com alterações somáticas e cognitivas que levam a significativo prejuízo funcional. O que os diferencia são os aspectos de duração, momento ou etiologia.

Transtorno depressivo maior: humor triste, perda de interesse, alteração do peso e do sono, sentimento de culpa, inutilidade, cansaço, indecisão, concentração diminuída, pensamentos recorrentes de morte. Sintomas presentes durante um período de no mínimo duas semanas. Diferente do funcionamento anterior, com sofrimento e prejuízo funcional.

TÓPICO 4: SINAIS E SINTOMAS

Os manuais diagnósticos CID-10[7] e DSM-5[5] propõem a classificação dos transtornos mentais, descrevendo-os por meio de critérios diagnósticos precisos e claros. Esses conceitos devem estar ligados ao treinamento clínico e à experiência do examinador, pois os critérios diagnósticos identificam uma pluralidade de características que perpassam os sintomas em si, incluindo questões cognitivas, físicas, comportamentais e de personalidade.[5]

As características diagnósticas fundamentais baseiam-se na avaliação da depressão como síndrome clínica multissistêmica caracterizada por alterações:[6]

- No humor (humor deprimido, angústia, anedonia e perda de interesse).
- Cognitivas (desvalia, desamparo e perda da esperança).
- Neurovegetativas (alterações no peso, no sono e disfunção sexual).
- Psicomotoras (retardo ou agitação psicomotora e apatia).

A duração de pelo menos duas semanas dos sintomas é necessária para o diagnóstico. O humor deprimido ou a perda de interesse/prazer são condições capitais para o diagnóstico, e são acompanhados comumente por alterações no sono e no apetite, agitação ou retardo psicomotor, diminuição da energia ou fadiga, concentração e atenção reduzidas, sentimentos de desvalia ou culpa e pensamentos, planos ou tentativas de autolesão provocada (suicídio).[5,7] A descrição das alterações psicopatológicas pode ser valiosa para fundamentar o diagnóstico.

De acordo com a 5ª edição do DSM, os critérios diagnósticos para depressão maior são:

1) Humor deprimido a maior parte do dia, quase todos os dias, referido pelo indivíduo ou quando observado por outros.

2) Diminuição do interesse ou do prazer em todas, ou quase todas, as atividades diárias.

3) Perda significativa de peso quando não se está de dieta, ou ganho de peso, aumento ou diminuição do apetite quase todos os dias.

4) Insônia ou excesso de sono quase todos os dias.

5) Agitação ou retardo psicomotor quase todos os dias.

6) Fadiga ou perda de energia.

7) Sentimentos de inutilidade ou culpa excessiva sem razão, quase todos os dias.

8) Diminuição da habilidade de pensar ou concentrar-se, ou indecisão quase todos os dias.

9) Pensamentos recorrentes sobre a morte, idealização recorrente de suicídio sem um plano específico, tentativa de suicídio, ou ter um plano específico para cometer suicídio.

O diagnóstico de episódio depressivo maior ocorre na presença de cinco ou mais desses sintomas no período de duas semanas, sendo no mínimo um dos sintomas o humor deprimido ou a perda de interesse nas coisas.

Na prática clínica, um instrumento que tem sido frequentemente utilizado não apenas para rastreamento dos sintomas depressivos, mas também para seguimento dos casos, é o questionário sobre a saúde do paciente (*Patient Health Questionnaire*), composto por nove perguntas baseadas nos nove critérios do DSM. Esse questionário foi validado para o português por Osório e colaboradores.[21] Tendo sido comparado com outros instrumentos utilizados para rastreamento de depressão, o PHQ-9 foi considerado a melhor ferramenta disponível para rastreamento de depressão na atenção primária, em virtude do curto tempo necessário para sua aplicação, alto valor preditivo positivo e por fornecer informações não apenas sobre os critérios diagnósticos, mas também sobre a gravidade dos sintomas (Nease, Malouin, 2003[20]). A pessoa é considerada como tendo provável depressão maior se cinco ou mais dos nove sintomas depressivos investigados estiveram presentes em pelo menos mais da metade dos dias das duas últimas semanas, sendo um dos sintomas o humor depressivo ou anedonia. O PHQ-9 pode ser de grande auxílio na prática clínica, em especial na atenção primária.

Disponibilizamos a seguir o questionário e os escores equivalentes aos sintomas depressivos/depressão maior.

Questionário de Saúde do Paciente – 9 (PHQ-9)				
Durante as últimas 2 semanas, com que frequência você foi incomodado(a) por qualquer um dos problemas abaixo:	Nenhuma vez	Vários dias	Mais da metade dos dias	Quase todos os dias
1. Pouco interesse ou pouco prazer em fazer as coisas.	0	1	2	3
2. Se sentir "para baixo", deprimido(a) ou sem perspectiva.	0	1	2	3
3. Dificuldade para pegar no sono ou permanecer dormindo, ou dormir mais do que de costume.	0	1	2	3
4. Se sentir cansado(a) ou com pouca energia.	0	1	2	3
5. Falta de apetite ou comendo demais.	0	1	2	3
6. Se sentir mal consigo mesmo(a) – ou achar que você é um fracasso ou que decepcionou sua família ou a você mesmo(a).	0	1	2	3
7. Dificuldade para se concentrar nas coisas, como ler o jornal ou ver televisão.	0	1	2	3
8. Lentidão para se movimentar ou falar, a ponto de as outras pessoas perceberem. Ou o oposto – estar tão agitado(a) ou inquieto(a) que você fica andando de um lado para o outro muito mais do que de costume.	0	1	2	3
9. Pensar em se ferir de alguma maneira ou que seria melhor estar morto(a).	0	1	2	3
Pontuação total =	( ) +	( ) +	( ) +	( )

Nível de sintomas	
( ) Sem sintomas	menor que 4
( ) Leve	5 a 9
( ) Moderado	10 a 14
( ) Moderadamente grave	15 a 19
( ) Grave	20 ou mais

Se você assinalou qualquer um dos problemas acima (pontuação 1 ou mais), indique o grau de dificuldade que eles causaram para realizar seu trabalho, tomar conta das coisas em casa ou para se relacionar com as pessoas.

Nenhuma dificuldade ( )   Alguma dificuldade ( )
Muita dificuldade ( )   Extrema dificuldade ( )

Figura 1.3 Questionário para investigar sintomas depressivos/depressão maior.

Fonte: Disponível em: http://www.multiculturalmentalhealth.ca/wp-content/uploads/2013/11/PHQ-9-Portuguese.pdf.

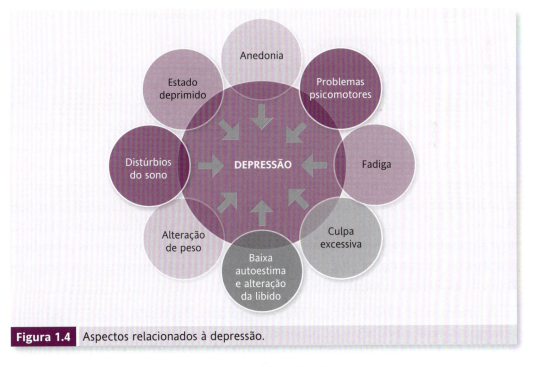

Figura 1.4 Aspectos relacionados à depressão.

As alterações mais comuns estão aqui listadas:[8,9]

- **Aparência:** descuidada.
- **Atitude:** lamuriosa.
- **Orientação alopsíquica:** apatia.

- **Atenção:** dificuldade para manter a atenção.

- **Linguagem:** aumento na latência das respostas, hipofonia, mutismo.

- **Memória:** prejuízo na memória de fixação, de trabalho, além da memória evocada.

- **Sensopercepção:** catatimia.

- **Pensamento:** lentificado. Ideias de culpa, menos-valia, ruína.

- **Humor:** deprimido ou irritado.

- **Afeto:** rigidez afetiva.

- **Psicomotricidade:** hipocinesia ou hipercinesia.

- **Conação:** hipo ou abulia, negativismo, insônia ou hipersonia, diminuição da libido, diminuição ou aumento do apetite, ideias de morte.

- **Pragmatismo:** diminuído.

- **Consciência da doença:** prejudicada ou ausente.

Os quadros depressivos podem se apresentar sob diversas formas. Podem ser primários ou secundários a condições ou doenças clínicas, nas quais, em alguns casos, os sintomas depressivos antecedem o quadro clínico da doença de base. Ressalta-se que muitas vezes os sintomas de tristeza e perda de interesse podem estar associados a questões da própria experiência de vida, como nas situações de luto. Sob esses aspectos, o diagnóstico do transtorno depressivo requer avaliação criteriosa, multifatorial, integral e contextualizada, evitando-se os subdiagnósticos, sobrediagnósticos ou intervenções equivocadas em circunstâncias inerentes aos ciclos de vida e da existência humana.[10]

A investigação clínica dos sintomas depressivos/depressão requer visão mais abrangente, explorando diversos aspectos, até a caracterização dos sintomas dentro dos critérios diagnósticos descritos anteriormente. Sugerimos aqui que, para o atendimento da pessoa com suspeita de depressão, seja utilizado o método clínico centrado na pessoa, uma ferramenta de aplicação prática constituída por quatro passos.

PASSOS DO MÉTODO CLÍNICO CENTRADO NA PESSOA

Passo 1: Explorando a saúde, a doença e a experiência da doença: o profissional de saúde pode ter uma gama de informações sobre a doença, entretanto a experiência sobre a doença é única de cada pessoa. Deve-se perguntar sobre os sentimentos da pessoa, por exemplo, o medo, suas ideias sobre a doença, os efeitos da doença sobre sua vida cotidiana e quais são suas expectativas em relação ao profissional de saúde.

Passo 2: Avaliando os contextos próximo e amplo da pessoa. Pode-se usar o genograma e o ecomapa.

Passo 3: Elaborando um plano em conjunto de manejo de problemas: lista de problemas, metas e papéis da pessoa e do profissional – decisões em conjunto.

Passo 4: Aprimorando a relação entre a pessoa e o profissional de saúde (compartilhamento de poder, continuidade do cuidado, entre outras características).

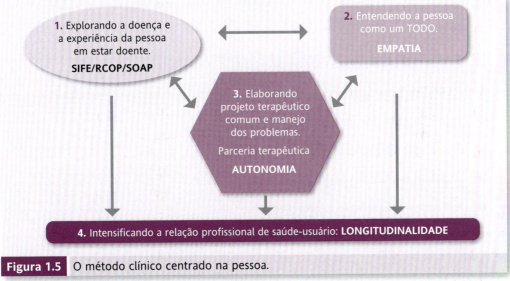

Figura 1.5 O método clínico centrado na pessoa.
Fonte: Tratado de medicina de família e comunidade: princípios, formação e prática. 2. ed. Artmed; 2018.

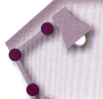

LEITOR(A)

Veja também o Capítulo 4, sobre O método clínico centrado na pessoa (MCCP) e o cuidado à pessoa com depressão.

Algumas informações essenciais para compor a história da pessoa atendida são:

- idade;
- sexo;
- orientação sexual;
- determinantes sociais de saúde;

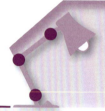

LEITOR(A)

Veja também o Capítulo 9, sobre Determinantes sociais da saúde e transtornos depressivos.

- antecedentes de transtornos psiquiátricos na família;
- episódios anteriores;
- episódio anterior de elevação do humor;
- investigar situações estressoras atuais;
- problemas clínicos ao longo da vida e atuais;
- sintomas psiquiátricos pós-parto;
- traços de personalidade;
- tempo de sintomatologia;
- prejuízos nos diversos âmbitos da vida;
- ideias de morte ou planejamento, atual e anterior;
- uso de substâncias psicoativas ou medicamentos (metildopa; benzodiazepínicos; AINH; corticosteroides orais; opiáceos; topiramato; fenobarbital; antivirais).

Diversos grupos de risco e condições clínicas podem estar associados ao TD, além do uso de algumas substâncias, portanto devem ser explorados.

Quadro 1.1 Pessoas com maior risco para depressão

- História pessoal ou familiar de depressão.
- Presença de estressor psicossocial.
- Hiperutilizadores.
- Portadores de doenças crônicas: autoimunes, tireoide, IAM.
- Parkinson, demências, esclerose múltipla e epilepsia.
- Outros transtornos psiquiátricos.
- Mudanças hormonais (puerpério/dismenorreias).
- Sintomas físicos sem explicação clínica.
- Dor crônica, cefaleia.
- Queixas recorrentes de fadiga, insônia e ansiedade.
- Abuso de substâncias.

Fonte: Patten, et al., 2009.

Quadro 1.2 Condições clínicas associadas/medicações

- IAM;
- doenças autoimunes;
- disfunção tireoidiana;
- alterações hematológicas e metabólicas;
- infecções;
- lesões cerebrais;
- epilepsia;
- demência;
- esclerose múltipla;
- Parkinson;
- neoplasias.

- **Medicações:**
- metildopa;
- benzodiazepínicos;
- intoxicação por depressores do SNC (álcool);
- abstinência de psicoestimulantes (cocaína);
- AINH;
- corticoesteroides;
- topiramato;
- opiáceos.

Fonte: Patten, et al., 2009.

Além de exames complementares para esclarecimento de TD secundário, o quadro abaixo relaciona as situações clínicas associadas com TD e a investigação laboratorial sugerida.[11]

Seguindo esse protocolo e confirmando o diagnóstico de TD, o manejo dos pacientes deve ser conduzido sob visão global, levando-se em consideração fatores biológicos e psicológicos. As ferramentas não medicamentosas envolvem psicoeducação, exercícios físicos, suporte social e psicoterapias, inclusive familiar.[11]

Quadro 1.3	Situações clínicas associadas aos transtornos depressivos e investigação laboratorial
Condição clínica	**Investigação laboratorial**
Doenças hematológicas (anemia)	Hemograma, vitamina B_{12} e folato
Doença renal crônica	Creatinina sérica
Doença hepática crônica	Gama GT e fosfatase alcalina
Hipotireoidismo	TSH
Doenças metabólicas	Glicemia, hemoglobina glicada e lipidograma
Doenças infecciosas	VDRL, HIV, hepatite B e C
Doenças autoimunes	
Demências, parkinsonismo, esclerose múltipla, cefaleias	TC e RNM de crânio
Dor crônica	
Doenças respiratórias	
Neoplasias	
Doenças cardiovasculares	

Fonte: Forlenza, Miguel, 2012.

A pessoa que apresenta depressão possui um risco elevado de ter recidiva do quadro. Há um risco aproximado de 50% de chance de os portadores de depressão desenvolverem um novo episódio em cinco anos. Da mesma forma, pessoas que apresentaram dois episódios depressivos têm 70% mais chances de recidivar. E estas têm 90% de risco de apresentar quadro depressivo cronificado.[11]

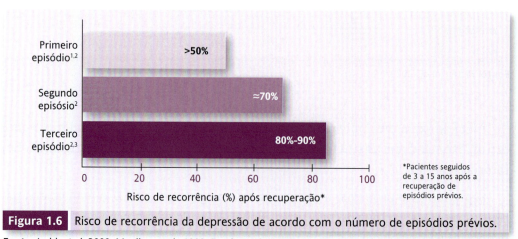

Figura 1.6 Risco de recorrência da depressão de acordo com o número de episódios prévios.
Fonte: Judd, et al, 2000; Mueller, et al., 1999; Frank, et al., 1990

Sob aspectos tão graves, o uso do método clínico centrado na pessoa (MCCP) torna-se fundamental para a efetividade do tratamento, respeitando um plano terapêutico baseado na singularidade de cada caso e acordado com a pessoa doente e a família. A escolha da medicação mais apropriada para o perfil do paciente e sintomas, doses adequadas, garantia do uso do remédio, tempo de tratamento protocolado e acompanhamento, no mínimo mensal, na fase aguda podem garantir o mínimo de recaídas ou de recidivas da doença. Ressaltando que 50% dos pacientes apresentam sintomas após o tratamento, como fadiga, anedonia e, muito comumente, distúrbios do sono.[6]

Tópico 5: Tratamento farmacológico

Duração e fases do tratamento:

- Tratamento da fase aguda: 2 a 3 meses.
- Continuação do tratamento: 4 a 9 meses.
- Manutenção do tratamento: 1 ano ou mais.
- Quadros recorrentes: 3 anos ou mais.
- Três ou mais episódios: 5 a 10 anos (tempo indefinido).

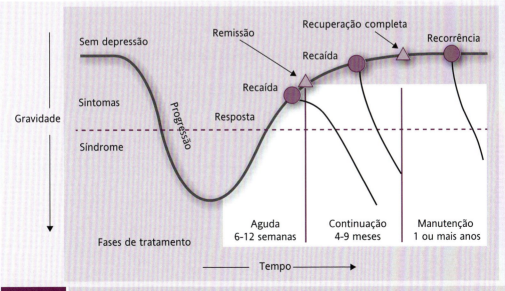

Figura 1.7 Gravidade dos sintomas depressivos e o tempo de tratamento farmacológico.

Fonte: Adaptado com base em Kupfer, 1991.

Etapas do tratamento:

- Fase imediata: 2 a 3 meses.
- Fase de continuação: 6 a 9 meses.
- Fase de manutenção: 2 anos, no mínimo.

Quando utilizar a fase de manutenção?

- episódios recorrentes;
- sintomas residuais;
- comorbidade psiquiátrica;
- distimia associada;
- gravidade do episódio depressivo e dificuldade no tratamento;
- história de recorrência com descontinuação do tratamento.

Etapas do tratamento farmacológico dos episódios agudos e de manutenção da depressão maior:[8]

1) Prescrição inicial de um AD de primeira escolha (4 a 8 semanas).
2) Aumento da dose.
3) Substituição para um antidepressivo da mesma classe ou de outra classe.
4) Potencialização do antidepressivo.
5) Combinações de antidepressivos.
6) ECT.

Potencialização:

- vitamina D 1.000 mcg/dia;
- ômega 3;
- carbonato de lítio 300 mg – 600 a 900 mg – 2 vezes ao dia;*
- T3;

- buspirona;

- antipsicótico atípico (aripiprazol, olanzapina, quetiapina).*

- IMAOs menos utilizados, eficácia reduzida, maiores eventos adversos e toxicidade.

  * Maior evidência de eficácia.

O tratamento dos quadros depressivos envolve um aparato medicamentoso, assim como intervenções não medicamentosas. Essas intervenções têm um papel, na maioria das vezes, fundamental na diminuição e remissão sintomatológica. A associação de medicamentos com a terapia cognitivo-comportamental, por exemplo, nos casos moderados e graves, traz melhores resultados quando comparados à escolha de tratamento isolado.[13] O incentivo à atividade física, psicoeducação, psicoterapia familiar, suporte social e, mais recentemente, técnicas de meditação pode ser fundamental, tanto na remissão dos sintomas quanto na prevenção de novos episódios, considerando que 2/3 das pessoas apresentam remissão sintomatológica, mas a metade apresenta sintomas residuais pós-tratamento. Finalmente, é necessário lembrar que depressão prolongada e múltiplos episódios podem causar dano cerebral.[11,14]

A ESCOLHA DO ANTIDEPRESSIVO

Os antidepressivos se apresentam como tratamento de primeira linha nas depressões moderadas e graves. Os efeitos iniciam-se a partir da segunda semana de tratamento. A despeito de não ser comprovada superioridade entre classes de antidepressivos, a escolha do medicamento deve abordar os seguintes aspectos:

- resposta anterior individual a um antidepressivo;

- custo do tratamento;

- preferência do paciente;

- perfil de tolerabilidade;

- efeitos adversos;

- características clínicas do episódio depressivo;

- estudos atualizados acerca da eficácia do antidepressivo.

O objetivo do tratamento é a remissão dos sintomas. Quando não alcançada, torna-se imperioso rever diagnóstico, aderência e interações medicamentosas.[15]

Alguns estudos relacionam melhor tolerabilidade e eficácia aos antidepressivos de segunda geração: sertralina, escitalopram e bupropiona, com perfil de tolerabilidade mais favorável; maior eficácia ligada às ações da sertralina, escitalopram e venlafaxina, além da mirtazapina, considerada um antidepressivo de primeira linha.[6,16]

Tabela 1.1	Antidepressivos de primeira linha no tratamento de depressão			
Nome	Mecanismo de ação	Apresentação	Dose inicial	Dose usual
Sertralina	IRS	50 e 100 mg	50 mg	50-200 mg
Escitalopram	IRS	10, 15 e 20 mg	10 mg	10-20 mg
Bupropiona	IRD + IRN	150 e 300 mg	150 mg	300-450 mg
Venlafaxina	IRS + IRN	37,5-75 mg e 150 mg	75 mg	75-375 mg
Mirtazapina	NaSSAs	15,30 e 45 mg	15 mg	15-45 mg

Legenda: IRS: inibição da recaptação de serotonina.; IRD: inibição da recaptação da dopamina; IRN: inibição da recaptação de noradrenalina; NaSSAs: bloqueio noradrenérgico e serotoninérgico específicos.

Fonte: Stahl, 2010.

DEMAIS AGENTES ANTIDEPRESSIVOS UTILIZADOS NA PRÁTICA CLÍNICA

Primeira geração:

- imipramina;
- amitriptilina;
- clomipramina;
- nortriptilina;
- maprotilina;
- tranilcipromina;
- moclobemida.

Segunda geração:

- fluoxetina;
- paroxetina;
- fluvoxamina;
- citalopram;
- duloxetina;
- desvenlafaxina;
- trazodona;
- agomelatina.

Outras drogas, como a tianeptina (potencializador de recaptação da serotonina), a vortioxetina (modulador multimodal de receptores) e, mais recentemente comercializada no Brasil, a vilazodona (agonista parcial de receptores 5HT-1A e inibidor seletivo da recaptação de serotonina) parecem despontar com perfis de tolerabilidade e eficácia comparáveis aos de segunda geração.[17]

Entre as terapias não farmacológicas utilizadas no tratamento dos quadros depressivos graves e resistentes ao tratamento farmacológico estão a eletroconvulsoterapia (ECT), a estimulação magnética transcraniana, a estimulação magnética transcraniana profunda, a estimulação transcraniana por corrente contínua, a estimulação do nervo vago e a estimulação profunda cerebral. Essas terapias têm indicações precisas, quase nunca devendo ser utilizadas como primeira escolha. Sua indicação deve ser realizada a partir de critérios específicos baseados em evidências científicas. No caso da depressão, a ECT está indicada nos casos de refratariedade ou intolerância à medicação, além de risco de suicídio. No contexto atual, essas terapêuticas são objeto de discussões acirradas que extrapolam o âmbito acadêmico.

Tópico 6: Psicoterapia

A eficácia da psicoterapia no tratamento para depressão é comprovadamente estabelecida. Diversos estudos atestam que a combinação da psicoterapia com a terapia medicamentosa é mais efetiva que o uso de uma dessas terapias isoladamente.

A terapia cognitiva, a terapia comportamental e a terapia interpessoal têm sido as mais estudadas e efetivas, em relação às demais técnicas, no que que diz respeito ao tratamento não farmacológico do transtorno depressivo maior. Evidências demonstram que a combinação de psicoterapia e farmacoterapia se mostra mais eficaz que uma terapia isolada. A terapia cognitiva associada a técnicas comportamentais parece ser o método psicoterapêutico mais consistente na remissão da sintomatologia depressiva. Esse modelo de tratamento leva em consideração a ideia de que os pensamentos afetam profundamente as emoções, distorcendo a realidade, com significativa redução de comportamentos operantes e reforços positivos, sendo sua ação terapêutica baseada num remodelamento desses aspectos. Outras técnicas são utilizadas, como as psicoterapias psicodinâmicas, que compreendem abordagens terapêuticas derivadas da psicanálise, porém menos estudadas no tratamento da depressão.

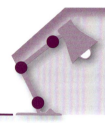

LEITOR(A)

Veja também o Capítulo 3, sobre A cultura contemporânea e depressão.

Tópico 7: Terapêuticas vinculadas a práticas integrativas e complementares, capital social e intervenções em fatores de risco para transtornos depressivos

A importância e a efetividade das práticas integrativas para o tratamento e para o cuidado integral à pessoa com sintomas depressivos/depressão foram investigadas e estão estabelecidas para vários tipos de práticas, como a ioga, a meditação, o tai chi chuan e o qigong.

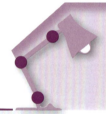

LEITOR(A)

Veja também o Capítulo 11, sobre Práticas integrativas e complementares e o cuidado à pessoa com depressão.

Outros três temas fundamentais abordados no nosso livro e que gostaríamos de destacar para os(as) nossos(as) leitores(as) são aqueles que recentemente vêm recebendo grande enfoque na literatura científica internacional: os impactos do uso das mídias sociais na saúde mental das populações, as relações entre o capital social e os sintomas depressivos/depressão. Dependendo do tipo de capital social, seus efeitos podem aumentar ou reduzir o risco de depressão. Por fim, falaremos dos recentes achados de pesquisa sobre as intervenções/tratamento para depressão realizadas via *smartphone*, a chamada *mobile health* (*mHealth*).

REFERÊNCIAS

1. Sadock BJ, Sadock VA. Compêndio de psiquiatria clínica. Tradução de Cláudia Dornelles, et al. 9. ed. Porto Alegre: Artmed; 2007.

2. Córdas TA. História da melancolia. São Paulo: Artmed; 2016.

3. Quevedo J, Silva, AG, organizadores. Depressão: teoria e clínica. Porto Alegre: Artmed; 2013.

4. Whitaker R. Anatomia de uma epidemia: pílulas mágicas, drogas psiquiátricas e o aumento assombroso da doença mental. Tradução de Vera Ribeiro. Rio de Janeiro: Fiocruz; 2017.

5. American Psychiatric Association. Manual Diagnóstico e Estatístico de Transtornos Mentais: DSM-5. 5. ed. Porto Alegre: Artmed; 2014.

6. Quevedo J, Silva AG. Depressão: teoria e clínica. Porto Alegre: Artmed; 2013.

7. Organização Mundial da Saúde. Classificação Estatística Internacional de Doenças e Problemas Relacionados à Saúde. 10. ed. rev. São Paulo: Universidade de São Paulo; 1997. V. 1. 5.

8. Jaspers K. Psicopatologia geral. Rio de Janeiro: Atheneu. [Original publicado em 1913].

9. Cheniaux EJ. Manual de psicopatologia. 5. ed. Rio de Janeiro: Guanabara Koogan; 2015.

10. Cordioli AV. Psicoterapias: abordagens atuais. 3. ed. Porto Alegre: Artmed; 2008.

11. Forlenza OV, Miguel EC. Compêndio de clínica psiquiátrica. Barueri: Manole; 2012.

12. Cordioli AV. Psicofármacos: consulta rápida. 4. ed. Porto Alegre: Artmed; 2011.

13. Hofmann SG, Asnaani A, Vonk JJ, Sawyer AT, Fang A. Cognitive behavior therapy for depression in primary care: systematic review and meta-analysis. Santoft F, et al. Psychol Med 2019 Jan 28;1-9. ID: Medl-30688184.

14. Goldberg SB, Tucker RP, Preston G. Mindfulness-based cognitive therapy for the treatment of current depression symptoms: a meta-analysis. 2019 Feb 8;1-18. Medl- 30732534.

15. Moreno RA, Moreno DH, Demétrio FN. Psicofarmacologia em psiquiatria: antidepressivos. Barueri: Manole; 2011 (Eds. Clínica Psiquiátrica).

16. Nemeroff C. Management of treatment-resistant major psychiatric disorders. Oxford University Press; 2012.

17. Stahl S, Reis I, supervisor de edição. Psicofarmacologia: bases neurocientíficas e aplicações práticas. Rio de Janeiro: Guanabara Koogan; 2010.

18. Demetrio FN, Minatogawa CTM. Antidepressivos: atualização. In: Nardi AE, Silva AG, Quevedo JL, organizadores. Atualização brasileira de psiquiatria: PROPSIQ Programa de Atualização em Psiquiatria. Ciclo 6. Porto Alegre: Artmed Panamericana; 2017.p. 125-65 (Sistema de Educação Continuada a distância, v. 4).

19. Andrews JM, Nemeroff CB. Contemporary management of depression. Am J Medicine 1997(Suppl 6A):24S-32S.

20. Nease DE Jr, Maloin JM. Depression screening: a practical strategy. SJ Fam Pract 2003;52(2):118-

21. de Lima Osório F, Vilela Mendes A, Crippa JA, Loureiro SR. Study of the discriminative validity of the PHQ-9 and PHQ-2 in a sample of Brazilian women in the context of primary health care. Perspect Psychiatr Care 2009 Jul;45(3):216-27. DOI: 10.1111/j.1744-6163.2009.00224.x.

22. Judd LL, et al. Am J Psychiatry 2000;157:1501-1504.

23. Mueller TI, et al. Am J Psychiatry 1999;156:1000-1006.

24. Frank E., et al. Arch Gen Psychiatry 1990;47:1093-1099.

25. Patten SP, Kennedy SH, Lam RW, O'Donovan C, Filteau MJ, Parikh SV, et al. Canadian Network for Mood and Anxiety Treatments (CANMAT): clinical guidelines for the treatment of management of major depressive disorder in adults. I. Classification, burden and principles of management. J Affect Disord 2009;117, S5-S14.

26. Kupfer DJ. Long-term treatment of depression. The Journal of Clinical Psychiatry 1991.

27. Tratado de Medicina de Família e Comunidade - Princípios, Formação e Prática - 2ª Ed. Artmed 2018.

Capítulo 2

O CUIDADO À PESSOA COM IDEAÇÃO SUICIDA

Alberto Grimaldi
Kelvin Hiromiti Albuquerque Yokota
Paula Felix Pessoa
Ednéia Zanuto

Objetivos do capítulo:

1. Conceituar o que é comportamento/ideação suicida.

2. Descrever o passo a passo da avaliação de uma pessoa com comportamento/ideação suicida.

3. Apresentar aspectos essenciais da assistência para o cuidado à pessoa com comportamento/ideação suicida.

Tempo 20 minutos de leitura

TÓPICO 1: IMPORTÂNCIA DO TEMA

O suicídio é um fenômeno humano complexo, universal, e representa um grande problema de saúde pública em todo o mundo.[1] Pode-se definir o suicídio como a morte de uma pessoa causada por autoagressão. Entretanto, esse fenômeno inclui desde a motivação e a ideação de autoextermínio até o planejamento do ato, a tentativa e o óbito.[2] Sendo considerado um problema de saúde pública, o suicídio demanda a atenção de toda a sociedade.[3] Frequentemente, a pessoa que pensa em se matar não busca o serviço de saúde mental. Ela tenta falar sobre esses pensamentos com seus parentes, conhecidos ou com profissionais de serviços de saúde, como os da atenção primária (AP). As pessoas que fazem uma tentativa, quando são atendidas em serviços de saúde, geralmente chegam ao pronto atendimento, emergência ou centros de terapia intensiva, dependendo da gravidade clínica da investida.

Ainda assim, todos os anos são registrados cerca de dez mil suicídios no Brasil e mais de um milhão em todo o mundo. A prevalência de comportamento suicida na população brasileira ao longo da vida mostra, por exemplo, que 17% das pessoas no Brasil pensaram, em algum momento, em tirar a própria vida.[4] Alguns estudos associam a ideação suicida ao risco de tentativas de suicídio,[5] e estima-se que 60% dos indivíduos que se suicidam tinham, previamente, ideação suicida.[6] A gravidade e a duração dos pensamentos suicidas correlacionam-se com a probabilidade de tentativa de suicídio, que é, por sua vez, o principal fator de risco para suicídio completo.[7] A tentativa de suicídio (TS) relacionada ao processo de ideação suicida pode estar relacionada a fatores sociodemográficos diversos, que mudam segundo o contexto cultural, histórico e político. A maioria dos estudos abordados, no entanto, identificou maior prevalência de TS em mulheres, adolescentes e jovens, pessoas que vivem sozinhas, desempregados e indivíduos com baixa escolaridade. A maioria dos artigos converge para a predominância da mulher na TS.[8] Isso a relaciona ao fato de que os homens demoram a buscar auxílio médico, encontrando-se, assim, com quadros mais graves quando chegam ao hospital após autoagressão.[9]

No ano de 2012, em torno de 804 mil pessoas morreram por suicídio em todo o mundo, o que corresponde a taxas ajustadas para idade de 11,4 por 100 mil habitantes por ano – 15,0 para homens e 8,0 para mulheres. As taxas de suicídio vêm aumentando globalmente. Estima-se que até 2020 poderá ocorrer um incremento de 50% na incidência anual de mortes por suicídio em todo o mundo, sendo que o número de vidas perdidas dessa forma, a cada ano, ultrapassa o número de mortes decorrentes de homicídio e guerra combinados. Entretanto, os dados são ainda mais alarmantes. O Brasil é o oitavo país em número absoluto de suicídios. Em 2012 foram registradas 11.821 mortes, cerca de 30 por dia, sendo 9.198 homens e 2.623 mulheres. Entre 2000 e 2012, houve um aumento de 10,4% na quantidade de mortes, sendo observado um aumento de mais de 30% em jovens. Segundo a Organização Mundial de Saúde,[3] é possível prevenir o suicídio, desde que, entre outras medidas, os profissionais de saúde, de todos os níveis de atenção, estejam aptos a reconhecer os fatores de risco presentes, a fim de determinar medidas para reduzir tal risco e evitar o suicídio.[4]

Cada suicídio tem um sério impacto na vida de pelo menos outras seis pessoas. A vida de profissionais de saúde mental envolve intensa mobilização psíquica, pois o paciente os confronta com ansiedade e conflitos. No caso de atendimento a pacientes com ideação ou tentativa de suicídio, essa mobilização leva o profissional a entrar em contato com seus questionamentos, angústias e dúvidas.[10] Todo esse cenário torna intrínseco que as autoridades fiquem atentas ao suicídio e à questão da ideação suicida, sendo um problema de saúde pública e que necessita de devida atenção.

SUICÍDIO E IDEAÇÃO SUICIDA EM IDOSOS

A população acima de 60 anos é a que mais cresce no Brasil e na maior parte do mundo, o que justifica um olhar atento para os problemas sociais e de saúde que a afetam.[11] Segundo constatação de Beeston,[12] "o crescimento das taxas de suicídio entre idosos indica que o aumento da idade se relaciona com processos biológicos e psicológicos que podem induzir a pessoa à decisão de se autodestruir". Essa situação pode ser constatada inclusive no Brasil, onde as taxas que se referem à população na faixa etária acima de 60 anos são o dobro das apresentadas pela população em geral, principalmente devido ao aumento crescente das taxas relativas ao grupo de homens idosos.[13] Embora relevante, o suicídio de pessoas idosas tem merecido pouca atenção, não só no Brasil, mas no mundo inteiro.

SUICÍDIO E IDEAÇÃO SUICIDA EM ADOLESCENTES

Tendo em mente que o período da adolescência é um momento de desenvolvimento marcado por diversas modificações biológicas, psicológicas e sociais[14] que, geralmente, são acompanhadas de conflitos e angústias, tem-se observado, nas últimas décadas, um crescimento no comportamento suicida entre jovens.[15] Os pensamentos suicidas tornam-se anormais quando sua realização parece ser a única solução dos problemas para as crianças e os adolescentes, tornando-se, então, um sério risco de tentativa de suicídio ou suicídio.[16] A intensidade desses pensamentos, sua profundidade, bem como o contexto em que surgem e a impossibilidade de desligar-se deles é que são fatores que distinguem um jovem saudável de um que se encontra à margem de uma crise suicida.[17] A idade de 15 anos é considerada crítica nesse quesito.[15] As estatísticas sobre o suicídio são falhas e subestimadas, principalmente com relação aos adolescentes, visto que seus atos autodestrutivos são, muitas vezes, negados e escondidos pela família.[18] Classificado como "causas externas", o suicídio entre adolescentes jovens é pouco investigado, uma vez que sua etiologia é complexa e envolve, além de fatores biológicos e psicológicos, o contexto socioeconômico.[19]

Tópico 2: Conceitos e definições

A fim de melhor compreendermos o tópico, é necessário conhecer os conceitos envolvidos nas discussões a respeito do suicídio. O suicídio, segundo a Associação Brasileira de Psiquiatria, consiste no "ato deliberado, executado pelo próprio indivíduo, cuja intenção seja a morte, de forma consciente e intencional, mesmo que ambivalente, usando um meio que ele acredita ser letal".[4]

Complementando essa definição, a Associação Americana de Psicologia afirma que tal ato é ocasionalmente resultado de depressão ou outras doenças mentais.[20] De maneira ampla, o suicídio não se trata de uma doença em si, ou apenas de uma complicação de um transtorno mental prévio, mas das interações entre diversos fatores de risco, tais quais "fatores ambientais, sociais, fisiológicos, genéticos e biológicos".[16]

Os dois principais fatores de risco para o suicídio são a história de tentativa prévia de suicídio ou transtornos mentais,[4] no entanto muitos são os fatores de risco e preditores que estão ligados desde à personalidade do indivíduo, a eventos de vida estressantes,[21] ao local de moradia e à constituição da sociedade. É nesse âmbito que muitos estudos têm sido desenvolvidos para investigar fatores de mudanças na conformação da sociedade que, antes ignorados, passam a integrar importantes preditores para o suicídio e o comportamento suicida, tais como a universidade,[22] a orientação sexual,[23,24] doenças crônicas[23] e o *bullying*.[24]

Com base nessa definição, podemos entender outros conceitos como ideação suicida, comportamento suicida, suicidabilidade, fatores de proteção e resiliência.

Ideação suicida: consiste em pensar, desejar ou idealizar o ato do suicídio. É considerado um dos mais importantes preditores para o suicídio, muito embora não seja um dos principais fatores de risco.[4,25] É considerado um tipo de comportamento suicida por causar algum grau de autodestruição, além de ser importante indicador de necessidade de ajuda, haja vista sua maior prevalência quando comparado a outros tipos de comportamentos suicidas.[2,26,27]

Comportamento suicida: é considerada comportamento suicida toda atitude cujo objetivo é a autodestruição, independentemente do nível do dano ou razão do mesmo.[28,29] Desse modo, o comportamento suicida compreende desde as ideias a respeito de autolesão até comportamentos destrutivos não letais (flagelação, entre outros) e o suicídio propriamente dito.[4,26,27] Tem-se estudado que há uma progressão no comportamento suicida, partindo da ideação até a manifestação física e passando por etapas como isolamento social, resignação de núcleos sociais e perda de valores, culminando com a impulsividade, o planejamento e a agressividade.[25,30-32]

Suicidabilidade: também identificado atualmente pelo neologismo suicidalidade, caracteriza a aptidão para a realização do ato suicida. É um importante conceito, pois embasará um dos aspectos a serem avaliados em uma pessoa com risco para suicídio. Fatores que aumentam esse aspecto são suicídios de familiares, eventos de vida produtores de estresse, ideação suicida, comportamentos suicidas não letais, desespero, desesperança e desamparo.[4,21]

Fatores de proteção: são aqueles que, contrários aos fatores de risco, geram algum grau de proteção ao suicídio. São muito menos estudados e com menor consistência, não tendo apresentado resultados estatisticamente significantes em estudos, ao contrário de seus opostos.[23,33] São exemplos: resiliência, espiritualidade, emoções positivas (gratidão, otimismo etc.), capacidade de adaptação e razões para viver.[4] Nunca devem ser usados para obscurecer fatores de risco para o suicídio.[4]

Resiliência: fator de proteção que merece destaque devido aos vários estudos desenvolvidos para avaliar sua capacidade de proteção contra o suicídio e outros transtornos mentais, a resiliência constitui-se pelos elementos: prontidão e preparo, resposta e adaptação e, por fim, recuperação ou adaptação, em face de um evento ou objeto estressor.[34] Sob o ponto de vista psicológico, seria a capacidade de adaptação de um indivíduo diante de um evento de vida estressor. Diversos estudos[23,32,35,36] apontam a resiliência como uma importante característica de personalidade que, na possibilidade de ser reforçada, pode promover proteção contra o suicídio.

TÓPICO 3: REPERCUSSÕES/CONSEQUÊNCIAS

O comportamento suicida desempenha forte interferência em diversos âmbitos da sociedade atualmente, exercendo repercussões na vida do paciente, dos seus familiares e, também, nas instituições de saúde.

No que diz respeito ao paciente, as repercussões são diretas em diversas esferas do cotidiano. Nesse contexto, é de conhecimento que a qualidade de vida e o bem-estar dos indivíduos portadores desses transtornos da mente tendem a ser piores quando comparados a pacientes com outras patologias e com a população em geral. Estudos comprovam que pessoas atingidas por tais comorbidades possuem menos satisfação com a vida, e, como consequência, existem interferências diretas nas atividades laborais e nas relações interpessoais de seu cotidiano: absenteísmo do trabalho e dos estudos, com redução da produtividade; anedonia; reclusão social e dificuldade de manejar os problemas do cotidiano. São exemplos de consequências que o comportamento suicida, aliado ou não a transtornos psiquiátricos, provoca em seus portadores.[37] Em sua maioria, pessoas com comportamento e ideação suicida são portadoras de alguma doença psiquiátrica de base e sofrem com o estigma de tal condição, que ainda é malvista e pouco entendida pela sociedade. Desde os primórdios, o suicídio é visto como "tabu" e pecado, gerando aos pacientes sentimentos de vergonha, de não aceitação e exclusão, uma vez que estes colaboram com o agravo de sua condição psiquiátrica.[4]

As repercussões na esfera dos serviços de saúde são visíveis, com aumento dos encargos econômicos que a situação gera, além da necessidade de preparação para o atendimento dos pacientes que procuram assistência. No contexto econômico, a Organização Mundial da Saúde (OMS) lançou dados apontando que 1,4% do ônus global ocasionado por doenças no ano 2002 deve-se a tentativas de suicídio, e calcula-se que essa cifra chegará a 2,45 em 2020.[4] Tal dado inclui despesas com consultas, medicações, internações, entre outros.[4] Pessoas com ideação suicida são usuários frequentes dos serviços de saúde, seja a porta de entrada ambulatorial, hospitalar ou a atenção primária. Assim, compete às equipes possuir capacitação adequada para o atendimento eficiente dos casos, e os profissionais e as instituições necessitam de instruções para estarem aptos para avaliação dos riscos, para o diagnóstico e para o manejo adequado do paciente, principalmente por se tratar de uma questão de saúde pública mundial.[4] Outro âmbito institucional diz respeito ao sentimento de impotência e frustração que pode envolver os profissionais que lutam pela preservação da vida quando o paciente não evolui satisfatoriamente, ou quando o ato suicida se concretiza, devendo a equipe possuir preparação adequada para lidar com tais adversidades.[4]

Quanto ao ambiente familiar, o comportamento suicida pode desencadear repercussões profundas nas histórias das famílias que vivem inseridas na situação da crise do suicídio. O contexto é complexo, seja a ideação oriunda de um conflito familiar ou não. O núcleo das relações interpessoais é assombrado por mudanças causadas pela presença de uma doença psiquiátrica, podendo ocorrer queda da qualidade de vida. Sobre esse aspecto, temos o medo constante de perda iminente de um parente, assim como a quebra de vínculo e relação com membros da família; a insegurança em face do tratamento e emoções do doente; a redefinição de papéis familiares e o receio de que o desejo de morte possa implicar uma dilapidação da rede familiar.[38,39] Ademais, em casos de internação domiciliar, o paciente permanecerá sob os cuidados e a vigília da família, podendo acarretar desgaste físico e psicológico para os cuidadores. Alguns papéis devem ser desempenhados, como a responsabilidade pela medicação do paciente e turnos para não o deixar sozinho. Da mesma forma, a adaptação do lar para afastar qualquer item ou meios que possam ser usados para autoagressão, além de artigos protetores para artefatos que ofereçam possibilidades para o paciente se machucar e ou tirar a própria vida. Devido aos fatos citados, torna-se imperativo o auxílio e suporte à família, uma vez que sua rotina e funcionamento são intrinsecamente alterados pela presença do comportamento suicida em um membro.[40]

Com base nos dados citados, deve-se realizar medidas profiláticas para amenizar o impacto gerado pelo fenômeno, seja este econômico, social, físico ou psicológico. As instituições de saúde, o núcleo familiar e o indivíduo são afetados em diversos âmbitos, e se faz necessária uma organização eficiente para lidar com o tema e suas consequências.

TÓPICO 4: O CUIDADO À PESSOA COM IDEAÇÃO/ COMPORTAMENTO SUICIDA

A ideação suicida, hoje caracterizada como questão de saúde pública, por sua importância epidemiológica, socioeconômica e cultural, necessita de adequado diagnóstico e tratamento a fim de evitar seu desfecho final com a consumação do ato de autodestruição. Para isso, a identificação dos fatores de risco precocemente faz-se extremamente necessária.

Diversos estudos associam a ideação suicida ao risco de tentativas de autoextermínio e estimam que 60% dos indivíduos que se suicidam tinham, previamente, a ideação.[41] Nesse contexto, observa-se um grau de intencionalidade crescente à medida que se passa da ideação suicida para desejos, ameaças, tentativas, até o ato consumado em si, confirmando o dever de conhecimento e detecção precoce.[42]

Segundo o Ministério da Saúde,[29] alguns aspectos na história de vida das pessoas podem indicar inclinação à ideação suicida. São exemplos: comportamento retraído com dificuldades de interações familiar e social; uso abusivo de álcool; doenças psiquiátricas; ansiedade e depressão; tentativa de suicídio anterior; mudanças de personalidade recorrentes (irritabilidade, apatia, pessimismo); sentimento de culpa, de ódio por si mesmo ou de não ter valor; perda recente importante – morte, divórcio, separação etc.; história familiar de suicídio, entre outros.

Ademais, aspectos sociodemográficos também são objeto de estudo quando tratamos o assunto: mulheres; jovens; pessoas que moram sozinhas; pessoas com doenças crônicas não psiquiátricas; desempregados e indivíduos com baixa escolaridade são pessoas com maior prevalência de ideação suicida e tentativas de suicídio nesse contexto. Atenção especial aos adolescentes que conhecem alguém que já tentou suicídio anteriormente, ou pessoas que já se suicidaram.[8,41,43]

Outro fator de extrema importância quando tratamos o risco da ideação diz respeito à presença de um transtorno mental associado, no qual se estima que em 98% dos casos de suicídio já existia um diagnóstico psiquiátrico no momento da morte, estando os transtornos de humor entre os predominantes.[43] Nesse mesmo contexto, adultos que sofreram abuso psicológico, físico ou sexual em alguma fase da vida, principalmente na infância, sofrem maior incidência de transtornos de humor. Esses eventos do passado são fatores de risco relevantes, da mesma forma, para o comportamento suicida.[8]

Dentre os citados, os dois aspectos mais importantes que exigem ser sempre avaliados quando tratamos o tema são a presença de transtornos psiquiátricos e a história de tentativas de suicídio prévias. Estudos referem cinco a seis vezes mais chances de novas tentativas em pacientes com tentativas prévias de suicídio.[4]

Em contrapartida, também temos fatores de proteção para ideação suicida, sendo eles de alta significância quando pensamos na prevenção de tal comorbidade. A religiosidade e o hábito de ir a reuniões religiosas, bem como o fato de possuir uma crença, elevam a satisfação do indivíduo com sua vida e geram estabilidade emocional.[43] Além disso, autoestima, relação familiar e social harmoniosa; acesso a serviços de saúde e terapêuticos de saúde mental, como a presença de CAPS no município, são outros fatores protetores relevantes.[4,43]

O conhecimento de que a ideação suicida está altamente associada com o desfecho em ato de autodestruição mostra a necessidade de estudarmos profundamente seus fatores de risco e protetores. O segundo, menos valorizado e pesquisado, é relevante fator a ser avaliado quando tratamos do assunto e necessita de mais estudos sobre suas influências na doença, podendo ser usado como um importante aliado na prevenção. Estratégias para o diagnóstico, tratamento precoce e prevenção da morbidade (ideação e tentativa) podem ser realizadas com maior eficiência quando levados em consideração os fatores que envolvem a situação, almejando uma diminuição na mortalidade, o suicídio.[4]

O cuidado à pessoa que apresenta comportamento suicida se inicia na avaliação dos riscos em que o paciente está inserido, e a identificação destes é de extrema importância para o manejo adequado do paciente. Quando há ameaça de autoextermínio, não é possível prever, muitas vezes, se tal afirmativa irá se concretizar verdadeiramente, mas o risco pode ser estimado, por meio de avaliação clínica, e utilizado para dar seguimento aos casos.[4] A chave para a avaliação do risco e para uma abordagem inicial efetiva é a conversa clara, sincera, paciente, privativa e sem julgamentos. Pessoas com ideação suicida tendem a considerar-se um "peso" para o próximo. Portanto, mostrar atenção e disponibilidade é imprescindível. Igualmente, deve-se abordar o paciente em ambiente calmo e confortável, com tempo reservado para ouvi-lo, pois, desse modo, a redução da ansiedade e do desespero é possível com o diálogo efetivo.[29]

Os profissionais de saúde devem estar aptos para realizar essa avaliação clínica dos riscos, e alguns pontos devem ser observados na conversa e na história: presença de doenças psiquiátricas associadas e/ou histórico de suicídio e comportamento suicida na família; pacientes com pensamentos recorrentes de morte e/ou planos e meios para se matar; presença de situação estressora atual ou antiga; personalidade impulsiva, agressiva; sentimento de desesperança, desespero e desamparo; doenças crônicas; além de problemas conjugais, familiares e laborais, como desemprego, entre outros.[4]

Existe, no entanto, o estigma de que conversar sobre o suicídio instiga o paciente com ideação e comportamento suicida a pensar mais sobre o assunto. Fato não verídico, pois, além do diálogo efetivo e da avaliação clínica do risco, a pergunta sobre pensamentos e planos suicidas se faz necessária. O profissional de saúde não deve ficar receoso em abordar o tema, e algumas perguntas úteis são: você se sente triste?; você sente que ninguém se preocupa com você?; você sente que a vida não vale mais a pena ser vivida?; já pensou que seria melhor estar morto ou tem vontade de morrer? Uma vez que as respostas sejam positivas, podemos prosseguir para as perguntas adicionais.[29] No contexto de avaliação do risco, o Ministério da Saúde reforça a importância de realizar as seguintes questões com compaixão, cuidado e paciência: "você fez algum plano para acabar com sua vida?"; "você tem uma ideia de como vai fazê-lo?"; "você tem pílulas, uma arma, veneno ou outros meios?"; "os meios são facilmente disponíveis para você?"; "você decidiu quando planeja acabar com sua vida?"; "quando você está planejando fazê-lo?".[29]

No entanto, não existe uma classificação exata do risco de suicidabilidade, mas, por meio do diálogo e das questões citadas anteriormente, podemos ter a dimensão se o mesmo é baixo, médio ou alto.

De maneira que, se o paciente possui sentimentos de desesperança e alguns pensamentos suicidas, mas não fez nenhum plano concreto, podemos considerá-lo como de baixo risco. O manejo adequado para esse caso será realizado com uma escuta acolhedora, oferecendo apoio emocional, focando nos aspectos positivos da vida pessoal, mostrando resoluções para seus problemas e motivando-o. O paciente deve ser acompanhado regularmente pelo profissional de saúde e vinculado ao suporte e à ajuda disponível ao seu redor; caso não haja melhora, deve-se encaminhá-lo ao especialista de psiquiatria.[4,29]

No médio risco, podemos observar uma pessoa com pensamentos e planos suicidas, no entanto, que não pretende cometer o ato imediatamente. O cuidado com tal classe reside também no diálogo aberto, realizando um contrato terapêutico com o paciente: negociação com a promessa sincera de que ele não irá praticar suicídio, por um tempo específico, exercitando vínculo e confiança. O objetivo é conseguir tempo para adquirir a ajuda necessária, reforçando a necessidade do envolvimento de familiares e amigos no acompanhamento do paciente, além de investir em fatores de proteção para o ato suicida não se concretizar, como o afastamento de cordas, facas, armas, medicamentos, venenos, entre outros. O encaminhamento para o serviço de psiquiatria deve ser imediato para avaliação e conduta do especialista. Se não for possível, encaminhar o mais breve possível para uma consulta. Ademais, pedir o aval do paciente para repassar as informações necessárias e relevantes para os familiares e para outros profissionais de saúde, respeitando o direito ao sigilo do paciente.[4,29]

Nesse contexto estão inseridos os altos riscos de suicídio: a pessoa tem um plano definido, tem os meios para fazê-lo e planeja fazê-lo prontamente. Muitas vezes já tomou algumas providências prévias e parece estar se despedindo.[29] Não devemos deixar o paciente sozinho em nenhum momento; realizar o contrato de "não suicídio"; afastar qualquer recurso que ofereça meios para o ato se concretizar, observando a sala em que o próprio atendimento está acontecendo. Além disso, deve-se informar a família sobre as intenções do paciente. O encaminhamento para o serviço especializado de psiquiatria deve ser feito com urgência. Se não for possível, entrar em contato com o serviço de saúde mental ou de emergência mais próximo, solicitar uma ambulância e encaminhá-lo para o pronto-socorro psiquiátrico de preferência.[4,29] "Se você esgotou todas as tentativas de convencimento do paciente para uma internação voluntária e percebe um risco de suicídio iminente, peça ajuda da família, pois uma internação involuntária poderá ser necessária."[29]

De maneira geral, o cuidado aos diferentes riscos do comportamento suicida é pautado no diálogo, no vínculo e no encaminhamento correto ao serviço de saúde mental. Muitas vezes, os familiares e os profissionais de saúde se sentem despreparados para conduzir a conversa com a pessoa em risco de suicídio, mostrando a importância do conhecimento da abordagem inicial a esses casos. Após o encaminhamento, o profissional de saúde e os familiares devem continuar o acompanhamento, mantendo o contato periódico e garantindo apoio nas decisões tomadas.[29]

TÓPICO 5: ESTRATÉGIAS PARA MELHORAR A EFETIVIDADE DO CUIDADO

A prevenção do suicídio tem sido importante pauta de discussão sob a ótica da saúde pública, sendo resultado dessas discussões a Portaria n. 1.876/2006 do Ministério da Saúde, que instituiu as Diretrizes Nacionais para a Prevenção do Suicídio.[44]

A atual estratégia adotada no Brasil pauta-se na Agenda de Ações Estratégicas para a Vigilância e Prevenção do Suicídio e Promoção da Saúde no Brasil: 2017 a 2020, que propõe três eixos de atuação para cumprimento de seus objetivos: o eixo de vigilância e qualificação da informação, o eixo da prevenção do suicídio e promoção da saúde e o eixo da gestão e cuidado.[45]

Com esses eixos, pretende-se aumentar e melhorar a qualidade dos sistemas de informação a fim de obter uma epidemiologia do suicídio mais precisa, instituir a disseminação de informação e comunicação mais abrangente a respeito da informação sobre prevenção ao suicídio e melhorar a qualidade da gestão e do cuidado por meio da otimização de fluxos de atenção à saúde e ações em educação permanente.[45]

Ademais, desde a instituição da Rede de Atenção Psicossocial (RAPS), em 2011, pela Portaria n. 3.088 do Ministério da Saúde, há uma busca por atenção à saúde mais completa, multiprofissional e com menor institucionalização de pessoas com transtornos mentais graves.[46]

Embora diversas medidas tenham sido adotadas a fim de fortalecer o sistema para um melhor manejo de pessoas em risco de suicídio, as propostas em nível nacional podem não atender às demandas locais em sua totalidade, cabendo algumas sugestões em nível de proposta individual.

Uma revisão de 40 estudos em países do Reino Unido, Suécia, Finlândia, Canadá e Estados Unidos concluiu que uma em cada cinco vítimas de suicídio havia tido contato com serviços de assistência à saúde mental pelo menos um mês antes de seu suicídio.[28] Ainda, cerca de 45% das vítimas de suicídio tiveram contato com profissionais de atenção primária um mês antes de seu suicídio.[28]

Embora não tenham sido encontradas estatísticas atuais que evidenciem os índices brasileiros, devemos levar em consideração que as equipes das RAPS e, principalmente, as equipes de atenção primária devem estar preparadas para acolher e diagnosticar pessoas que apresentem maior risco de suicídio.

Para tanto, esforços no sentido de desmistificar a abordagem à pessoa em risco aliada a um cuidado centrado nessa pessoa podem aproximá-la ainda mais das equipes de atenção primária a fim de protegê-la. Ainda, o acesso, atributo básico da atenção primária, deve ser reforçado em especial a pessoas provenientes de populações de risco, tais como indígenas, pessoas em situação de rua e LGBTs.

Por fim, cabe também aos gestores e profissionais das equipes de saúde adaptar a abordagem à realidade local. O Brasil é vasto não só territorialmente como em sua variedade de culturas e hábitos de vida, o que também acarreta importantes mudanças nos níveis de incidência e prevalência de condições de saúde. Portanto, locais onde há maior incidência de suicídio podem, por exemplo, adotar uma estratégia mais incisiva e perene, não somente pautada em campanhas nacionais como o "Setembro Amarelo", a fim de abranger as necessidades de sua população.

Algumas estratégias utilizadas por um programa cujo relato mostrou-se bem-sucedido, acarretando diminuição no número de óbitos por ano devido a suicídio, foram: desmistificação do assunto entre os profissionais de saúde por rodas de conversa, capacitação e educação continuada, abordagem domiciliar de pessoas em risco e estabelecimento de um fluxo claro entre os diversos serviços de atenção à saúde.[47]

TÓPICO 6: PONTOS-CHAVE

- O suicídio é um fenômeno humano complexo, universal, e representa um grande problema de saúde pública em todo o mundo.

- Segundo a Associação Brasileira de Psiquiatria, trata-se do "ato deliberado, executado pelo próprio indivíduo, cuja intenção seja a morte, de forma consciente e intencional, mesmo que ambivalente, usando um meio que ele acredita ser letal".

- Ideação suicida consiste em pensar, desejar ou idealizar o ato do suicídio. É considerado um dos mais importantes preditores para o suicídio, muito embora não seja um dos principais fatores de risco.

- Pode-se definir, ainda, o suicídio como a morte de uma pessoa causada por autoagressão. Entretanto, esse fenômeno inclui desde a motivação e a ideação de autoextermínio até o planejamento do ato, a tentativa e o óbito.

- O suicídio não se consiste em uma doença em si, ou apenas na complicação de um transtorno mental prévio, mas nas interações entre diversos fatores de risco, tais como "fatores ambientais, sociais, fisiológicos, genéticos e biológicos".

- As taxas de suicídio vêm aumentando globalmente. Estima-se que até 2020 poderá ocorrer um incremento de 50% na incidência anual de mortes por suicídio em todo o mundo, sendo que o número de vidas perdidas dessa forma, a cada ano, ultrapassa o número de mortes decorrentes de homicídio e guerra combinados.

- Comportamento suicida é toda atitude cujo objetivo é a autodestruição, independentemente do seu nível do dano ou razão.

- A suicidabilidade, também identificada atualmente pelo neologismo suicidalidade, caracteriza a aptidão para a realização do ato suicida.

- Fatores de proteção são aqueles que, contrários aos fatores de risco, geram algum grau de proteção ao suicídio.

- É possível prevenir o suicídio, desde que, entre outras medidas, os profissionais de saúde, de todos os níveis de atenção, estejam aptos a reconhecer os fatores de risco presentes, a fim de determinar medidas para reduzir tal risco e evitar o suicídio.

- O comportamento suicida desempenha forte interferência em diversos âmbitos da sociedade atualmente, exercendo repercussões na vida do paciente, de seus familiares e, também, nas instituições de saúde.

- A qualidade de vida e o bem-estar dos indivíduos portadores desses transtornos da mente tendem a ser piores quando comparados a pacientes com outras patologias e com a população em geral.

- Pessoas atingidas por tais comorbidades possuem menos satisfação com a vida, e, como consequência, existem interferências diretas nas atividades laborais e nas relações interpessoais de seu cotidiano: absenteísmo do trabalho e dos estudos, com redução da produtividade; anedonia; reclusão social e dificuldade de manejar os problemas do cotidiano.

- Em sua maioria, pessoas com comportamento e ideação suicida são portadoras de alguma doença psiquiátrica de base e sofrem com o estigma de tal condição, ainda malvista e pouco entendida pela sociedade.

- Diversos estudos associam a ideação suicida ao risco de tentativas de autoextermínio e estimam que 60% dos indivíduos que se suicidam tinham, previamente, a ideação.

- Alguns aspectos na história de vida das pessoas podem indicar inclinação à ideação suicida: comportamento retraído com dificuldades de interações familiar e social; uso abusivo de álcool; doenças psiquiátricas; ansiedade e depressão; tentativa de suicídio anterior.

- O conhecimento de que a ideação suicida está altamente associada ao desfecho em ato de autodestruição mostra a necessidade de estudarmos profundamente seus fatores de risco e protetores.

- O cuidado à pessoa com comportamento suicida se inicia na avaliação dos riscos em que o paciente está inserido, e a identificação destes é de extrema importância para o manejo adequado do paciente.

- Os profissionais de saúde devem estar aptos para realizar a avaliação clínica dos riscos, e alguns pontos devem ser observados na conversa e na história: presença de doenças psiquiátricas associadas e/ou histórico de suicídio e comportamento suicida na família; pacientes com pensamentos recorrentes de morte e/ou planos e meios para se matar, dentre outros.

- O cuidado aos diferentes riscos do comportamento suicida é pautado no diálogo, no vínculo e no encaminhamento correto ao serviço de saúde mental.

- Muitas vezes, os familiares e os profissionais de saúde se sentem despreparados para conduzir a conversa com a pessoa em risco de suicídio, mostrando a importância do conhecimento da abordagem inicial a esses casos.

- A atual estratégia adotada no Brasil pauta-se na Agenda de Ações Estratégicas para a Vigilância e Prevenção do Suicídio e Promoção da Saúde no Brasil: 2017 a 2020.

- Esta propõe três eixos de atuação para cumprimento de seus objetivos: o eixo de vigilância e qualificação da informação, o eixo da prevenção do suicídio e promoção da saúde e o eixo da gestão e cuidado.

- Com esses eixos, pretende-se aumentar e melhorar a qualidade dos sistemas de informação a fim de obter uma epidemiologia do suicídio mais precisa, instituir a disseminação de informação e comunicação mais abrangentes a respeito da informação sobre prevenção ao suicídio e melhorar a qualidade da gestão e do cuidado por meio da otimização de fluxos de atenção à saúde e ações em educação permanente.

- Esforços no sentido de desmistificar a abordagem à pessoa em risco aliada a um cuidado centrado nessa pessoa podem aproximá-la ainda mais das equipes de atenção primária a fim de protegê-la.

- O acesso, atributo básico da atenção primária, deve ser reforçado em especial a pessoas provenientes de populações de risco, tais como indígenas, pessoas em situação de rua e LGBTs.

TÓPICO 7: *LINKS* ÚTEIS

http://institutobiadote.org.br/

https://vitaalere.com.br/

https://www.cvv.org.br/

https://www.abeps.org.br/

REFERÊNCIAS

1. Vidal CEL, Gontijo ED. Tentativas de suicídio e o acolhimento nos serviços de urgência: a percepção de quem tenta. Cad Saúde Coletiva [Internet]. 2013 Jun;21(2):108-14. Disponível em: http://www.scielo.br/scielo.php?script=sci_arttext&pid=S1414-462X2013000200002&lng=pt&tlng=pt.

2. Abreu KP, Lima MADS, Kohlrausch E, Soares JF. Comportamento suicida: fatores de risco e intervenções preventivas. Rev Eletrônica Enferm [Internet]. 2010 Abr 9;12(1). Available from: http://revistas.ufg.br/index.php/fen/article/view/9537.

3. WHO. Preventing suicide – a global imperative [Internet]. Geneva. 2014. Available from: http://www.who.int/mental_health/suicide-prevention/exe_summary_english.pdf?ua=1.

4. Associação Brasileira de Psiquiatria. Suicídio: informando para prevenir. Brasília: CFM; 2014.

5. Kessler RC, Borges G, Walters EE. Prevalence of and risk factors for lifetime suicide attempts in the National Comorbidity Survey. Arch Gen Psychiatry [Internet]. 1999 Jul;56(7):617-26. Available from: http://www.ncbi.nlm.nih.gov/pubmed/10401507.

6. Fawcett J, Clark DC, Bush KA. Assessing and treating the patient at risk for suicide. Psychiatr Ann 1993;23:244-56.

7. Suominen K, Isometsä E, Suokas J, Haukka J, Achte K, Lönnqvist J. Completed suicide after a suicide attempt: a 37-year follow-up study. Am J Psychiatry [Internet]. 2004 Mar;161(3):562-3. Available from: http://www.ncbi.nlm.nih.gov/pubmed/14992984.

8. Félix TA, Oliveira EN, Lopes MVDO, Parente JRF, Dias MSDA, Moreira RMM. Fatores de risco para tentativa de suicídio: produção de conhecimento no Brasil. Rev Context Saúde [Internet]. 2016 Dez 22;16(31):173. Disponível em: https://www.revistas.unijui.edu.br/index.php/contextoesaude/article/view/6079.

9. Santos SA, Lovisi G, Legay L, Abelha L. Prevalência de transtornos mentais nas tentativas de suicídio em um hospital de emergência no Rio de Janeiro, Brasil. Cad Saúde Pública [Internet]. 2009 Sep;25(9):2064–74. Disponível em: http://www.scielo.br/scielo.php?script=sci_arttext&pid=S0102-311X2009000900020&lng=pt&tlng=pt.

10. Pereira AMTB. A saúde mental de profissionais de saúde mental: uma investigação da personalidade de Psicólogos. Maringá: Eduem; 2001. 151p.

11. Minayo MCS, Cavalcante FG. Suicídio entre pessoas idosas: revisão da literatura. Rev Saúde Pública [Internet]. 2010 Ago;44(4):750-7. Disponível em: http://www.scielo.br/scielo.php?script=sci_arttext&pid=S0034-89102010000400020&lng=pt&tlng=pt.

12. Beeston D. Older people and suicide. Stoke on Trent: Centre for Ageing and Mental. Health Staffordshire University. 2006.

13. Minayo MCS, Cavalcante FG, Souza ER. Methodological proposal for studying suicide as a complex phenomenon. Cad Saúde Pública [Internet]. 2006 Ago;22(8):1587-96. Available from: http://www.scielo.br/scielo.php?script=sci_arttext&pid=S0102-311X2006000800007&lng=en&tlng=en.

14. Moreira LCO, Bastos PRHO. Prevalência e fatores associados à ideação suicida na adolescência: revisão de literatura. Psicol Esc e Educ [Internet]. 2015 Dez;19(3):445-53. Disponível em: http://www.scielo.br/scielo.php?script=sci_arttext&pid=S1413-85572015000300445&lng=pt&tlng=pt.

15. Araújo LC, Vieira KFL, Coutinho MPL. Ideação suicida na adolescência: um enfoque psicossociológico no contexto do ensino médio. Psico-USF Internet].2010 Abr;15(1):47-57. Available from: http://www.scielo.br/scielo.php?script=sci_arttext&pid=S1413-82712010000100006&lng=pt&tlng=pt.

16. World Health Organization. Prevenção do suicídio: um manual para médicos clínicos gerais [Internet]. Geneva: World Health Organization. 2000. Disponível em: http://bvsms.saude.gov.br/bvs/publicacoes/medicosgeneralistas.pdf.

17. Borges VR, Werlang BSG, Copatti M. Ideação suicida em adolescentes de 13 a 17 anos. Barbarói [Internet]. 2008;28(1):109-23. Disponível em: http://online.unisc.br/seer/index.php/barbaroi/article/view/192.

18. Borges VR, Werlang BSG. Estudo de ideação suicida em adolescentes de 15 a 19 anos. Estud Psicol [Internet]. 2006 Dez;11(3):345-51. Disponível em: http://www.scielo.br/scielo.php?script=sci_arttext&pid=S1413-294X2006000300012&lng=pt&tlng=pt.

19. Castro ML, Cunha SS, Souza DPO. Comportamento de violência e fatores associados entre estudantes de Barra do Garças, MT. Rev Saúde Pública [Internet]. 2011 Dez;45(6):1054-61. Disponível em: http://www.scielo.br/scielo.php?script=sci_arttext&pid=S0034-89102011000600007&lng=pt&tlng=pt.

20. American Psychological Association. Suicide [Internet]. [cited 2019 Jan 18]. Available from: https://www.apa.org/topics/suicide/index.aspx.

21. Liu RT, Miller I. Life events and suicidal ideation and behavior: a systematic review. Clin Psychol Rev [Internet]. 2014 Apr;34(3):181-92. Available from: https://linkinghub.elsevier.com/retrieve/pii/S0272735814000348.

22. Santos HGB, Marcon SR, Espinosa MM, Baptista MN, Paulo PMC. Factors associated with suicidal ideation among university students. Rev Lat Am Enfermagem [Internet]. 2017;25. Available from: http://www.scielo.br/scielo.php?script=sci_arttext&pid=S0104-11692017000100332&lng=en&tlng=en.

23. Li H, Tucker J, Holroyd E, Zhang J, Jiang B. Suicidal ideation, resilience, and healthcare implications for newly diagnosed HIV-positive men who have sex with men in China: a qualitative study. Arch Sex Behav [Internet]. 2017 May 27;46(4):1025-34. Available from: http://link.springer.com/10.1007/s10508-016-0894-0.

24. Meyer IH, Luo F, Wilson BDM, Stone DM. Sexual orientation enumeration in State Anti-bullying Statutes in the United States: associations with bullying, suicidal ideation, and suicide attempts among youth. LGBT Heal [Internet]. 2019 Jan;6(1):9-14. Available from: https://www.liebertpub.com/doi/10.1089/lgbt.2018.0194.

25. Hubers AAM, Moaddine S, Peersmann SHM, Stijnen T, Van Duijn E, Van der Mast RC, et al. Suicidal ideation and subsequent completed suicide in both psychiatric and non -psychiatric populations: a meta-analysis. Epidemiol Psychiatr Sci [Internet]. 2018 Apr 19;27(02):186-98. Available from: https://www.cambridge.org/core/product/identifier/S2045796016001049/type/journal_article.

26. Mann JJ. A current perspective of suicide and attempted suicide. Ann Intern Med [Internet]. 2002 Feb 19;136(4):302. Available from: http://annals.org/article.aspx?doi=10.7326/0003-4819-136-4-200202190-00010.

27. Schlösser A, Rosa GFC, More CLOO. Revisão: comportamento suicida ao longo do ciclo vital. Temas em Psicol [Internet]. 2014;22(1):133-45. Disponível em: http://pepsic.bvsalud.org/pdf/tp/v22n1/v22n1a11.pdf.

28. Luoma JB, Martin CE, Pearson JL. Contact with mental health and primary care providers before suicide: a review of the evidence. Am J Psychiatry [Internet]. 2002 Jun;159(6):909-16. Available from: http://www.ncbi.nlm.nih.gov/pubmed/12042175.

29. Ministério da Saúde, Organização Pan-Americana da Saúde, Universidade Estadual de Campinas. Prevenção do suicídio: manual dirigido a profissionais das equipes de saúde mental [Internet]. D'Oliveira CF, Botega NJ, editores. Campinas: Ministério da Saúde. 2000. Disponível em: http://bvsms.saude.gov.br/bvs/publicacoes/manual_editoracao.pdf.

30. Rodziński P, Rutkowski K, Ostachowska A. Progression of suicidal ideation to suicidal behavior from a perspective of selected suicidological models. Psychiatr Pol [Internet]. 2017 Jun 18;51(3):515-30. Available from: http://psychiatriapolska.pl/515530_.html.

31. Klonsky ED, May AM, Saffer BY. Suicide, suicide attempts, and suicidal ideation. Annu Rev Clin Psychol [Internet]. 2016 Mar 28;12(1):307-30. Available from: http://www.annualreviews.org/doi/10.1146/annurev-clinpsy-021815-093204.

32. Borges LM, Nazem S, Matarazzo BB, Barnes SM, Wortzel HS. Therapeutic risk management: chain analysis of suicidal ideation and behavior. J Psychiatr Pract [Internet]. 2019 Jan;25(1):46-53. Available from: http://www.ncbi.nlm.nih.gov/pubmed/30633732.

33. Krysinska K, Lester D, Lyke J, Corveleyn J. Trait gratitude and suicidal ideation and behavior. Crisis [Internet]. 2015 Jul;36(4):291-6. Available from: https://econtent.hogrefe.com/doi/10.1027/0227-5910/a000320.

34. Bhamra R, Dani S, Burnard K. Resilience: the concept, a literature review and future directions. Int J Prod Res [Internet]. 2011 Sep 15;49(18):5375-93. Available from: http://www.tandfonline.com/doi/abs/10.1080/00207543.2011.563826.

35. Roy A, Sarchiapone M, Carli V. Low resilience in suicide attempters. Arch Suicide Res [Internet]. 2007;11(3):265-9. Available from: http://www.ncbi.nlm.nih.gov/pubmed/17558611.

36. Rossetti MC, Tosone A, Stratta P, Collazzoni A, Santarelli V, Guadagni E, et al. Different roles of resilience in depressive patients with history of suicide attempt and no history of suicide attempt. Rev Bras Psiquiatr [Internet]. 2017 May 22;39(3):216-9. Available from: http://www.scielo.br/scielo.php?script=sci_arttext&pid=S1516-44462017000300005&lng=en&tlng=en.

37. McIntyre T, Barroso R, Lourenço M. Impacto da depressão na qualidade de vida dos doentes. V. IV [Internet]. 2002;5(Set/Out):13-24. Disponível em: http://www.saude-mental.net/pdf/vol4_rev5_artigo1.pdf.

38. Krüger LL, Werlang BSG. A dinâmica familiar no contexto da crise suicida. Psico-USF [Internet]. 2010 Abr;15(1):59-70. Disponível em: http://www.scielo.br/scielo.php?script=sci_arttext&pid=S1413-82712010000100007&lng=pt&tlng=pt.

39. Berutti M. Funcionamento familiar e tentativa de suicídio em pacientes com transtorno afetivo bipolar [Internet]. [São Paulo]: Universidade de São Paulo; 2016. Disponível em: http://www.teses.usp.br/teses/disponiveis/5/5142/tde-03022016-113531/.

40. Secretaria Municipal de Saúde – SMS/Rio de Janeiro. Coleção Guia de Referência Rápida: Avaliação do Risco de Suicídios e sua Prevenção – Versão Profissional [Internet]. Rio de Janeiro: Prefeitura da Cidade do Rio de Janeiro; 2016. 50p. Disponível em: https://subpav.org/download/prot/Guia_Suicidio.pdf.

41. Silva VF, Oliveira HB, Botega NJ, Marín-León L, Barros MBA, Dalgalarrondop. Fatores associados à ideação suicida na comunidade: um estudo de caso-controle. Cad Saúde Pública [Internet]. 2006 Set;22(9):1835-43. Disponível em: http://www.scielo.br/scielo.php?script=sci_arttext&pid=S0102-311X2006000900014&lng=pt&tlng=pt.

42. Zana ARO, Kovacs MJ. O psicólogo e o atendimento a pacientes com ideação ou tentativa de suicídio. Estud Pesqui Psicol [Internet]. 2013;13(3):897-921. Disponível em: http://pepsic.bvsalud.org/scielo.php?script=sci_arttext&pid=S1808-42812013000300006&lng=pt&nrm=iso.

43. Santos WS, Maria Ulisses S, Malheiros da Costa T, Gonçalves Farias M, Pinho Fernandes de Moura D. A influência de fatores de risco e proteção frente à ideação suicida. Psicol Saúde Doença [Internet]. 2016 Nov 10;17(3):515-26. Disponível em: http://www.sp-ps.pt/downloads/download_jornal/468.

44. Ministério da Saúde. Portaria GM/MS n. 1.876, de 14 de agosto de 2006. Institui Diretrizes Nacionais para Prevenção do Suicídio, a ser implantadas em todas as unidades federadas, respeitadas as competências das três esferas de gestão. [Internet]. 2006. Disponível em: http://bvsms.saude.gov.br/bvs/saudelegis/gm/2006/prt1876_14_08_2006.html.

45. Brasil, Ministério da Saúde, Secretaria de Atenção à Saúde, Departamento de Ações Programáticas Estratégicas. Agenda de Ações Estratégicas para a Vigilância e Prevenção do Suicídio e Promoção da Saúde no Brasil: 2017 a 2020. [Internet]. Brasília: Ministério da Saúde; 2017. Disponível em: https://www.neca.org.br/wp-content/uploads/cartilha_agenda-estrategica-publicada.pdf.

46. Ministério da Saúde. Portal do Departamento de Atenção Básica – Rede de Atenção Psicossocial (RAPS) [Internet]. [cited 2019 Jan 23]. Disponível em: http://dab.saude.gov.br/portaldab/smp_ras.php?conteudo=rede_psicossocial.

47. Conte M, Meneghel SN, Trindade AG, Ceccon RF, Hesler LZ, Cruz CW, et al. Programa de Prevenção ao Suicídio: estudo de caso em um município do sul do Brasil. Cien Saúde Colet [Internet]. 2012 Ago;17(8):2017-26. Disponível em: http://www.scielo.br/scielo.php?script=sci_arttext&pid=S1413-81232012000800013&lng=pt&tlng=pt.

Capítulo 3

A CULTURA CONTEMPORÂNEA E A DEPRESSÃO

UMA VISÃO PSICANALÍTICA

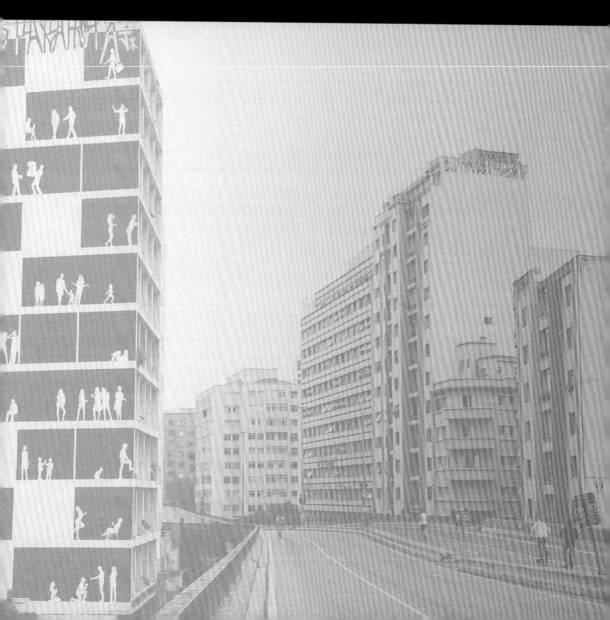

Izabel Cristina Rios
Alice Moraes Titto
Carlos Hiago Ferreira

Objetivos do capítulo:

1. Apresentar uma perspectiva psicanalítica da depressão e da melancolia.

2. Apresentar aspectos da cultura contemporânea implicados na subjetividade depressiva.

3. Apresentar alguns caminhos reflexivos para lidar com a subjetividade depressiva.

Tempo
20 minutos
de leitura

Tópico 1: Contextualizando a questão: uma dor que fere de morte a sociedade contemporânea

O prenúncio de uma colisão entre planetas. Mas não importa. Ao se sentir em um mundo de cores desbotadas e de acontecimentos que não provocam nada além de indiferença e inércia, o pensamento se dissolve em tristes tessituras afetivas de um tempo perdido. Não há para onde fugir, restando apenas a calma espera da morte. O fim que se aproxima não causa mais dor que a dor de viver. No filme *Melancolia*, de Lars von Trier, a experiência depressiva é esteticamente revelada. Sem amortização de qualquer conhecimento técnico ou científico, de caráter clínico, psicológico, sociológico ou filosófico, o sofrimento psíquico arrebenta aos nossos olhos como imagem do fim do mundo: frígida dor indecifrável.

Neste capítulo, abordaremos aspectos da subjetividade depressiva em uma perspectiva psicanalítica, com particular interesse aos elementos da cultura contemporânea que reforçam sua manifestação psíquica. Não se constitui em um estudo da relação de causa e efeito entre a depressão e a cultura, mas em um exercício teórico e reflexivo, sobre valores, conceitos e modos de viver que entram na moldagem da forma de ser e de estar no mundo ligados a certos matizes da depressão. Trata-se, portanto, de um texto ensaístico para o qual convidamos o leitor a percorrer conosco um caminho do pensar sobre a alma humana que deprime nos abismos do mundo atual.

No vocabulário cotidiano das pessoas, "depressão" transformou-se em uma palavra frequente e conhecida. Observamos cada vez mais o aumento da nomeação de certos mal-estares psíquicos atribuídos a "estar deprimido", ou "ter depressão". Estar deprimido faz parte de um conjunto de vivências comuns de qualquer pessoa nos tempos atuais. No universo simbólico da cultura contemporânea, depressão pode se referir a um estado do sentir, ou a uma doença. Enquanto doença, no campo do conhecimento científico da área da saúde, a depressão emerge como transtorno mental de alta prevalência na sociedade contemporânea que requer ações de cuidado como para todo e qualquer processo saúde-doença.[1] Nesse registro, o indivíduo sofre a depressão em sua existência pessoal, perdendo possibilidades de um viver pleno; enquanto a sociedade sofre a depressão em sua expressão coletiva, perdendo potência de vida (ou mesmo vidas, concretamente falando) que teriam o papel de realizar suas expectativas de futuro. Como tratado em outros capítulos deste livro, a depressão como transtorno mental pode ser abordada por diferentes pontos de vista do conhecimento científico e clínico. Os mais diversos estudos sobre o tema fazem fronteiras com as dimensões biológicas, sociais, culturais e psicológicas em suas múltiplas variações. Tanto no sentido de "se sentir deprimido" quanto no sentido de "estar com depressão", as dimensões que compõem a vida anímica do sujeito fazem parte da construção da subjetividade das pessoas no contexto da cultura contemporânea.

De um ponto de vista fenomenológico, e sinteticamente, subjetividade se refere ao mundo interno, constituído por elementos sensoriais, cognitivos, imaginativos, afetivos, em relação com o mundo externo. Ela se manifesta no comportamento cotidiano, conferindo à pessoa uma existência singular que se constitui e se molda ao longo da vida nas relações com o outro e com a cultura de sua época.[2] Ou seja, há uma relação interdependente entre mundo interno e mundo externo, um sobredeterminando o outro em âmbito individual e coletivo, em múltiplas e dinâmicas possibilidades.

Neste capítulo do livro, estudaremos um pouco da complexa trama psíquica e psicocultural na produção de traços da subjetividade depressiva, na maioria das vezes aqui identificada por nós como adoecimento – sintomas depressivos e depressão, como representados na área da saúde –, e, por essa perspectiva, algumas reflexões sobre o cuidar das pessoas, ou de si mesmo, diante do sofrimento humano identificado como depressão.

TÓPICO 2: UMA PERSPECTIVA PSICANALÍTICA DA DEPRESSÃO E DA MELANCOLIA: O SILÊNCIO MELANCÓLICO DE UMA PERDA EXISTENCIAL

Na psicopatologia da depressão verifica-se que ela se manifesta particularmente pelo estreitamento do campo vivencial e pela lentificação ou inibição psicomotora, como manifestações visíveis de um processo psicológico interno latente e inconsciente,[2] dos quais decorrem vários sintomas físicos e psíquicos. O desinteresse pelo mundo externo, a dificuldade de ampliar a visão para além de horizontes, o enquistamento em si mesmo, reduzem a existência à experiência de um eu aprisionado em um corpo rígido que não responde à ação necessária para a vida.

Na psicanálise freudiana, a depressão é um estado em que a pessoa se sente tomada por tristeza, apatia, angústia, desgosto, desesperança. Na melancolia, esses sintomas também estão presentes em intensidade maior e crescente, levando à indiferença, embotamento afetivo, inibição, inércia, negação. Psicologicamente, tanto a depressão quanto a melancolia são respostas a situações de perda que abalam o eu e requerem trabalho psíquico de reparação, entretanto são processos psicodinâmicos diferentes.

Nessa linha de pensamento, a melancolia é uma patologia narcísica que difere da depressão em termos estruturais, uma vez que podem apresentar sintomas semelhantes. Por exemplo, em ambas o desinteresse pelo mundo externo é comum. Mas, enquanto na depressão a pessoa perde o interesse pelo mundo devido a um acontecimento real e traumático, como a morte de alguém, a perda do emprego, problemas familiares, doenças, separações e outros, na melancolia não há necessariamente a vivência de perda de algo real. Nela, o que tensiona é a vivência de esvaziamento de si mesmo que se renova a cada dia, diante de acontecimentos da vida, não necessariamente traumáticos, e até mesmo relativamente desconexos.[4] Na depressão, o desinteresse pelo mundo externo é um recurso psíquico de concentração de energia psíquica sobre si mesmo para se fortalecer e fazer o trabalho de reparação psíquica diante da perda. Na melancolia, o sentimento é o de que não há como recuperar o que foi perdido, posto que se trata da sensação de perda de parte do próprio eu.

De forma não exatamente inequívoca, podemos aproximar a visão psicanalítica da melancolia com a visão psiquiátrica atual da depressão, razão pela qual seguiremos uma linha de investigação teórica do texto freudiano referente à melancolia para, nos tópicos subsequentes, pensar a depressão. Ou seja, para a finalidade do nosso ensaio, faremos uma aproximação entre o que a psicanálise chama de melancolia e o que a medicina chama de depressão endógena.[1]

Começamos com a afirmação de que na melancolia ocorre a impossibilidade inconsciente de elaborar o luto decorrente de uma perda em tempos muito precoces. A principal questão psicodinâmica é uma fratura seguida de uma perda na constituição interna do eu, na relação eu-outro inaugurada na relação mãe-bebê. Encontraremos nos textos freudianos que a trama afetiva e estruturante subjacente na melancolia é a perda do objeto amado e a maciça identificação do eu com o objeto perdido. A manifestação depressiva expressa a dor da morte do outro e nela a própria morte do eu.[4]

Em *Luto e melancolia*, Freud discorre sobre a melancolia como uma patologia narcísica. Comparando-a com o luto normal, observa que são processos psíquicos decorrentes da perda de um objeto amado. Enquanto no luto há a perda de um ente querido ou de alguma coisa que ocupou um lugar de amor ou de importância na vida psíquica do eu, na melancolia aparentemente não se sabe quem ou o que foi perdido. A dor da perda surge independentemente de um acontecimento real, ou muito frouxamente ligada a alguma coisa da realidade externa.

O luto normal representa um processo no qual o eu lentamente retira a libido (ou energia psíquica) do objeto perdido, minuciosamente deslocando-a para si mesmo ou para outro objeto externo. É um processo longo e doloroso de separação e recuperação do eu e de outros objetos amorosos. Na melancolia não parece haver o aspecto factual observado no luto. Mesmo quando há uma perda factual, a pessoa sente uma dor que ultrapassa e muito o que seria esperado para tal perda, ficando suspensa em um vazio existencial, com uma sensação inominável de ausência de algo que não se sabe o que é. O objeto perdido teria, portanto, uma forte representação inconsciente.

Reforçando e complementando o que dissemos anteriormente, os sintomas mais frequentes da melancolia são: inibição psicomotora, desânimo, insônia, perda de apetite, perda de interesse pelo mundo, estreitamento do campo vivencial. Entretanto, Freud afirma que o principal sintoma se refere à perda da capacidade de amar: tanto a capacidade de amar ao outro quanto de amar a si mesmo. Na psicanálise, a capacidade de amar tem sua origem nas primeiras vivências de eu-outro, na vida infantil, no momento em que a criança começa a reconhecer o "outro" (ou traços do outro) com alguma distinção do reconhecimento de si, e tem nesse "outro" um investimento de energia psíquica.

Faremos aqui uma breve digressão e logo depois retornaremos à mesma linha de raciocínio com mais elementos teóricos sobre o processo psicodinâmico que estamos estudando. Na psicanálise, o eu é uma instância psíquica que representa uma unidade biológica e psíquica[3] de expressões físicas e mentais, conscientes ou inconscientes, que nos confere o sentimento de identidade.[5] O eu se constitui inicialmente na relação mãe-bebê e continua em processo psicológico que se mantém ao longo da infância, remodelando-se durante toda a vida nas relações eu-outro. Nessas relações ocorrem processos de ligação afetiva com o outro, ou de identificação com o outro, ou de desligamentos, por meio de mecanismos complexos que fogem ao escopo deste capítulo, mas que é importante ter em mente, pois são processos que fazem parte do desenvolvimento psíquico humano normal. As vicissitudes durante tais processos é que levam a subjetividades que podem se expressar como patologias. Um desses processos normais é chamado de narcisismo. Sob determinadas vicissitudes durante o desenvolvimento infantil, na fase do narcisismo, ocorrem as chamadas patologias narcísicas, entre as quais a depressão e a melancolia. Nas patologias narcísicas, o traço marcante e comum que queremos destacar é o excesso de investimento no eu[6] e o menor investimento no mundo externo, que leva a incerta capacidade de amar ao outro e, paradoxalmente, em determinados momentos e situações da vida, à sensação de enfraquecimento do eu.

Voltando à melancolia, o desinteresse pelo mundo externo que se observa é uma expressão da dificuldade de ligação afetiva. Entretanto, a energia que não vai para o mundo também não retorna ao sujeito para fortalecê-lo, como ocorre no luto normal. Na melancolia, a autoestima está diminuída, e à pessoa melancólica sobrevêm ideias de recriminação, ruína e desvalia que chegam a culminar no suicídio. Examinando o conteúdo das autoincriminações pelo método psicanalítico, Freud percebeu que as incriminações lançadas sobre o eu seriam as mesmas que anteriormente ao estado depressivo eram dirigidas a um objeto amoroso, a alguém amado e ausente na vida psíquica do sujeito. Posteriormente, tais críticas seriam deslocadas para o eu, quando julgado "culpado" pela perda desse objeto de amor.

Essas investigações de Freud levaram-no a postular que na base da melancolia haveria um conflito amoroso inconsciente. Um conflito nas relações primeiras, quando da própria origem dos lugares psíquicos do eu e do outro no psiquismo do bebê, que marcariam a construção da subjetividade melancólica e que recrudesceriam quando da instalação da melancolia ao longo da vida adulta. Freud descobre que esse conflito acontece em um momento muito precoce da vida infantil, em um momento em que o bebê ainda não tem suficientes recursos para lidar com a ausência da figura psíquica materna (que aqui, simplificadamente, chamaremos de objeto de amor). Diante da falha, da falta ou da perda prematura desse objeto de amor, a criança, para não o perder, faz primeiramente uma identificação narcísica com o objeto, incorporando-o a seu mundo psíquico como parte do eu. A manutenção da falta, falha ou insuficiência da figura materna vivenciada reiteradamente na realidade de vida do bebê passa então a ser vivenciada não como perda de um objeto amado, mas como perda de parte do eu.

Em outras palavras, Freud explica a melancolia como resultado de um processo psíquico em que o eu precoce sofreria uma perda na relação mãe-bebê. Uma parte do eu se identifica com o objeto inconsciente amado e perdido, e é vivenciada como perdida também. Por esse processo, postula que na melancolia a perda é em relação ao próprio eu e não só em relação a algo então ligado ao eu e que se perdeu, como observado nos processos de luto ou nos sintomas depressivos por diversos outros motivos.

Em mais uma digressão, e com a mesma finalidade da anterior, diremos agora que, no paradigma da psicanálise, o processo de construção da subjetividade como mundo interno não se restringe à constituição do eu, mas à constituição do conjunto de instâncias e elementos componentes da estrutura psíquica. Na chamada segunda tópica, Freud teoriza o aparelho psíquico como formado por três instâncias (isso, eu e supereu) que se relacionam entre si. Em decorrência desse funcionamento inconsciente, e voltando à questão da perda, opera-se outro fenômeno importante na psicodinâmica da melancolia pela atuação do supereu, como instância de julgamento e crítica. Na melancolia, o supereu recrimina e responsabiliza o eu pela perda do objeto de amor. No palco intrapsíquico, instaura-se uma perturbadora cena inconsciente do drama da perda de parte de si mesmo (identificado com o objeto de amor perdido) e a culpa por ter sido o próprio agente dessa perda. O conteúdo manifesto desse drama latente se expressa na permanente insatisfação do supereu com o eu.

Nas patologias narcísicas, como a melancolia, os mecanismos descritos se dão de modo exacerbado devido à condição ainda muito imatura do psiquismo do bebê. As condições aprioristicas para que a melancolia se instale decorrem, portanto, da imaturidade psíquica própria dos primeiros anos de vida do bebê diante de situações de vida de perda, de abandono, de insuficiência de cuidados, de cuidados não suficientemente amorosos. Essa vivência constitui uma matriz intrapsíquica que atua na vida adulta como um modo subjetivo de ser e estar no mundo característico da subjetividade depressiva. Diante de frustrações afetivas na vida real, a vivência não é somente de uma falta em ter, mas de uma falta em ser, desencadeando a patologia.

Esse funcionamento subjetivo participa do suicídio, que, intrapsiquicamente, comete um triplo assassinato: do objeto de amor que realizou o abandono do eu, do eu identificado com esse objeto e do eu culpado por essa perda. Na autopunição, e na própria morte, vinga-se da perda original, mata-se o eu e morre junto o objeto amado perdido. "Todos" os envolvidos no drama psíquico recebem punição. Objetivamente, não se alimentar, não permitir o sono, não se cuidar, não se relacionar com o mundo, não amar, são formas de atacar o eu e levá-lo à aniquilação. O eu empobrecido não consegue reagir e concentrar energias para se defender de si mesmo. Ou seja, não há para onde fugir, restando apenas a calma espera da morte. O fim que se aproxima não causa mais dor que a dor de viver.

Tópico 3: ASPECTOS DA CULTURA CONTEMPORÂNEA IMPLICADOS NA SUBJETIVIDADE DEPRESSIVA: TEMPOS HIPER-REATIVOS: EXCESSO DE "EU" E FALTA DE "OUTRO"

Mudamos agora nosso foco de reflexão dos fenômenos psíquicos para alguns fenômenos psicoculturais da contemporaneidade que modelam as manifestações depressivas.

Os tempos hipermodernos da atualidade,[7] em uma visão psicocultural, são tempos de dificuldades nas relações humanas, se não decorrentes, pelo menos muito marcadas por duas constelações culturais: a cultura do narcisismo e a cultura da interatividade tecnológica. Ambas modelam comportamentos individuais e coletivos que estão implicados na construção de diversos modos subjetivos de ser, incluindo os que retratam a depressão.

A contemporaneidade é vista como tempos de excessos de modernidade.[5,7-12] A "supermodernidade" a que os autores se referem seria a do excesso de informações, excesso de atividades, excesso de tecnologia.[7] No aspecto relacional, o eu desponta como protagonista maior, restando o outro na condição de coadjuvante. A presença do outro é vivenciada predominantemente na condição de excesso de "outro-informação", com quem se mantém extenso contato em ambiente virtual. Em contraposição, tais excessos se dão em meio à falta de tempo, de interioridade e de relacionamentos profundos. Esses excessos levam à diminuição das relações presenciais e intersubjetivas, pela substituição destas pela interatividade tecnológica. A cultura da interatividade tecnológica caracteriza-se pela construção das subjetividades por meio de narrativas nas mídias sociais, que realizam a proximidade virtual entre as pessoas e o distanciamento real na relação eu-outro. No tempo da quantidade e da velocidade, tudo passa rápido, de forma superficial, sem construir vínculos duradouros. Incerteza, insegurança, ansiedade e depressão são sintomas coletivos associados.

O cenário cibernético-informacional, ao reduzir drasticamente o contato presencial, também reduz trocas comunicacionais mais efetivas e de caráter mais afetivo, opacificando subjetividades. A atitude de isolamento em si mesmo e de refúgio atrás da tela tecnológica provoca o sentimento de solidão cada vez mais frequente entre nós.[10] Há nesse funcionamento social um esgarçamento, no que Coelho (2004) chama de intersubjetividade interpessoal.[13] Esta se define como a experiência intersubjetiva, vivida simultaneamente por vários "eus", ou por várias "mentes", como experiência de compartilhamento, de testemunho, de reconhecimento e de complementaridade. A intersubjetividade interpessoal está dramaticamente abalada, pois só se realiza efetivamente nos encontros presenciais. Nos contatos virtuais, faltam os elementos linguísticos e relacionais mais importantes da comunicação humana, que são seus sinais não verbais e suas expressões emocionais.[14]

Tomando por referência os estudos de Habermas (2000), a realidade, compartilhada em um encontro de carne e osso, envolve atenção conjunta a objetos de referência e à comunicação dentro de um domínio linguístico comum na forma de expressões, palavras e gestos que ganham sentido na própria relação.[12] As interpretações, as inferências sobre intenções e sentimentos e a capacidade de entender uns aos outros se dá no encontro em que a interposição tecnológica tem caráter secundário diante da complexidade e da riqueza comunicacional do contato entre as pessoas. O suporte social ficaria bastante reduzido na ausência ou escassez de relações ricas de sentido intersubjetivo.

Outro aspecto que compromete a dimensão do suporte social, também prevalente na cultura do narcisismo, é a redução do outro ao seu uso instrumental. Segundo esse mesmo autor, a dificuldade do encontro do eu e o outro vem se manifestando desde a modernidade, pela prática do uso instrumental das pessoas nas relações humanas. Nessa condição, o outro é visto como meio ou como instrumento que serve aos propósitos do eu, destituindo-se a dimensão ética do encontro entre as pessoas e esvaziando seu sentido intersubjetivo. Nessa linha de análise, a cultura do narcisismo nos mostraria outra paisagem cultural, não menos desalmada. O rearranjo psicocultural da contemporaneidade passou do caráter individualista para o caráter narcísico com uma intensidade jamais vista. As pessoas, cada vez mais voltadas para si mesmas e suas singularidades, não mais se identificam com a humanidade e com a busca de um mundo melhor para o humano comum a todos. Na perspectiva narcísica de ser, interessa-se por si mesmo ou no máximo pelas lutas pelos interesses de grupos com os quais o eu se identifica por traços de sua singularidade (sexuais, raciais, culturais, políticos, religiosos etc.). O comum a todos que nos aproxima e nos torna semelhantes em nossa condição humana perdeu sentido, e o que vale é o diverso que se pretende superior em uma "ideologia" ou outra, em um "coletivo" ou outro, em uma "luta" ou outra, em uma "causa" ou outra, e a todo custo.

A cultura do narcisismo se caracteriza pela hipertrofia do eu, desconfiança do outro, disputa pela imposição de vontades e valores, desejo de se destacar como diferente e superior ao outro.[15] Decorrem dessas posturas subjetivas conflitos constantes entre as pessoas por todo e qualquer motivo que seja interpretado como uma afronta ao seu modo de pensar e agir.

Exibicionismo e espetacularização da vida estão na ordem do dia do narcisista como forma de enaltecimento de sua imagem e glamorização de sua vida. Observa-se esse comportamento principalmente nas mídias sociais, em que cenas do cotidiano são postadas como se fossem acontecimentos extraordinários.

O fenômeno narcísico se revela em pessoas fascinadas pela imagem de si mesmas, de seus corpos, de sua inteligência, de sua posição social e de vários outros atributos considerados invejáveis. Pessoas direcionadas por interesses egoístas, pela busca de prazer e sucesso o tempo todo, sem consideração pelo outro. Não havendo espaço para a alteridade, perdeu-se o interesse legítimo pelo outro que pensa, sente e é diferente do eu. Os mais ou menos iguais se juntam, se defendem e atacam os tidos como diferentes, cada qual em sua trincheira de grupos nas mídias sociais.

Nesse contexto, a intersubjetividade, como forma de relação em que as pessoas produzem significados a partir do encontro de mundos subjetivos diferentes e enriquecedores entre si, despedaçou-se. E, quando as relações humanas perdem essa qualidade comunicacional e vivencial, emerge a violência. Dificuldades ou impossibilidades de convivência decorrentes da conduta narcisista, ou da interposição tecnológica, enfraquecem vínculos afetivos, geram conflitos, levam à ausência de referências confiáveis, e por fim chegam ao colapso ético nas relações interpessoais e sociais. O comportamento narcísico custa um profundo enfraquecimento sentimental na relação eu-outro, compensado por uma hiperatividade emocional vazia que se esgota depois de algumas postagens e algumas "curtidas" de seguidores nas mídias sociais.

Um ambiente assim conduz ao desamparo existencial, e fornece texto e subtexto para, em conjunção com as predisposições e histórias de vida das pessoas, fazer da depressão o mal da contemporaneidade.

Tópico 4: Aproximações entre dimensões individuais e coletivas: espelhamentos da cultura contemporânea nos fenômenos depressivos

Aproximando nosso olhar do fenômeno da depressão dentro do contexto da cultura narcísica dos tempos atuais, uma construção possível se refere à centralidade do eu em ambas as dimensões, no indivíduo e no coletivo.

A centralidade do eu na vida coletiva, assim como a busca por uma imagem de perfeição egoica, expressam-se exaustivamente no cotidiano da cultura narcísica. Exemplo dessa afirmação pode ser observado no comportamento das pessoas nas redes sociais. Utilizam-se tais espaços como palcos para o espetáculo imagético de suas vidas, exaltando individualismo e narcisismo elevados ao extremo.[16] O culto à própria imagem e a necessidade de exibir aos outros uma felicidade muitas vezes forjada, além do tempo absurdo dedicado a tais atividades, evidenciam a primazia e o encantamento do eu sobre outros interesses e outras formas de estar no mundo e nele conviver com a alteridade. O outro aparece aqui com a função de espectador do espetáculo do eu, o que talvez responda, em parte, à superficialidade com que as interações se processam nas redes sociais. O alcance de uma plateia cujas ramificações são tantas a ponto de se tornar uma vastidão de olhares anônimos e distantes pode até ser considerado um grande feito narcísico, prazeroso e invejável. Mas é um prazer efêmero. A imagem compartilhada rapidamente se esvai e é superada pela profusão de outras imagens em seu lugar, uma imagem substituindo a outra. A tentativa de estar sempre presente, ou manter uma existência constantemente renovada nas redes, gera ansiedade, compulsão e esgotamento.

Por outro lado, ao mesmo tempo que o eu está hipertrofiado em relação ao outro, nos meandros mais íntimos da vida psíquica, a fragilidade do eu é uma sombra da cultura que se espelha na depressão, e vice-versa. Na depressão, as perdas sofridas no mundo fazem o sujeito dirigir seu interesse para si mesmo como forma de tentar uma reparação em sua imagem egoica. Nos casos mais graves de depressão, que neste texto aproximamos da teoria psicanalítica da melancolia, ocorre a recrudescência de uma trama de perdas intrassubjetivas que provoca no sujeito a percepção de vazio e de falta de energia para se relacionar com o mundo. Em ambas as situações, o eu empobrecido é o centro da problemática, que se expressa em menor força de ligação com o outro e com o mundo externo. A natureza intrínseca do fenômeno depressivo revela a perda de algo que tem valor na identidade da pessoa. Pode ser a perda de algo que confere apreço à imagem egoica, provocando um abalo na imagem idealizada do eu; ou pode ser o retorno à experiência de perda de si mesmo, provocando um abalo do eu no mundo. Em um mundo que cria moldes para que o eu se manifeste por meio de imagens nutridas de ilusões, a possibilidade de essas subjetividades se consubstanciarem em sintomas e doenças está favorecida. O crescente número de manifestações de espectros depressivos de diferentes níveis de gravidade revela a vulnerabilidade e a fraqueza do eu aumentadas em face da realidade da vida e suas exigências.

As marcas da interposição tecnológica também se fariam presentes sobre o viver depressivo em outro recorte analítico. A revolução tecnológica criou muitas interfaces comunicacionais que nos bombardeiam com milhares de informações todos os dias. É fantástico e viciante acessar a qualquer momento, de qualquer lugar, ou mesmo em tempo real, informações sobre tudo o que existe no mundo. Por outro lado, volume, velocidade e superficialidade nos fazem ter a sensação de que a todo momento estamos perdendo alguma coisa, ou de que poderíamos estar vendo, teclando, fazendo outra coisa ainda mais interessante. A sensação de se estar perdendo alguma coisa a todo momento, ou de se estar sob a ameaça de perder algo, é comum, experimentada também como insatisfação, angústia, insegurança, ansiedade e depressão.[17]

Ao mesmo tempo que a tecnologia facilita nossa vida, gera uma forte pressão em termos de rapidez e rendimento, levando a problemas de estresse e ansiedade.[18] Perceber-se incapaz de atender a demandas e exigências próprias ou de outras pessoas causa sentimentos de insuficiência, incompetência e desvalia que abalam a imagem do eu valorizada pela cultura (e por ele mesmo) como projeção de uma imagem de sucesso. A possibilidade de todos vivenciarmos frustrações dessa natureza que levam a sentimentos e sintomas depressivos é uma realidade da vida moderna.

Aqui vale outra digressão. É claro que o livre e farto acesso à informação e à comunicação entre as pessoas é um inquestionável avanço da humanidade. Nunca estivemos tão conectados uns aos outros, já que quase não existem mais barreiras de comunicação cibernética, o que potencializa imenso desenvolvimento humano e social. A questão que se coloca é que, por outro lado, a impressão subjetiva e a experiência objetiva é de que estamos bem distantes uns dos outros. O excesso do "outro-informação", que as mídias sociais propiciam, cria a ilusão de estar junto, entretanto o encapsulamento narcísico na vida em sociedade dificulta encontros humanos mais frequentes e significativos.

Aqui temos mais uma possível construção sobre o fenômeno da depressão no contexto da cultura narcísica: o enfraquecimento da relação eu-outro em termos afetivos e amorosos. O individualismo estimulado pelo modo de ser coletivo empurra cada um de nós para um abismo de isolamento e solidão que fortalece a subjetividade depressiva. As dificuldades relacionais da vida moderna descritas anteriormente impactam aqui de modo particularmente doloroso, pois ganham um sentido mais forte, considerando a psicodinâmica da subjetividade depressiva construída ao longo de uma história de vida.

Nos espectros depressivos mais graves, o outro que se faz ausente, fraco e inoperante na cultura do narcisismo se reveste da sombra do outro enquanto objeto de amor irremediavelmente perdido com traços de dor do desamparo, da desesperança e da morte.

TÓPICO 5: ALGUNS CAMINHOS REFLEXIVOS PARA LIDAR COM A SUBJETIVIDADE DEPRESSIVA: HÁ LUZ DO OUTRO LADO DA BOLHA NARCÍSICA

A cultura em que vivemos é matriz na qual se realiza a vida humana, vida humana que cria a cultura. Entendemos que a cultura é produto e produtora de subjetividades, e que as mentes humanas, em dimensão consciente e inconsciente, estão envolvidas nessa contínua elaboração de si mesmas e da humanidade.

Por esse ponto de vista, finalizaremos este capítulo com algumas palavras sobre o cuidar das pessoas com depressão dentro de uma visão psicodinâmica e psicocultural. Não abordaremos, tampouco aprofundaremos, qualquer perspectiva psicoterápica. Contudo, é importante registrar que o tratamento psíquico é fundamental. A escolha do tratamento deve levar em conta necessidades, possibilidades e expectativas terapêuticas, assim como as subjetividades dos pacientes. Nossa intenção aqui se limita a apontar alguns possíveis caminhos a pensar para uma abordagem psicocultural do problema, tendo em vista as pontes reflexivas entre manifestações depressivas e cultura contemporânea que construímos ao longo deste texto.

Entendemos que a mente humana, na visão psicanalítica, constitui-se em processo psicológico contínuo na relação com o outro, desde o nascimento, ao longo da infância, e se remodelando durante toda a vida nas relações humanas. Por meio de complexos e vários mecanismos, a mente produz a identidade e os modelos relacionais do eu com o outro.[19-20] A subjetividade, pensada como mundo interno em relação com o mundo externo, origina-se dentro de um universo simbólico compartilhado desde o início na presença do outro.

No campo da subjetividade, a ação sobre a mente humana se dá pela linguagem, por meio da compreensão e da força terapêutica da palavra investida de afeto e produtora de sentidos, que se consubstancia na relação intersubjetiva, em que ganha poder transformador. Nossa pré-história, nosso começo de vida, nossa história e nossa morte estão ancorados em uma existência testemunhada pelo outro.

Vimos que na base das expressões depressivas de maior gravidade há uma história de vazio existencial e de ausência de uma figura amorosa constitutiva do eu. O eu que sofre da perda de um pedaço de si quando da perda de quem amava. Sua reconstrução será um caminho psicoterápico feito de cuidadosas rememorações lapidadas uma a uma na elaboração psíquica que cria outras possibilidades de ligação amorosa. Freud dizia que muitas vezes o caminho terapêutico pode se dar em uma relação de amor, e que inclusive os pacientes o prefeririam à psicanálise... Infelizmente, e especialmente nos tempos atuais, não é tão frequente assim que as pessoas encontrem parceiros amorosos com os quais possam realizar todo esse trabalho de reconstituição de objetos amorosos, por isso costuma ser mais fácil e eficiente fazer psicoterapia.

Ainda assim, havemos de considerar que relações de boa qualidade afetiva constituem um caminho relevante no cuidado às pessoas. Uma rede de apoio formada por amigos e familiares, além de ser essencial na terapêutica, também é um fator protetor contra o desenvolvimento de transtornos mentais de modo geral e em particular da depressão.[21] Mais do que suporte social, a convivência entre pessoas que estabelecem laços de afeto, respeito e simpatia ajuda na ressignificação de vivências de sofrimento.

Nessas relações mais próximas, constantes e capazes de produzir novos sentidos para as experiências vividas no passado, e significados para as que estão sendo vividas no presente, as pessoas fortalecem não a imagem de si, tantas vezes mera fantasia tecnológica para postar, exibir e esquecer, mas a própria tessitura psíquica do eu. Tais experiências renovam possibilidades subjetivas de construção da identidade na vida em sociedade.

Ao encontro dessas ideias, podemos inclusive mudar de perspectiva teórica, e encontraremos no pensamento sociológico e filosófico de Giddens (2002) e Levinàs (2009) postulados que as corroboram.

Em uma perspectiva sociológica, o eu tem a propriedade da identidade, enquanto conjunto de signos, referências culturais, marcas históricas, caracteres físicos, sociais e psíquicos que o definem como ser humano. Na contemporaneidade, a identidade do eu, ou a autoidentidade, resulta não só da pluralidade de traços do indivíduo, mas da ação consciente de sustentação de uma narrativa sobre si mesmo que estaria fortemente marcada pelas características da cultura. Sendo assim, a autoidentidade seria passível de questionamento, reflexão e transformação.[22] A identidade do eu se dá em um processo de individuação que dura a história de uma vida toda, por meio de atividade reflexiva sobre a realidade objetiva construída por meio de relações com os outros, na qual o eu se conhece e se reconhece continuamente.[23]

Note-se que essa perspectiva nos traz um elemento fundamental para a construção de outros caminhos do cuidar: a reflexão, ou o pensar sobre si mesmo no mundo como forma de se transformar. Por esse caminho, acreditamos que um maior contato consigo mesmo possa ter um efeito fortalecedor quando se dá de modo compreensivo e acolhedor para consigo mesmo. Acolher a si mesmo não deve ser confundido com acomodar-se em uma condição de fraqueza pessoal ou social, atitude frequentemente utilizada nos tempos atuais como forma narcísica de obter vantagens em relações instrumentais. Trata-se de uma atitude mais amorosa para consigo que relativiza o ideal narcísico de si, e se vê de forma menos ressentida consigo mesmo por ser a pessoa que se é. Ser a pessoa que se é, sem subterfúgios, sem retoques, sem medo de não ser bom o suficiente, ou de não ser digno de ser amado e admirado, é um exercício contínuo de autoconhecimento. Ver a si mesmo de forma amorosa é diferente de ver a si mesmo por meio de uma lente narcísica que só quer ver perfeição, pois muda o foco da câmera para outras paisagens do eu no mundo, abrindo outras potencialidades de vida. Ser uma pessoa que respeita a si mesmo e à sua trajetória de vida como pessoa que tem virtudes, defeitos e esperanças pode ser uma boa rota de fuga do aprisionamento do eu em um personagem petrificado que sofre de sua natureza humana.

Essa atitude para consigo mesmo leva a mudanças de atitude para com o outro e para com o mundo, que resulta na construção de um lugar melhor para o eu, começando dentro de si mesmo e depois se estendendo no mundo. Envolve construir novos lugares para o outro dentro de um mundo reconfigurado, em que a relação com o outro possa ser mais honesta e duradoura, pois se realiza no encontro de pessoas que sabem do seu legítimo valor, nem para mais, nem para menos. Lugares em que o eu possa se sentir seguro sendo quem é, sem confundir sua experiência de ser com as máscaras que por vezes quer ou precisa usar para a vida social.

Saber-se quem é e quais são seus limites é um dos caminhos para uma relação mais equilibrada consigo mesmo, com o outro e com o mundo. Diferenciar o que pertence ao eu e o que pertence ao outro permite o reconhecimento dos nossos limites e daquilo que podemos ou não mudar. Decorre dessa consciência, juntamente com as experiências relacionais de boa qualidade, a capacidade de dizer não ao que não nos serve mais, não às ideias que não condizem mais com nossos ideais, não às vontades impostas sobre nossa ignorância sobre nós mesmos, não à vã opinião de quem tem mais seguidores ou curtidas nas redes sociais. Poder dizer não aos discursos que definitivamente não representam nossa subjetividade nos liberta de um mundo contemporâneo cheio de fantoches.

TÓPICO 6: *LINKS* ÚTEIS

Como acreditamos que o atendimento profissional é extremamente importante nas questões relacionadas à saúde mental, listamos a seguir algumas instituições em São Paulo que oferecem atendimento psicológico gratuito ou a valores acessíveis à população.

Centro de Psicologia Aplicada UNIP

Rua Apeninos, 595 – Aclimação | (11) 3341-4250

https://www.unip.br/presencial/universidade/clinicas.aspx.

Atendimento Psicológico Mackenzie

Rua Piauí, 181 – 2º andar – Higienópolis | (11) 2114-8342

ccbs.clinicapsicologica@mackenzie.br

Atendimento Psicológico Paróquia São Luís Gonzaga

Av. Paulista, 2378 – Cerqueira César | (11) 3231-5954

http://www.saoluis.org.br/

Clínica de Psicologia da Universidade Cruzeiro do Sul – Núcleo de Estudo e Atendimento Psicológico (NEAP)

Rua Galvão Bueno, 724 – Liberdade | (11) 2297-4442

https://www.cruzeirodosul.edu.br/noticias/atendimento-psicologico-de-qualidade-aqui-voce-encontra

Clínica de Psicologia UNIB – Universidade Ibirapuera

Avenida Interlagos, 1329 – Interlagos | (11) 5694-7961

https://www.ibirapuera.br/clinica-de-psicologia/

Clínica Psicológica do Instituto Sedes Sapientae

Rua Ministro Godói, 1484 – Perdizes | (11) 3866-2735

https://sedes.org.br/site/clinica-psicologica/

Serviço de Aconselhamento Psicológico (SAP)

Avenida Professor Mello de Morais, 1721 – Bloco D – Cidade Universitária | (11) 3091-5015

http://www.ip.usp.br/site/sap/ | aconpsi@usp.br

Clínica de Psicologia – Uniban Maria Cândida

Rua Maria Cândida, 1813 – Vila Guilherme | (11) 2967-9035 ou 2967-9031

https://www.anhanguera.com/graduacao/localidades/universidade-anhanguera-de-sao -paulo-unidade-maria-candida.php

Clínica de Psicologia FMU – Campus Santo Amaro

Avenida Santo Amaro, 1239 – Vila Nova Conceição | (11) 3346-6217 ou 3346-6216

https://portal.fmu.br/servicos/psicologia/ | ciecs@fmu.br

PAES – Programa de Atendimento e de Estudos de Somatização

Rua Pedro de Toledo, 214 – Vila Clementino | (11) 5081-3825

http://www.dpsiq.sites.unifesp.br/d/paes/

PAN – Programa de Atendimento Neuropsicogeriátrico

Rua Borges Lagoa, 570 – Vila Clementino | (11) 5576-4991

http://www.dpsiq.sites.unifesp.br/d/pan/pan/

PROPISC – Programa de Psicoterapia

Rua Coronel Lisboa, 969 – Vila Clementino | (11) 5904-3961

http://www.dpsiq.sites.unifesp.br/d/propsic/contato/

Centro de Psicologia Aplicada (CENPA) – Universidade São Judas Tadeu

Rua Marcial, 45 – Mooca | (11) 2799-1831

https://www.usjt.br/proex/comunidade/cenpa.php | cenpa@usjt.br

Clínica de Psicologia da Uniban

Avenida dos Autonomistas, 1325 – Osasco | (11) 3699-9047

https://www.anhanguera.com/graduacao/localidades/universidade-anhanguera-de-sao -Paulo-Unidade-Osasco.php

REFERÊNCIAS

1. Kaplan H, Sadock B, Grebb J. Compêndio de psiquiatria: ciência do comportamento e psiquiatria clínica. 9. ed. Porto Alegre: Artes Médicas; 2007.

2. Jaspers K. Psicopatologia geral. São Paulo: Atheneu; 1991.

3. Freud S. Luto e melancolia. In: Edição standard brasileira das obras psicológicas completas de Sigmund Freud. Rio de Janeiro: Imago; 1996.p. 245-266.

4. Laplanche J, Pontalis J, Tamem, P, editor. Vocabulário de psicanálise. São Paulo: Martins Fontes; 1988.

5. Costa JF. O vestígio e a aura: corpo e consumismo na moral do espetáculo. Rio de Janeiro. 2004.

6. Mendes ED. Melancolia e depressão: um estudo psicanalítico; 2014;30(4), 423-431. Disponível em: https://doi.org/10.1590/S0102-37722014000400007.

7. Augé M. Não lugares: introdução a uma antropologia da supermodernidade. Campinas: Papirus; 2005.

8. Lyotard J. A condição pós-moderna. Rio de Janeiro: José Olympio; 2002.

9. Lipovetsky G. Os tempos hipermodernos. São Paulo: Barcarolla; 2004.

10. Ramos MBJ. Narcisismo e depressão: um ensaio sobre a desilusão. Estudos de Psicanálise 2010;(34)71-78. Disponível em: http://www.cbp.org.br/narcisismodepressaoensaio.pdf.

11. Hobsbawm E. Era dos extremos. 2th ed. São Paulo: Companhia das Letras; 1995.

12. Habermas J. O discurso filosófico da modernidade. São Paulo: Martins Fontes; 2000.

13. Coelho Jr E, Figueiredo L. Figuras da intersubjetividade na constituição subjetiva: dimensões da alteridade. Interações; 2004.

14. Birman J. O mal-estar na modernidade e a psicanálise: a psicanálise à prova do social. Physis: Revista de Saúde Coletiva 2005;15(Suppl):203-224. Disponível em: https://doi.org/10.1590/S0103-73312005000300010.

15. Lash C. O mínimo eu: sobrevivência psíquica em tempos difíceis. São Paulo: Brasiliense; 1987.

16. Rosen LD, Whalin K, Rab S, Carrier LM, Cheever NA. Is Facebook creating "iDisorders"? The link between clinical symptoms of psychiatric disorders and technology use, attitudes and anxiety. Comput Hum Behav 2013 May; 29, 3, 1243-1254. DOI=http://dx.doi.org/10.1016/j.chb.2012.11.012.

17. Young K, Abreu C. Dependência de Internet: manual e guia de avaliação e tratamento. Porto Alegre: Artmed; 2011.

18. Rossi A, Meurs J, Perrewé, P. Stress e qualidade de vida no trabalho: stress interpessoal e ocupacional. São Paulo: Atlas; 2015.

19. Freud S. Introdução ao narcisismo (Standard brasileira). Rio de Janeiro: Imago; 1914.

20. Freud, S. O ego e o id (Standard brasileira). Rio de Janeiro: Imago; 1923.

21. Brusamarello T, Guimarães AN, Labronici LM, Mazza VA, Maftum, MA. Redes sociais de apoio de pessoas com transtornos mentais e familiares. Texto contexto – enferm. 20(1):33-40. Disponível em: http://www.scielo.br/scielo.php?script=sci_arttext&pid=S0104-07072011000100004&lng=en. http://dx.doi.org/10.1590/S0104-07072011000100004.

22. Giddens, A. Modernidade e identidade. Rio de Janeiro: Zahar; 2002.

23. Levinás, E. Entre nós: ensaios sobre a alteridade. Petrópolis: Vozes; 2009.

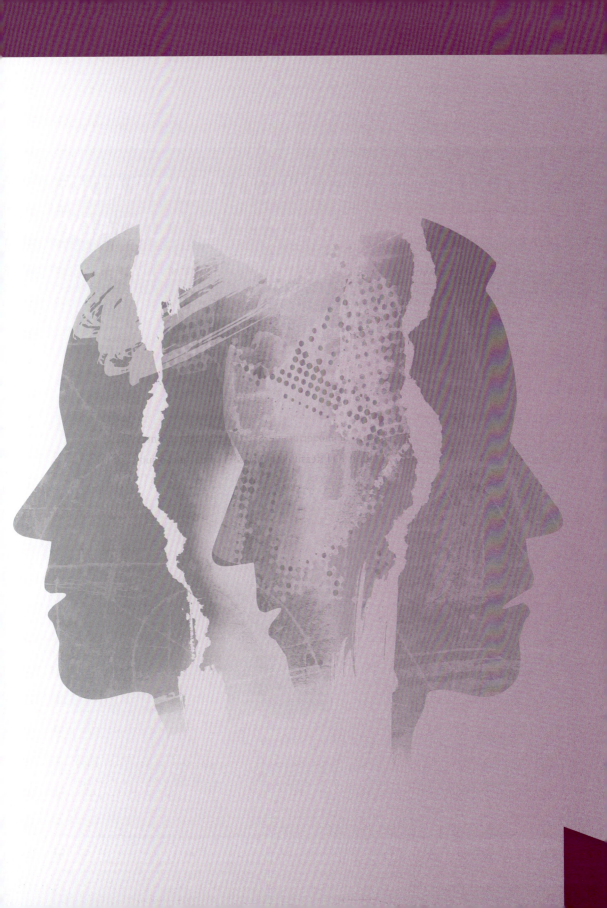

Capítulo 4

O MÉTODO CLÍNICO CENTRADO NA PESSOA (MCCP) E O CUIDADO À PESSOA COM DEPRESSÃO

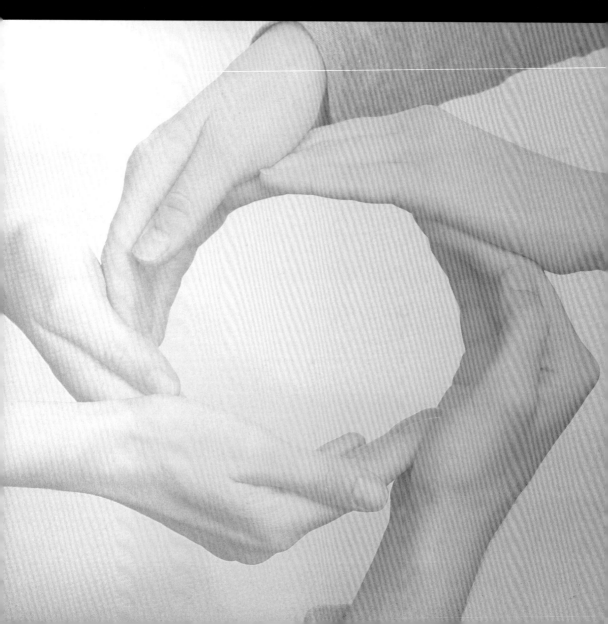

Bruno Ibrahim Furlan Ayoub
Cinthia Alves Sandim
Cintia Maria Camargo
Maria Cristina Reis Souza
Marcelo dos Santos Sampaio

Objetivos do capítulo:

1. Descrever o método clínico centrado na pessoa, seus componentes e seu uso na prática clínica relacionada ao cuidado às pessoas com transtornos depressivos.

2. Apresentar conceitos e aspectos relacionados ao uso dessa tecnologia.

3. Exemplificar como o método clínico centrado na pessoa é utilizado no atendimento à pessoa com depressão.

Tempo
20 minutos
de leitura

Tópico 1: Importância do tema

A Organização Mundial da Saúde (OMS), definindo a promoção da saúde como *"o processo de habilitar pessoas a assumir o controle de sua saúde e melhorá-la"*, nos conduz ao empoderamento dos indivíduos, colocando-os como centro da atenção, e nos faz compreender a importância do método clínico centrado na pessoa durante a prática clínica.[1]

Sendo o ser humano uma totalidade biopsicossocioespiritual, seu estado de saúde é inseparável da integração entre essas dimensões. Viver em boa saúde remete à preservação da autonomia do indivíduo singular e integrado em face das contingências vivenciadas pela pessoa como sujeito social, necessitando que se levem em consideração as conexões e inter-relações dos fatores que afetam a saúde humana como um todo.

Entende-se, portanto, que por meio do uso do método clínico centrado na pessoa na prática clínica é possível que o paciente seja protagonista de sua própria saúde, participando ativamente na condução de seu tratamento, após a definição das prioridades em conjunto com o médico.[2]

Em 2007, em uma série de artigos denominada *Global Mental Health* (GMH), publicados na revista britânica *The Lancet,* demonstrou-se que muitas pessoas com transtornos mentais não recebem tratamento adequado ou não recebem diagnósticos – *gap* ou hiato terapêutico (*mental health gap*) –, e que a média global de *gap* de tratamento para esquizofrenia é estimada em 32,2 e em 56% para depressão.[3] Após a compreensão da magnitude da depressão na APS e da importância do MCCP, e sabendo que a Organização Mundial da Saúde prevê que, em 2020, a depressão deve ser a segunda mais importante causa de incapacidade, depois das doenças isquêmicas cardíacas, percebe-se a necessidade de ampliação desse conhecimento e de investimento em saúde pública de qualidade, humanizada e centrada na pessoa.[3]

Tópico 2: Conceitos e definições sobre o MCCP

O MCCP foi desenvolvido a partir dos estudos de Ian McWhinney e Moira Stewart, do Canadá, e Joseph Levenstein, da África do Sul, sobre os atendimentos médicos e os motivos que levavam as pessoas a buscar atendimento. É um tema de grande importância, pois relaciona a qualidade do atendimento dado ao paciente aos custos reduzidos da maior eficiência conseguida pela comunicação e cuidado personalizado.[4]

A compreensão do paciente é a chave do entendimento para fazer diagnósticos e condutas corretas a fim de melhorar sempre a qualidade de vida daquele indivíduo.[5]

Esse método atenta para as particularidades de cada pessoa, valorizando todas as suas esferas existenciais, pois a abordagem se dá por meio de comunicação efetiva e motivação para mudanças que contribuem para seu melhor prognóstico.[5]

É essencial estabelecer uma relação de confiança entre médico e paciente, pois este participará ativamente de seu processo saúde-doença, tomando decisões partilhadas, entendíveis, individualizadas e éticas, buscando as melhores evidências que caibam a cada caso.[5]

Em estudo controlado randomizado com 509 pacientes atendidos por médicos de família e clínicos gerais, durante um ano, obteve-se como resultado uma quantidade média maior de cuidados centrados no paciente, que reduziu significativamente o número de visitas e a necessidade de cuidados especiais, além de hospitalizações menos frequentes e menos exames laboratoriais. Isso contribui para diminuir o impacto dos custos para o serviço de saúde.[6]

A Política Nacional de Atenção Básica (PNAB), de 2012, reforça a importância da atenção primária à saúde para o desenvolvimento da promoção e proteção à saúde, prevenção de agravos, o diagnóstico, o tratamento, a reabilitação, a redução de danos e a manutenção da saúde com o objetivo de desenvolver uma atenção integral que impacte na situação de saúde e autonomia das pessoas. Tudo isso sendo feito por meio da humanização e do vínculo, considerando o sujeito em sua singularidade e inserção sociocultural.[7]

Para ser centrado na pessoa, o médico precisa ser capaz de mudar valores e estar preparado para novos direcionamentos que a relação médico-paciente pode assumir. A subjetividade em relação às pessoas produz maior sensibilidade ao sofrimento humano e se equilibra com o cuidado objetivo.[8]

Nesse contexto, têm-se os quatro componentes norteadores do método clínico centrado na pessoa, descritos a seguir:[8]

Explorando a saúde, a doença e a experiência da doença: a meta desse componente é explorar a doença e a percepção da pessoa em relação ao que ela entende sobre si mesma dentro desse processo saúde-doença. Além de toda a objetividade da anamnese e do exame físico, o médico busca compreender seus sentimentos sobre as experiências que a doença causa na vida da pessoa e o que espera de seu médico.[8]

Entendendo a pessoa como um todo: esse componente integra esses conceitos, pois envolve o entendimento sobre a história de vida da pessoa, seu ciclo de vida e meio em que vive.[8]

Elaborando um plano conjunto de manejo dos problemas: tem por foco três áreas-chave: a definição do problema, o estabelecimento de metas de tratamento e a identificação dos papéis a serem assumidos pela pessoa e pelo médico.[8]

Intensificando a relação entre a pessoa e o médico: é preciso habilidade prática para ter sabedoria ao compartilhar o poder na relação médico-paciente, além de empatia e esperança, que são fundamentais para os aspectos inconscientes da relação, como transferência e contratransferência.[8]

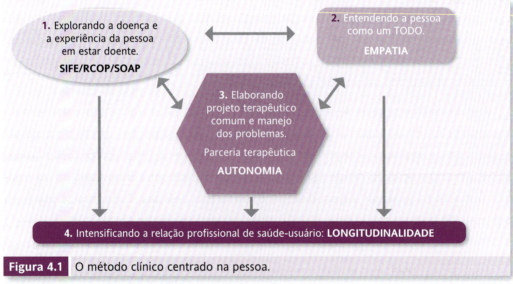

Figura 4.1 O método clínico centrado na pessoa.

Fonte: Tratado de medicina de família e comunidade. 2. ed.

Tópico 3: Repercussões/consequências do uso dessa tecnologia na assistência na APS no Brasil e no mundo para a qualidade do cuidado e para a integralidade

Caso clínico exemplificando o uso prático do MCCP:

1. **Base de dados**
    - **Identificação:** Joana, sexo feminino, 22 anos, negra, solteira, estudante de curso de graduação.

Reside no bairro do Catumbi-RJ, próximo ao morro da Mineira. O núcleo familiar é formado pelo pai, 51 anos; mãe, 50 anos, do lar, e seu irmão de 17 anos, estudante. Relação próxima e amiga com o irmão e a mãe, e relacionamento complexo com o pai.

◤ Antecedentes

- ◤ **pessoais:** nega etilismo, tabagismo ou uso de drogas;

- ◤ **epidemiológicos:** negativos;

- ◤ **familiares:** pai com HAS. Mãe com HAS e DM.

2. **Notas de evolução**

◤ SOAP

- ◤ **S (subjetivo) I Motivo da consulta:** procura atendimento com queixa de choro fácil, insônia, dificuldade nos estudos. Iniciou discurso coerente, com foco em queixas relacionadas a história de racismo sofrido na instituição em que estuda.

◤ SIFE

- ◤ **S (sentimento):** segundo ela, o pai não acreditava que ela pudesse conseguir aprovação em faculdade pública e mantém cobrança constante em relação a seu desempenho nos estudos, pois "gente preta tem que trabalhar muito e ser melhor em tudo". Diz que o ambiente universitário é racista e que já foi vítima de brincadeiras devido a seus cabelos em estilo africano. Sentindo-se oprimida, queixa-se de dormir e acordar cansada.

- ◤ **I (ideias):** acha que tais sensações provavelmente foram desencadeadas pelo estresse domiciliar que passa com o pai.

- ◤ **F (funções):** está distante dos amigos e preocupada com seu rendimento nas disciplinas.

- ◤ **E (expectativas):** acredita que com a ajuda terá condições de se cuidar melhor.

◤ O (objetivo)

- ◤ Medicamentos em uso: nega.

- **Exame físico:**

  - **Peso:** 72,5 kg, estatura: 1,68 m, IMC: 25,71 kg/m2.

  - **PA:** 110X70 mmHg, FC: 86 bpm, CA: 90 cm.

  - **Cardiovascular:** ritmo regular em dois tempos. Normofonese de bulhas.

  - **Respiratório:** murmúrio presente e uniforme, sem ruídos adventícios.

  - **Abdome:** escavado, indolor, sem visceromegalias e ruídos hidroaéreos +.

  - **Extremidades:** sem anormalidades.

- **A (avaliação)**

  - transtorno depressivo;

  - problemas econômicos, socioculturais e insegurança institucional na faculdade;

  - vítima de racismo.

- **P (plano): Diagnóstico**

  - Pedido de exames: hemograma completo, TSH, gama GT, creatinina, sorologia para HIV, hepatite B e C. Orientar exame preventivo de câncer do colo uterino.

- **Terapêutico:** Organizamos o plano juntas. Orientei sobre os sintomas de depressão e iniciamos fluoxetina 20 mg, 1 comprimido pela manhã por 30 dias.

  - Introduzir fluoxetina para 20 mg – 1 comprimido pela manhã.

  - Orientação para promoção da saúde: exercício físico e alimentação saudável.

3. **Educação em saúde**

   Conversa sobre os benefícios da dieta adequada e atividade física regular e uso regular da fluoxetina.

4. **Seguimento**

   Na terceira semana após a medicação, Joana retorna com o mesmo quadro de choro, tendo se saído muito mal em uma prova naquele mesmo dia. Orientada sobre o tempo para efeito da medicação, as causas da falta de concentração e os métodos de estudo utilizados. Apontou a falta de diálogo com o professor sobre suas dificuldades em compreender a matéria.

Foi proposta a construção de sua linha da vida, após explicação sobre o objetivo dessa ferramenta, na tentativa de identificar algum momento-chave dos sintomas apresentados.

Joana chora, relata que ainda há coisas que a incomodam e pede para escrever na linha da vida fatos marcantes da sua infância. Aos 5 anos de idade, sua mãe foi chamada na escola pela primeira vez por ter furtado pequena maquiagem de uma colega de classe, o que se repetiu aos 10 anos de idade. Diz que sofreu *bullying* na escola dos 5 aos 7 anos de idade, o que teria dificultado a aceitação de sua cor de pele e cabelos, e em se achar bonita. Aos 15 anos, relata decepção amorosa que a marcou muito e diz que tem medo de ser usada pelos homens, mesmo estando interessada por um rapaz da faculdade. "Ele nunca vai saber disso." "Tenho medo de me machucar."

Após o primeiro mês do uso do antidepressivo, Joana retorna para buscar nova receita, informando ainda estar com choro fácil, porém teve melhor nota em prova realizada na última semana. Havia procurado o professor da disciplina para conversar sobre suas dificuldades e este teria sido receptivo, ajudando-a na compreensão do assunto. Decidiu, então, planejar melhor o estudo, o que gerou melhores resultados nas provas.

Joana havia guardado por muito tempo, em seu celular, frases negativas sobre si mesma, e após a última consulta resolveu apagá-las e substituí-las por notas positivas sobre si. Estava agora "tentando ver, a cada dia, suas qualidades".

Após o sexto mês de acompanhamento e uso de fluoxetina, Joana relata estar com os sintomas iniciais quase inexistentes e solicitando nova consulta para continuidade do cuidado.

◤ 1º componente: explorando a saúde, a doença e a experiência do adoecimento

Quais são os sentimentos dessa pessoa?

Quais suas ideias sobre o que está ocorrendo de errado?

Qual o efeito do que vem sentindo sobre seu funcionamento na vida?

Quais as expectativas da pessoa em relação ao médico?

Para tentar compreender como Joana se sentia e suas ideias sobre o que estava ocorrendo de errado, foi essencial aguardar o tempo para que ela pudesse se expressar e então iniciar a escuta ativa sobre seus sentimentos.

O olhar atento sobre suas expressões, o "olho no olho" e a empatia em relação ao sofrimento causado pelo racismo vivido durante a infância e que repercutia até os dias atuais.

O termo "racismo" expressa o conjunto de teorias e crenças que pregam hierarquia entre raças, etnias ou ainda uma atitude de hostilidade em relação a determinadas pessoas. A compreensão de suas consequências é atributo essencial para o médico que busca o olhar ampliado sobre a pessoa.

Diante disso, foi necessário, inicialmente, identificar as fontes do sofrimento que contribuíram para o adoecimento. Por meio da escuta passiva, com a análise do quadro de tristeza, do choro incontrolável e da aparente sensação de desespero de não encontrar escuta para seu sofrimento. Em seguida, após a escuta, foram feitos questionamentos sobre a queixa de sono alterado, falta de vontade de realizar as tarefas que antes lhe davam prazer e que apontavam para provável estado de depressão.

A linha da vida é uma ferramenta que facilita a observação de situações que ocorrem na vida da pessoa. Ela permite que sejam destacados fatos importantes desde seu nascimento. Seu uso foi pensado na tentativa de fazê-la buscar, em suas memórias, fatos que ainda a maltratavam, auxiliando na reflexão sobre os motivos do sofrimento apresentado. Feita a linha no papel sulfite, a paciente foi anotando sua idade a cada evento bom ou ruim ocorrido no decorrer do tempo. Enquanto ouvia seu relato ao realizar essa ferramenta, foi possível perceber sua autoestima reduzida por meio de frases usadas em relação a si mesma. Cada evento trazia um sentimento que permitia compreender sua dificuldade em aceitar suas características físicas e em se aproximar dos rapazes pelos quais se sentia atraída.

O emprego dessa ferramenta possibilitou que Joana pudesse relatar mais tranquilamente as experiências ocorridas em sua vida, organizando cronologicamente os momentos mais difíceis e os mais felizes, associando-os aos sintomas apresentados. O profissional de saúde deve apenas apoiar essa observação, sem induzir o pensamento da pessoa a fazer relações entre os fatos.

Aparentemente, Joana ainda não havia encontrado oportunidade para a escuta, piorando seu estado emocional e interferindo na realização de suas atividades de vida e nas relações sociais.

◢ 2º componente: entendendo a pessoa como um todo, inteira

A conscientização dos vários aspectos da vida da pessoa, incluindo os contextos próximos (família, amigos) e os mais distantes (trabalho, aspectos culturais e valores sociais), além da história de seu desenvolvimento, o seu ciclo de vida e os múltiplos contextos em que vive, são peças-chave nesse componente.

A observação das relações familiares e a linha da vida auxiliaram na compreensão da pessoa como um todo. O sofrimento experimentado precisava ser bem acolhido e compreendido para, então, se dar a pactuação do plano terapêutico. Foi utilizada a empatia, definida como a capacidade de perceber e transmitir que compreende a situação da pessoa, imaginando-se em seu lugar, mas reservando distanciamento suficiente para o envolvimento emocional. Com essa ferramenta, o profissional de saúde compreende, valida e legitima a situação da pessoa, transmitindo-lhe conforto e segurança.

◢ 3º componente: organizando plano conjunto

A abordagem deste componente contempla a autonomia da pessoa sobre a decisão terapêutica. Esse passo foi possível a partir da compreensão e definição dos problemas, a partir de diálogo, em que ambas as visões, do médico e do paciente estão incluídas. Assim, é possível o estabelecimento de metas de tratamento e a identificação dos papéis a serem assumidos pela pessoa e pelo médico, organizando-se dessa forma, em conjunto, o plano terapêutico. A decisão terapêutica compartilhada reflete na aderência ao tratamento e no resultado final.

◢ 4º componente: fortalecimento do vínculo médico-paciente

É o componente da longitudinalidade, representado por vínculo e tempo de contato. O fortalecimento do vínculo médico-paciente foi sendo reforçado à medida que Joana se sentia acolhida empaticamente em seu estado de tristeza. Cada situação foi sendo trabalhada após escuta ativa, resultando no retorno da paciente para continuidade do cuidado. Permitir o tempo de que a pessoa precisa para iniciar o diálogo facilita a relação médico-paciente e é fundamental para o método.

A experiência de doença, no caso o transtorno depressivo, possui uma dimensão existencial que exige atenção ao sofrimento e suas relações com emoções, crenças e relacionamentos pessoais. Facilita a investigação de sua origem, dimensionando o indivíduo em seu contexto mais amplo e favorecendo a relação médico-paciente, gerando melhor abordagem, com consequente adesão e continuidade do cuidado.

O método clínico centrado na pessoa tem como essência o olhar ampliado e inclusivo sobre o indivíduo, a partir do conhecimento de sua experiência com a doença, do contexto próximo e distante e da maneira como estes afetam o processo de saúde-adoecimento, na elaboração de um plano de manejo comum. Todos esses aspectos têm sua base na construção e no fortalecimento do vínculo médico-paciente.

Tópico 4: Estratégias para melhorar a aplicação e o uso do MCCP no cotidiano da assistência e repercutir a efetividade do cuidado

O desenvolvimento de habilidades para o uso do MCCP necessita cada vez mais do olhar biopsicossocioespiritual do indivíduo que busca o serviço na APS. O reconhecimento da pessoa em meio à complexidade que o envolve precisa ser aperfeiçoado por meio da prática clínica como estratégia de cuidado não apenas para facilitar o vínculo médico-paciente, mas para empoderá-lo de seu próprio cuidado, dividindo as responsabilidades.

O profissional de saúde precisa ter competência cultural e empatia que facilitem a compreensão e a aproximação da pessoa, e o planejamento conjunto da terapêutica necessária.

É preciso, também, que haja o fortalecimento da APS, com a ampliação de serviços que permitam ao médico de família e comunidade ter o tempo necessário para usar o MCCP, mesmo com o recurso da longitudinalidade para os atendimentos.

Tópico 5: *Links* Úteis

http://redehumanizasus.net/12793-medicina-narrativa.

Brasil. Ministério da Saúde. Diretrizes para o cuidado às pessoas com doenças crônicas nas redes de atenção à saúde e nas linhas de cuidado prioritárias. Brasília: Ministério da Saúde; 2013. 28p.

REFERÊNCIAS

1. Barbosa MS, Ribeiro MMF. O método clínico centrado na pessoa na formação médica como ferramenta de promoção de saúde. Rev Med Minas Gerais 2016.

2. Gusso GDF, Lopes JMC. Tratado de medicina de família e comunidade: princípios, formação e prática. Porto Alegre: Artmed; 2019. V. 1. p. 82-91.

3. Wenceslau LD, Ortega F. Saúde mental na atenção primária e saúde mental global: perspectivas internacionais e cenário brasileiro. 2015;19(55):1121-32.

4. Stewart M, Ryan BL, Bodea C. Is patient-centred care associated with lower diagnostic costs? Healthc Policy 2011;6(4):27-31.

5. Broeirop. Método clínico centrado no paciente: a matriz da eficiência e da evidência. Rev Port Med Geral Fam 2014;30:282-4.

6. Bertakis KD, Azari R. Patient-centered care is associated with decreased health care utilization. J Am Board Fam Med [Internet]. 2011;24(3):229-39. Available from: http://www.jabfm.org/cgi/doi/10.3122/jabfm.2011.03.100170.

7. Brasil. Ministério da Saúde. Política Nacional de Atenção Básica. 2012.

8. Stewart M., et al. Medicina centrada na pessoa: transformando o método clínico [recurso eletrônico]. Tradução de Anelise Burmeister, Sandra Maria Mallmann da Rosa. Revisão técnica de José Mauro Ceratti Lopes. 3. ed. Porto Alegre: Artmed; 2017.

Capítulo 5

O ESTIGMA SOCIAL, O AUTOESTIGMA E SEUS IMPACTOS PARA O CUIDADO ÀS PESSOAS COM TRANSTORNOS DEPRESSIVOS

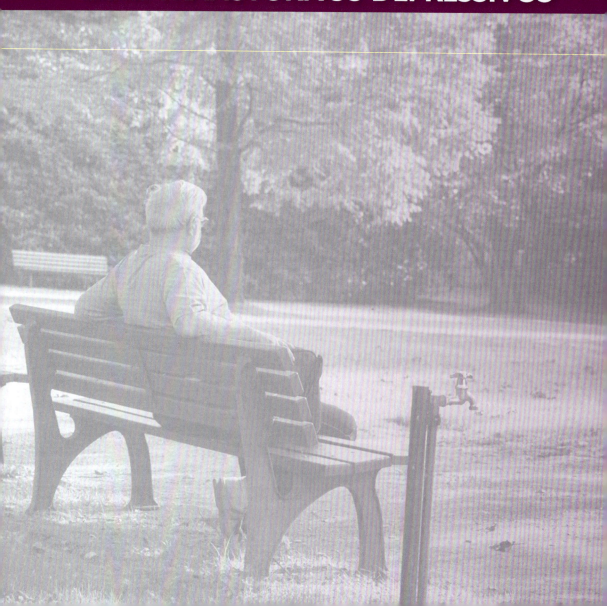

Bruno Neto dos Reys
Gabriella Tavares Dumoulin
Laís Claus Leme
Ricardo Page
Maria Tavares Cavalcanti

Objetivos do capítulo:

1. Apresentar o conceito de estigma social e sua relação com os transtornos depressivos.

2. Descrever a importância do estigma, seus desdobramentos e as repercussões geradas.

3. Fornecer estratégias para o profissional de saúde lidar com o tema.

Tempo
18 minutos
de leitura

Tópico 1: Importância do tema

Como vem sendo discutido, os transtornos depressivos apresentam alta prevalência no mundo. Sua incidência vem aumentando nas últimas décadas, sobretudo no Brasil. Já somos o quinto país com maior prevalência de depressão (em torno de 11,5 milhões de indivíduos ou 5,8% da população) e o primeiro no *ranking* da ansiedade.[1] Além disso, a prevalência de depressão maior ao longo da vida, segundo diversos estudos populacionais, é significativamente mais elevada, variando de 13,2 a 17%. A depressão também ocorre duas vezes mais em mulheres do que em homens, mas existe a possibilidade de ser subdiagnosticada, porque uma parcela da população, em particular os homens, é mais refratária à procura por tratamento.[2]

A depressão é importante causa de incapacitação no mundo e no Brasil, gerando forte impacto econômico e social.[1] Há ainda o risco potencial de suicídio, causa crescente de morte em nosso território, especialmente em jovens e idosos. Em todo o mundo, a depressão e o uso de substâncias são os dois principais transtornos associados aos eventos de suicídio. A associação a fatores sociais, culturais, econômicos, familiares ou crises individuais é também frequentemente relatada.[3]

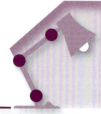

LEITOR(A)

Veja também o Capítulo 9, sobre Determinantes sociais da saúde e transtornos depressivos.

Muitos pacientes que cometem suicídio apresentam vários sintomas de depressão, e mais de 60% deles preenchem critérios para um transtorno afetivo.[4]

No Brasil, apesar de a depressão ser um problema de saúde pública, existem alguns fatores que ainda servem de barreira para seu enfrentamento: a dificuldade de acesso ao sistema de saúde, a falta de políticas públicas mais eficazes, a desinformação da população e o estigma social. A soma desses fatores leva ao subdiagnóstico da condição, ao subtratamento e por vezes ao abandono do tratamento por parte dos pacientes que são diagnosticados. Cabe ressaltar que o autoestigma, relativamente frequente nos pacientes, pode retardar a busca por ajuda médica e também dificultar o diagnóstico e o tratamento.[5,6] Os números são alarmantes: estima-se que 50% dos indivíduos com depressão não sejam diagnosticados e consequentemente não recebam tratamento.[7] Assim, o estigma e o autoestigma podem ser responsáveis por uma parte significativa dos suicídios e tentativas de suicídio relacionados à depressão, pois impedem, dificultam ou retardam o acesso do paciente ao sistema de saúde e, consequentemente, à abordagem do problema e ao tratamento efetivo.

É importante para o profissional de saúde reconhecer que as repercussões gerais da depressão e do estigma vão além do subdiagnóstico e do subtratamento, envolvendo também a piora da qualidade de vida, prejuízos nas relações sociais e diminuição da capacidade produtiva (prejudicando a área escolar e a laborativa), repercutindo na qualidade das relações com os familiares.[8] Enfrentam ainda dificuldades em conseguir um emprego, etapa que antecede a relação em um ambiente profissional, além do aumento da chance de abuso de álcool e outras drogas.[9] Os pacientes com depressão e esquizofrenia têm maior associação com comorbidades (como doenças cardiovasculares, obesidade, diabetes)[10] e maior risco de morte prematura, principalmente de causas não naturais.[11] A cada morte desses pacientes, estima-se que haja um potencial de perda de 8 a 17,5 anos de vida.[12] O profissional de saúde deve atentar para o fato de que muitas vezes o atendimento aos pacientes com transtornos mentais é feito de forma não efetiva ou inadequada. Um sintoma físico de uma doença orgânica pode ser erroneamente atribuído como sendo devido ao transtorno mental,[13] e esse tipo de equívoco pode gerar prejuízos sérios ao paciente.

Tópico 2: Conceito de estigma social e definições

O termo "estigma" é utilizado desde a Grécia antiga, onde se marcava fisicamente (queimando ou ferindo) o corpo de indivíduos considerados defeituosos ou inferiores pela sociedade. Estes eram vistos como causadores de desonra, devendo por isso ser socialmente evitados. O conceito de estigma foi ressignificado ao longo do tempo, sendo atualmente definido como uma forte desaprovação pela sociedade motivada por uma característica ou comportamento do indivíduo.[14] O significado do termo segue as mudanças vinculadas às transformações culturais, variando ao longo dos anos. Não possui base racional e, em muitas ocasiões, leva o indivíduo à marginalização. Diversas condições podem ser objeto de estigma: etnia/raça, pobreza, religião, sexualidade, deficiência física ou mental.

Na medicina, são estigmatizantes os transtornos mentais (englobando transtorno depressivo, transtorno bipolar, esquizofrenia, bulimia, anorexia, autismo, abuso de álcool e drogas), a tuberculose, a hanseníase, o HIV, dentre outros. O estigma relacionado à esquizofrenia é o mais frequentemente estudado na psiquiatria, sendo geralmente associado à agressão ou à violência.[15] Apesar da frequente associação entre estigma e depressão, existem ainda poucos estudos sobre o tema. Um estudo realizado no Estados Unidos, na atenção primária, observou que o estigma relacionado à depressão é mais frequente que o relacionado à hipertensão e ao diabetes, mas perde para o estigma associado ao HIV/AIDS.[16] Estudos realizados desde 1960 revelam que, de maneira geral, as pessoas se tornaram mais bem-informadas sobre os transtornos mentais, mas isso ainda não foi o suficiente para desconstruir a ideia vinculada aos sentimentos de medo e, por vezes, de repulsa diante de pessoas que apresentam algum tipo de transtorno mental.[17]

O estigma pode ser causado por três fatores:

- conhecimento de um determinado estereótipo;

- preconceito (atitudes); e

- discriminação (comportamento).[18]

O estereótipo é a imagem preconcebida de um indivíduo ou situação. Por exemplo, achar o doente mental perigoso. Outro estereótipo bastante comum é afirmar que a pessoa com depressão é fraca e não possui força de vontade. Ou ainda dependente, imprevisível, desamparada, carente de fé ou de religião. Outro exemplo de estereótipo é aquele relacionado à aparência e ao modo de agir do médico: um senhor de meia-idade, bem-vestido, sério e que transmita segurança é considerado mais confiável. O preconceito é a atitude emocional decorrente de uma informação pré-formada, antes da constatação dos fatos. Está ligado ao estereótipo. Por exemplo, sentir medo de uma pessoa com esquizofrenia por achar que ela é perigosa. A discriminação é a adoção de um comportamento devido ao preconceito. Por exemplo, evitar ficar perto de uma pessoa com transtorno mental por medo.[18] Não alugar um quarto para morar na mesma casa ou recusar-se a recomendar uma pessoa com depressão a uma vaga de emprego.[19,20] É o nível mais grave de estigma. Dessa forma, o estereótipo, o preconceito e a discriminação estão interligados, causando o estigma e contribuindo para o isolamento e a marginalização do indivíduo perante a sociedade.[21]

O autoestigma é a percepção pelo indivíduo de que uma característica própria é fortemente negativa. Isso ocorre porque o indivíduo internaliza as ideias da sociedade. Pode ter como consequência o receio ou a recusa em procurar um serviço de saúde ou em assumir a necessidade de tratamento do próprio transtorno mental.[22] O nível de autoestigma varia, sendo maior em indivíduos com depressão mais grave e escolaridade mais baixa.[23] Tal fato é preocupante, pois os pacientes mais graves que deixam de procurar o médico são os que têm maior risco de suicídio. É importante para os profissionais da saúde, em especial aqueles da atenção primária, que trabalham mais próximos às suas comunidades, atentar para o fato de que os pacientes com maior nível de autoestigma são menos propensos a tomar a medicação e comentar sobre sua condição de saúde com terceiros; e também mais propensos a faltar às consultas, resultando em menor aderência.[24]

> **Lembre-se de que a única maneira de saber se uma pessoa tem autoestigma é perguntando diretamente a ela sobre o tema.**
>
> **IMPORTANTE**

No Brasil, uma pesquisa investigou a percepção de pessoas com depressão em relação a algumas assertivas relacionadas ao estigma. Os resultados foram os seguintes: 73% concordam que há na sociedade muito preconceito; 67%, que deve haver esforço para que as pessoas não percebam que têm depressão; 64%, que a depressão afeta as pessoas que estão ao redor; 51%, que a depressão pode ser curada com a religião; 50%, que a família acha que é "frescura"; 46%, que é melhor a pessoa não revelar que tem depressão. Foi evidenciado ainda que 37% dos participantes apresentaram resistência (um pouco ou muita) a procurar o médico; e 29% manifestaram resistência (um pouco ou muita) para tomar a medicação. O estigma está presente mesmo quando o tratamento é bem-sucedido e já não existem manifestações do transtorno mental.[25] Outro estudo mostra que algumas pessoas com depressão acreditam que a doença defina quem elas são, rotulando-as,[26] o que pode provocar ou aumentar o estigma.

O estigma pode estar presente em pessoas que estão ao redor do indivíduo com sintomas depressivos/depressão, como familiares, cuidadores e profissionais de saúde. Pode haver diminuição da autoestima dos parentes[27] e sentimentos como vergonha e culpa.[28] Esse fator pode claramente levar a menor procura por tratamento, gerando impactos negativos. Alguns familiares podem carregar o estereótipo de que a pessoa com depressão "não tem força de vontade, é preguiçosa" e adotar comportamentos preconceituosos e até mesmo discriminatórios. Os familiares da pessoa com depressão podem evitar comentar sobre essa condição com amigos, vizinhos[29] ou achar que a condição não é digna de atenção.[30] Foi observado que o estigma também está presente entre médicos (inclusive psiquiatras), profissionais de saúde e estudantes de medicina. Esses estudantes entram na faculdade[31] e saem com visões estigmatizantes, revelando uma lacuna na educação médica.[32] Dessa forma, assimilam o preconceito e, como futuros médicos, perpetuam o estigma. Diante desses dados, faz-se necessária a inserção e/ou a ampliação do debate sobre o estigma na matriz curricular dos cursos de medicina. Defendemos que as entidades e organizações articuladas com a educação médica, como o Ministério da Educação e o Ministério da Saúde, elaborem uma recomendação formal para que o tema do estigma e do autoestigma seja debatido durante a formação profissional. Esse debate poderia, ainda, ser incorporado às diretrizes curriculares nacionais não apenas do curso de medicina, mas para todos os cursos da área da saúde.

Tópico 3: Consequências para a pessoa acometida pelas condições descritas e suas repercussões para os familiares e para as instituições

A depressão é um dos transtornos de saúde mental mais frequentes nos dias atuais.[21] Sua principal característica é o sofrimento intenso, caracterizado por humor deprimido ou perda do interesse ou prazer (anedonia), que vem acompanhado de prejuízo social, familiar, ocupacional, na qualidade de vida, além de ser potencialmente fatal.[34]

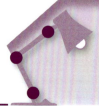

LEITOR(A)

Veja também o Capítulo 1, sobre Transtornos depressivos: diagnóstico, tratamento e o desafio do cuidado integral.

É evidente o aumento do número de diagnósticos de depressão em todo o mundo,[21] e nota-se que tal transtorno acomete desde crianças até idosos. Quando não tratada de forma adequada, com foco no cuidado integral, além de aumentar as taxas de mortalidade, a depressão acarreta incapacidade e pode levar à ideação suicida.[35] O suicídio é um problema alarmante no mundo inteiro e apresenta a depressão como uma das causas mais relevantes. O risco de uma pessoa que tem depressão cometer suicídio é/ até 26 vezes maior que o de uma pessoa sem quadro de depressão suicidar-se.[34]

Atrelado a isso há o estigma em relação à depressão, devido ao qual pode haver rejeição social aos indivíduos portadores de transtornos mentais, pois a "doença mental" invariavelmente é associada, nas representações do senso comum, a pessoas "perigosas, loucas e agressivas".[36] Aproximadamente dois terços das pessoas que têm distúrbios mentais não procuram ajuda devido ao estigma. Isso se torna um problema tanto para quem sofre com transtornos mentais como para seus amigos e familiares.[21] Dessa forma, o medo do estigma que acompanha ser designado como doente mental faz com que haja inúmeros casos subdiagnosticados e subtratados, pois há menor procura e aderência ao tratamento, já que os pacientes se sentem envergonhados por terem doença mental. Além disso, cabe destacar que essas pessoas apresentam baixa autoestima e se isolam socialmente, frequentemente até mesmo em relação a sua rede de familiares e amigos. Portanto, além de afetar o tratamento, o estigma marca os pacientes, seus familiares, as instituições de tratamento e o desempenho escolar e laboral.[34]

Um indivíduo pode ser estigmatizado socialmente pelo fato de um membro de sua família ter um distúrbio mental. Alguns trabalhos relatam que cerca de 25% dos familiares dizem ter baixa autoestima exclusivamente pelo fato de possuir um parente com doença mental;[34] outros mostram que, quando o paciente é uma criança, há maior probabilidade de demora no início do tratamento devido ao medo da estigmatização; outro estudo revelou que as pessoas em geral evitam mais os familiares que moram com um parente com doença mental do que os familiares que não moram.[34] Portanto, apesar de os familiares sofrerem com o estigma do paciente acometido com transtorno mental, muitas vezes o estigma surge da própria família.

Além desses, há também o autoestigma, em que o próprio paciente tem atitude negativa sobre si mesmo. Estudos evidenciam que o paciente com autoestigma se sente envergonhado e culpado por sua doença, e acredita que deveria ser forte para conseguir resolver sozinho seus problemas e sintomas depressivos, ou seja, sem a ajuda de profissionais da saúde. Tais pacientes têm a adesão e a resposta ao tratamento inadequadas ou insuficientes. Ao abordarmos o problema do autoestigma, é notória a melhora do acesso e da eficácia do cuidado, pois a pessoa com depressão fica mais receptiva para receber cuidado tanto da equipe/profissional da saúde como dos familiares, e aumenta a adesão ao cuidado e ao tratamento.[34]

O cuidado às pessoas com depressão não deve se voltar única e exclusivamente para a doença; é preciso ter foco no cuidado integral, com atenção aos aspectos relacionados ao estigma e ao autoestigma que essa pessoa vivencia.[36] É comum os familiares cobrarem outra atitude da pessoa com depressão que não sai da cama ou não vai trabalhar, acreditando que esse comportamento se deve à preguiça, à falta de comprometimento ou de vontade. Isso causa incômodo, desconforto e sentimento de culpa no paciente, atrasando ainda mais sua recuperação. Logo, a abordagem familiar pelos profissionais de saúde é imprescindível; eles devem estar cientes das características da doença, seus sinais e sintomas, assim como da importância do tratamento e do envolvimento dos familiares na rede de cuidados efetivos. Além desse tipo de abordagem, os profissionais de saúde precisam estar sempre alertas para detectar, investigar e combater o estigma presente nos diversos âmbitos sociais adjacentes à pessoa com depressão.[34] Não devemos esquecer que o cuidado integral da pessoa com depressão deve incluir a compreensão dos contextos de vida (individual, familiar, social, do trabalho, cultural e articulação do capital social) e da cadeia causal das condições/fatores que podem estar associados ao quadro.

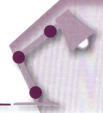

LEITOR(A)

Veja também os Capítulos 9, sobre Determinantes sociais de saúde e transtornos depressivos, e 13, sobre O capital social e o cuidado à pessoa com depressão.

Portanto, cuidar de uma pessoa com depressão está muito além de prescrever medicamentos. O foco no cuidado integral tem de ser a meta prioritária para a efetividade da assistência. Devemos incluir a família nesta rede de cuidados, pois ela tem capacidade significativa para contribuir para a melhora da saúde mental da pessoa com depressão.[36]

Tópico 4: Caso clínico

Dona Júlia tem 48 anos. É branca, professora do ensino médio, casada, religião evangélica. É natural e residente em São Paulo capital.

Vem à Unidade Básica de Saúde em consulta médica de rotina com a mesma queixa de tristeza e angústia há dois anos.

A paciente relata que há dois anos, quando teve uma discussão com seu pai sobre um abuso sexual sofrido na infância, tem apresentado uma tristeza profunda que não passa, porém varia de intensidade de acordo com o dia. Relata que é uma tristeza tão grande que a impede de realizar diversas atividades. De início, ela deixava de sair de casa para festas noturnas, pois não se sentia à vontade em locais fechados e com muita gente, além de não ter vontade de se vestir, se maquiar e nem colocar suas joias (atividades que ela praticava rotineiramente antes do quadro). Ao longo do tempo, essa tristeza foi tomando dimensões maiores, a ponto de levá-la a tirar licença médica do trabalho por 30 dias em dois períodos ao longo de um ano. Relata que nada a faz melhorar, nem ficar mais feliz. Sempre foi muito vaidosa, mas nos últimos dois anos tem diminuído até a quantidade de banhos, tomando um a cada dois dias. Não sai com o marido nem com amigos, deixou de ir à igreja e relata que quem tem cuidado a seus dois filhos é o marido. Como fatores de piora da tristeza, relata pensar no pai, na briga e no abuso sexual, além de ficar em casa "sem fazer nada". Como não vê saída para o seu quadro, por muitos momentos o suicídio aparece como a única saída possível. Nega fatores de melhora. Associada à tristeza, relata muita angústia acompanhada de dor precordial, principalmente nos dias mais tristes ou quando pensa muito sobre o assunto que acredita ter desencadeado o seu estado atual.

A paciente foi diagnosticada pelo médico que a acompanhava na UBS anterior com transtorno depressivo maior há 12 meses. Já fez uso de sertralina e, atualmente, faz uso contínuo de venlafaxina 75 mg/dia. Porém, diz não sentir melhora. Hoje está afastada novamente do trabalho e pensa em não voltar, pois diz não suportar mais a pressão e a não compreensão dos colegas em relação ao seu quadro de saúde. Relata ouvir frequentemente frases como "isso que você está sentindo é besteira, não existe, é coisa da sua cabeça"; "olha, isso aí é falta de oração. Tem que rezar mais"; "pare de besteira, isso é coisa de quem não quer trabalhar"; "nós exigimos de você o que você sempre fez; por que não está mais se dedicando como antes?"; "isso é desculpa de funcionária pública que não quer trabalhar e fica pedindo afastamento"; "por que chora pelos cantos? Você tem a vida que pediu a Deus e fica inventando coisa? Para com isso"; "se tivesse um tanque de roupa suja para lavar, não tinha tempo para frescura", entre outras. Relata que essas frases a envergonhavam muito e que não consegue se abrir nem desabafar com ninguém, pois sabe do julgamento prévio que sofreria. Diz se sentir obrigada a levantar da cama para fazer suas "obrigações" para que ninguém a cobre ou julgue.

Como poderíamos pensar o cuidado à Dona Júlia?

No caso acima, vemos, nas frases proferidas pelos colegas de trabalho, que há a presença de um estigma social muito grande, desencadeado pela não compreensão da doença e do indivíduo e pela individualidade, construção social e representações do senso comum que as pessoas que convivem com Dona Júlia possuem. Além disso, cabe conversar com Dona Júlia sobre o autoestigma. Pode-se utilizar os passos do método clínico centrado na pessoa.

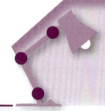

LEITOR(A)

Veja também o Capítulo 4, sobre O método clínico centrado na pessoa (MCCP) e o cuidado à pessoa com depressão.

No passo 1, pergunta-se sobre a experiência da doença: que ideias, sentimentos e expectativas Dona Júlia possui sobre a depressão que tem? Como esse quadro afeta sua funcionalidade não apenas no trabalho, mas também no contexto familiar?

Garantir um espaço seguro e de confiança para que Dona Júlia possa falar do abuso sexual sofrido é de fundamental importância para o cuidado e para aumentar a efetividade do tratamento. A abordagem por uma equipe multidisciplinar pode contribuir para a compreensão ampliada do caso e a elaboração de um plano de cuidado com foco integral, com a articulação dos diversos núcleos de saberes. Além disso, trabalhar junto com a família (elaborar um genograma), obter mais informações do caso, dos contextos, conversar sobre o estigma e o autoestigma e mostrar como a participação dos familiares é essencial para o sucesso do tratamento. A construção em conjunto de um plano de cuidado, tomando decisões compartilhadas com Dona

Júlia (passo 3 do método clínico centrado na pessoa), tem impacto importante na efetividade do cuidado.[21]

É imprescindível, desde a primeira consulta, conversar sobre as percepções e vivência do estigma, e investigar se e como o estigma está afetando o processo saúde-doença-cuidado. A abordagem do estigma deve ser ampla e, em diversos aspectos, conversar sobre empoderamento e formas de combater o estigma: tanto o imposto por ela mesmo quanto o familiar e o social são essenciais.[37]

Há casos em que a equipe de saúde se depara com a negação dos aspectos relacionados ao estigma, mesmo que eles estejam claramente presentes e interferindo no tratamento da pessoa com depressão. Por vezes, o reconhecimento do estigma e de suas repercussões é negado pelo paciente. Nesses casos, a conversa sobre o tema deve ser mais cuidadosa, percebendo e respeitando o *timing* da pessoa, mas deve acontecer consulta após consulta, a partir da construção do vínculo de confiança do paciente, aprimorando a relação profissional de saúde-paciente, garantindo o espaço seguro para falar sobre as vivências sociais cotidianas, como as cenas no seu dia a dia, as frases que escuta e que o afetam direta ou indiretamente.[38] A ideia é que os profissionais de saúde utilizem esses conhecimentos e essas ferramentas para reconhecer e ajudar a elaborar as vivências relacionadas ao estigma e ao autoestigma juntamente com a pessoa com depressão, construir para ressignificar e reduzir/eliminar os impactos danosos que esses fatores trazem para a vida das pessoas com sintomas depressivos/depressão.

TÓPICO 5: ESTRATÉGIAS PARA MELHORAR A EFETIVIDADE DO CUIDADO

Além das estratégias já conversadas no tópico anterior, vamos descrever outros pontos fundamentais para o cuidado à pessoa com depressão e estigma/autoestigma.

O cuidado com o paciente estigmatizado pelo quadro depressivo envolve a elaboração de estratégias baseadas nos contextos de vida da pessoa com depressão. Estratégias devem ser traçadas envolvendo não apenas o profissional de saúde e o paciente, mas também a família, de modo que haja um suporte social,[39] para a eliminação da maior barreira para a procura de tratamento e para o cuidado efetivo, que é o próprio estigma.[37]

Uma das estratégias para o cuidado integral a esse paciente é aprimorar o conhecimento das equipes de atenção primária à saúde e de saúde mental sobre o tema. O profissional deve estar atento para ter uma posição não julgadora e não estigmatizante, respeitando os contextos da pessoa com depressão, pessoais e sociais,[37] suas vulnerabilidades. Contribui, assim, para a redução de possíveis vulnerabilidades programáticas, que são aquelas consequentes à ineficiência dos serviços de saúde.

É essencial inserir a família no processo de cuidado – fortalecendo os vínculos familiares do paciente – para que se evitem olhares julgadores que piorem o estigma.[37] Fazer a pessoa com depressão se sentir amparada, tendo consciência de que não é a única que se encontra em tal situação e aumentando sua percepção e reação sobre próprio estigma.[39]

Os profissionais de saúde envolvidos no caso devem estabelecer estratégias conjuntas que auxiliem no combate ao estigma do paciente, principalmente com uma abordagem direta da família, esclarecendo dúvidas e oferecendo suporte para lidar com as situações adversas a que o paciente pode estar sujeito no seu dia a dia.

Para lidar com o estigma por conta de um quadro depressivo, pode-se acionar, quando for possível, a rede de atenção à saúde mental, na perspectiva do cuidado compartilhado, e das grandes contribuições que o trabalho interdisciplinar traz para a qualidade e efetividade do cuidado.[38]

Tópico 6: Pontos-chave

- Os transtornos depressivos têm alta e crescente prevalência, representando causa importante de incapacitação e morte (por suicídio) no Brasil e no mundo.

- O estigma é a forte desaprovação pela sociedade de uma característica, uma "marca negativa" que o indivíduo carrega.

- O estigma tem três componentes: *estereótipo* (por exemplo: a pessoa com depressão é fraca, sem força de vontade), *preconceito* (sentir medo do paciente por achar que ele é perigoso) e *discriminação* (adotar o comportamento de não ficar perto de um doente mental por medo, não alugar um quarto para ele ou não recomendar um paciente depressivo para um emprego). Esses três estão interligados e perpetuam o estigma. A depender da gravidade deste (normalmente nos pacientes com transtornos mentais mais graves), o indivíduo pode ser levado à marginalização.

- O autoestigma ocorre quando a pessoa acredita que uma característica própria (depressão) é fortemente negativa. As repercussões envolvem: evitar a procura por diagnóstico e tratamento, estar menos propenso a tomar a medicação (menor aderência) e a contar sobre sua enfermidade para terceiros.

- O estigma familiar está associado à culpa e à vergonha. Familiares são menos propensos a comentar com terceiros sobre o transtorno do paciente ou a achar que a condição é "frescura", falta de força de vontade ou de "Deus no coração" (podendo haver preconceito e discriminação).

- O estigma pode afetar o indivíduo com depressão em variados graus. O profissional de saúde deve saber detectar nas falas, gestos e atitudes do paciente se há estigma, pois nem sempre é possível detectá-lo num primeiro encontro.

- Para conduzir um caso de depressão associado ao estigma na atenção primária, a equipe multidisciplinar com profissionais de saúde mental deve, quando possível, ser acionada. Além do trabalho em equipe, todos os profissionais devem ser instruídos sobre o caso e advertidos para que não tenham um olhar julgador sobre o paciente.

- É importante explicar para os familiares o que é a depressão, tanto quanto o que é o estigma. Dessa forma estaremos elucidando o que os familiares devem evitar falar/fazer, além de explicando que a falta de vontade de sair da cama, por exemplo, não é preguiça.

- A pessoa com depressão e sua família devem ter instrumentos para o combate ao estigma relacionado à depressão. O paciente, negando a si mesmo o estigma que ele ou a sociedade possam ter; a família, conhecendo esses conceitos, compreendendo e sendo alicerce para o cuidado e se despindo de todo e qualquer preconceito.

- Fazer a pessoa com depressão enxergar que ela não é a única nessa situação e que terá total apoio e ajuda durante esse período é o ponto-chave para o sucesso prático do cuidado.

- O cuidado integral à pessoa com depressão está além do foco na doença e no medicamento: é preciso intervir também no estigma e no autoestigma. Articular saberes como o uso do método clínico centrado na pessoa, a elaboração do genograma, a construção de um plano de cuidado em conjunto com a pessoa com depressão e o estigma é essencial para que os profissionais de saúde construam o cuidado com um olhar ampliado voltado para a integralidade.

REFERÊNCIAS

1. World Health Organization (WHO). Depression and other common mental disorders: global health estimates. Geneva: World Health Organization; 2017. [Internet]. Available from: http://www.who.int/mental_health/management/depression/prevalence_global_health_estimates/en/.

2. Abdo C. Da depressão à disfunção sexual (e vice-versa). São Paulo: Segmento Farma; 2010.

3. Ruiz P, Koslow SH, Nemeroff CB, editores. Global epidemiology of suicide: a concise guide to understanding suicide. Cambridge: Cambridge University Press; 2014.

4. Wasserman D. Suicide: and unnecessary death. New York: Oxford University Press; 2016.

5. Menke R, Flym H. Relationships between stigma, depression, and treatment in white and African American primary care patients. J Nerv Ment Disorders 2009;197:407-411.

6. Pyne JM, Kuc EJ, Schroeder PJ, Fortney JC, Edlund M, Sullivan G. Relationship between perceived stigma and depression severity. J Nerv Ment Disorders 2004;192:278-283.

7. Robert K, Saxena S, Levav I, Saraceno B. Bulletin of the World Health Organization 2004 Nov;82:858-866.

8. Evans S, Banerjee S, Leese M, Huxleyp. The impact of mental illness on quality of life: a comparison of severe mental illness, common mental disorder and healthy population samples. Quality of Life Research: an international journal of quality of life aspects of treatment, care and rehabilitation 2007;16(1):17-29.

9. Akdede AK, Topkaya SO, Belkiz B, Nazli E, Ozsin E, Piri O, et al. The rank of stigma of schizophrenia among young people. Yeni Symp 42:113-7.

10. Leucht S, Burkard T, Henderson J, Maj M, Sartorius N. Physical illness and schizophrenia: a review of the literature. Acta Psych Scand 2007;116(5):317-33.

11. Harris EC, Barraclough B. Excess mortality of mental disorder. The British Journal of Psychiatry: the journal of mental science 1998;173:11-53.

12. Chang CK, Hayes RD, Perera G, Broadbent MT, Fernandes AC, Lee WE. Life expectancy at birth for people with serious mental illness and other major disorders from a secondary mental health care case register in London. PloS One 2011;6(5), e19590.

13. Jones S, Howard L, Thornicroft G. Diagnostic overshadowing: worse physical health care for people with mental illness. Acta Psychiatr Scand 2008;18(3):169-71.

14. Silva, ANN. Homossexualidade e discriminação: o preconceito sexual internalizado. [tese (Doutorado)]. Rio de Janeiro: PUC; 2007 (Mar;1(5):68-73).

15. Phelan JC, Bromet EJ, Link BG. Psychiatric illness and family stigma. Schizophrenia Bulletin 1998;24(1):115-126.

16. Roeloffs C, Sherbourne C, Unützer J, Fink A, Tang L, Wells KB. Stigma and depression among primary care patients. General Hospital Psychiatry 2003;25:311-315.

17. Rabkin J. Public attitudes toward mental illness: a review of the literature. Schizophrenia Bulletin 1974;(10):9-33.

18. Hirata, ES. Estigma e depressão: revisão. Revista Brasileira de Medicina 2015 Abr; v. 72, n. esp.p. 19-30.

19. Angermeyer MC, Matschinger H. Social distance towards the mentally ill: results of representative surveys in the Federal Republic of Germany. Psychol Med 1997;27:131-141.

20. Angermeyer MC, Matschinger H. Public attitudes to people with depression: have there been any changes over the last decade? Journal of Affective Disorders 2004;83:177-182.

21. Moreira V, Telles TCB. Experiências do estigma na depressão: um estudo transcultural. Psico--USF [Internet]. Universidade São Francisco; 2008 Dez;13(2):233-41. Disponível em: http://www.scielo.br/scielo.php?script=sci_arttext&pid=S1413-82712008000200010&lng=pt&tlng=pt.

22. Corrigan PW. The paradox of self-stigma and mental illness. Clin Psychol Sci Pract 2009;(1):35-53.

23. Yen CF, Chen CC, Lee Y, Tang TC, Yen JY, Ko CH. Self-stigma and its correlates among outpatients with depressive disorders. Psychiatric Services 2005;56:599-601.

24. Vega WA, Rodriguez MA, Ang A. Addressing stigma of depression in Latino primary care patients. General Hospital Psychiatry 2010;32:182-191.

25. Hirata ES. Projeto Pandora: a percepção do paciente sobre a depressão. Revista Brasileira de Medicina 2014;71:3-8.

26. Cornford CS, Hill A, Reilly J. How patients with depressive symptoms view their condition: a qualitative study. Family Practice 2007;24(4):358-64.

27. Perlick DA, Miklowitz DJ, Link BG, Struening E, Kaczynski R, Gonzalez J, et al. Perceived stigma and depression among caregivers of patients with bipolar disorder. British Journal of Psych 2007;190:535-536.

28. Wahl OF, Harman CR. Family views of stigma. Schizophrenia Bulletin 1989;15(1):131-139.

29. Hillert A, Sandmann J, Ehmig SC, Weisbecker H, Kepplinger HM, Benkert O. The general public's cognitive and emotional perception of mental illnesses: an alternative to attitude -research. The Public Facing Mental Illness and Psychiatry 1999;56-71.

30. Hirata ES. Projeto Pandora: a percepção do familiar sobre a depressão. Revista Brasileira de Medicina 2014;71:3-12.

31. Malhi GS, Parker GB, Parker K, Carr VJ, Kirkby KC, Yellowleesp. Attitudes toward psychiatry among students entering medical school. Acta Psychiatr Scand 2003;107(6):424-9.

32. Aruna G, Mittal S, Yadiyal MB, Acharya C, Acharya S, Uppulari C. Perception, knowledge, and attitude toward mental disorders and psychiatry among medical undergraduates in Karnataka: a cross-sectional study. Indian Journal of Psychiatry 2016;58(1):70-6.

33. Nordt C, Rossler W, Lauber C. Attitudes of mental health professionals toward people with schizophrenia and major depression. Schizophrenia Bulletin 2006;32(4):709-14.

34. Moreira V, Telles TCB. Experiências do estigma na depressão: um estudo transcultural. Psico-USF (impr.) Itatiba;2008 Jul-Dec, v. 13, n. 2. Available from: http://dx.doi.org/10.1590/S1413-82712008000200010.

35. Raeifar E, Halkett A, Lohman MC, Sirey JA. The relation between mastery, anticipated stigma and depression among older adults in a primary care setting. J Nerv Ment Dis 2017;205(10):801-4.

36. Lima DA, Vale LF, Silva EEPS. O estigma da depressão no fenômeno social da doença mental. Psicol O Portal dos Psicólogos 2014;1-15.

37. Clement S, Schauman O, Graham T, Maggioni F, Evans-Lacko S, Bezborodovs N, et al. What is the impact of mental health-related stigma on help-seeking? A systematic review of quantitative and qualitative studies. Psychol Med 2015;45(1):11-27.

38. Arantes DV. Depressão na atenção primária à saúde; 2007;261-70.

39. Mickelson KD. Perceived stigma, social support, and depression; 1994;1046-56.

Capítulo 6

DEPRESSÃO EM PROFISSIONAIS DE SAÚDE

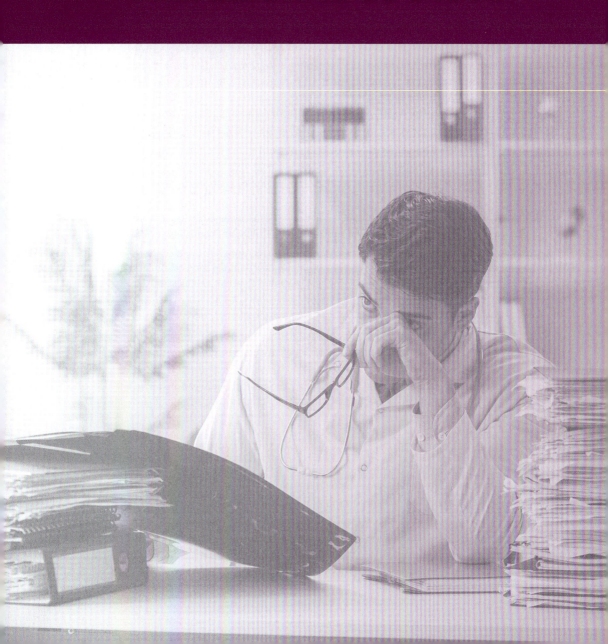

Angela Scalabrin
Danielle Gomes Dompieri
Carolina Ornelas Vieira Lima
Andréa Tenório Correia da Silva

Objetivos do capítulo:

1. Descrever a importância do tema no Brasil e no mundo, a prevalência de depressão em profissionais da saúde e suas repercussões para a qualidade do cuidado.

2. Descrever os fatores individuais e contextuais associados à depressão em profissionais de saúde.

3. Descrever possibilidades de ações, em particular aquelas que modificam características do ambiente de trabalho, que contribuam para mitigar a depressão em profissionais de saúde e suas consequências.

Tempo
15 minutos
de leitura

Tópico 1: Importância do tema

De acordo com a Organização Mundial de Saúde (OMS), aproximadamente 4,4% da população mundial vive com depressão. A depressão constitui um grave problema de saúde pública e é a maior causa de incapacidade no mundo, afetando mais de 300 milhões de pessoas, independentemente da idade e classe socioeconômica, sendo a maior prevalência em mulheres.[1,2]

Dentro desse contexto, existem grupos que são particularmente vulneráveis para o desenvolvimento de transtornos depressivos, dentre eles os profissionais da área da saúde. Médicos, enfermeiros, técnicos em enfermagem, psicólogos, fisioterapeutas e agentes comunitários são constantemente submetidos a uma grande demanda física e emocional, muitas vezes em locais com diversos riscos ocupacionais.[3-8]

A prevalência da depressão em profissionais da saúde, descrita em diversos estudos, varia de acordo com o tipo de atividade e as características do contexto de trabalho (*setting*). Em um estudo realizado em equipes da atenção primária no município de São Paulo (o Estudo Pandora-SP), com uma amostra composta por médicos, enfermeiros, auxiliares de enfermagem e agentes comunitários de saúde (n = 2.940), a prevalência de sintomas depressivos foi de 36,3% e a de transtorno depressivo maior foi de 16%,[9] sendo aproximadamente o dobro da prevalência encontrada na população o município de São Paulo (9,4%).[10] Assim, esses profissionais que atuam na atenção primária de um grande centro urbano estão mais adoecidos do ponto de vista da saúde mental do que a população de que eles cuidam. Nesse mesmo sentido, estudos internacionais também encontraram prevalência de transtornos depressivos entre trabalhadores do setor da saúde maior que na população geral.[11-14] Desse modo, cabe ressaltar, além das repercussões que a depressão traz para o próprio profissional da saúde, as consequências para a qualidade do cuidado, para a segurança do paciente assistidos por esses profissionais e para o sistema de saúde como um todo.

Muitos fatores contribuem para o aumento do risco de depressão, e conversaremos sobre alguns desses fatores ao longo deste capítulo. Todavia, a organização do trabalho, longas jornadas, grandes demandas, falta de reconhecimento profissional e infraestrutura precária, relacionamentos interpessoais com gestores, colegas e pacientes, o risco ocupacional a que estão submetidos, a pressão por parte da sociedade e do próprio indivíduo e o contato direto com o sofrimento humano são fatores que contribuem diretamente para o adoecimento psíquico dos trabalhadores da saúde.[4,15-17]

Os transtornos depressivos causam grande sofrimento psíquico para o indivíduo, além de risco para os pacientes, prejuízo financeiro para as instituições e sobrecarga do sistema previdenciário. Por esse motivo, saber identificar, diagnosticar e tratar esses pacientes é fundamental para a efetividade do cuidado.[3,18-19]

Tópico 2: Fatores individuais e contextuais associados à depressão em profissionais de saúde

A depressão corresponde a um processo complexo e multifatorial, no qual ocorre significativo sofrimento e prejuízo funcional nos indivíduos acometidos. As manifestações clínicas consistem em humor deprimido e perda de interesse ou prazer nas atividades.

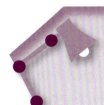

LEITOR(A)

Veja também o Capítulo 1, sobre Transtornos depressivos.

Alterações de peso, sono, cognição e fadiga complementam o quadro. Frequentemente estão presentes pensamentos recorrentes de morte, ideação e, por vezes, tentativa de suicídio. Pode variar de casos leves até quadros graves com sintomas psicóticos.[4,20]

O quadro depressivo se dá em função de múltiplos fatores: genéticos, ambientais, sociais. Para a compreensão do fenômeno no contexto dos profissionais da saúde, é importante analisarmos não só as características do indivíduo, mas também as questões relativas ao contexto do trabalho, por exemplo, a demanda psicológica e a ausência de autonomia e outros desafios específicos do setor saúde.[21-22]

Características individuais

Já é sabido que alguns grupos demográficos são mais suscetíveis ao aparecimento da depressão, como mulheres, história familiar de depressão (especialmente em parentes de primeiro grau) e idade (terceira década de vida). A presença de doença grave e de eventos estressores também contribui para o surgimento da doença. Alguns traços de personalidade, como perfeccionismo, negatividade e autocrítica excessiva, já foram correlacionados com depressão em estudos que analisaram médicos.[23-24]

ESTRESSE NO TRABALHO

Outros fatores que possam contribuir para o desenvolvimento da depressão além das características pessoais vêm sendo estudados nas últimas décadas. Observou-se que o estresse ocupacional está associado a maior frequência de sintomas depressivos.[8,19,25] Na tentativa de compreender esse fenômeno, foram elaborados modelos teóricos. Os três modelos mais debatidos na literatura científica são: o modelo demanda-controle, o esforço-recompensa e o justiça organizacional.

- **Demanda-controle:** proposto por Karasek, analisa duas latitudes e suas correlações: a demanda e o controle.[26] A demanda consiste, em essência, nas exigências psicológicas às quais o trabalhador é submetido para que consiga realizar seus afazeres. Por exigências se entende a pressão e o tempo prolongado, que requerem altos níveis de concentração, por exemplo.[27] O controle, por sua vez, versa sobre a liberdade e autonomia em sua função no local de trabalho e a forma como a desempenha, bem como as habilidades que utiliza para tanto. Leva em consideração se o sujeito desenvolve novas técnicas e aprende – e a frequência com a qual acontece.[28-29] Posteriormente, foi acrescentada uma terceira dimensão: o apoio social. Este é definido pelo suporte recebido pela chefia e colegas de trabalho, e teria o efeito de amenizar o impacto do desequilíbrio entre as duas anteriores.[30-31]

A partir da combinação dessas características, identificaram-se quatro tipos de trabalho: baixo desgaste (baixa demanda e alto controle), passivo (baixa demanda e baixo controle), ativo (alta demanda e alto controle) e alto desgaste (alta demanda e baixo controle). Este último é o tipo de trabalho mais associado a um maior risco de doenças.[26,28-29] Compreendendo os conceitos contidos neste modelo, torna-se mais fácil o entendimento de que a desarmonia entre demanda e autonomia leva ao estresse ocupacional. Ou seja, a escassez de controle associada à alta demanda psicológica torna o ambiente propício para o adoecimento do trabalhador – não só mental como índices elevados de doenças cardiovasculares.[25,32-33]

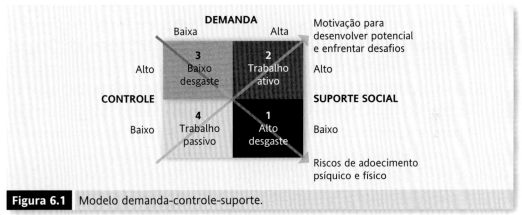

Figura 6.1 Modelo demanda-controle-suporte.
Fonte: Karasek, 1979.

- **Esforço-recompensa:** Moreira, et al. propuseram outro modelo de análise do estresse no trabalho, que leva em consideração o esforço realizado pelo sujeito e a percepção de recompensa.[34] Entende-se como esforço um contrato social inerente à condição do trabalho e que exige, de maneira indissociável, uma recompensa. Essa recompensa pode ser compreendida como remuneração financeira, prestígio, estabilidade no emprego, possibilidade de evolução profissional.[35-36] O desequilíbrio entre esses componentes, mais uma vez, tem como consequência o prejuízo na saúde do trabalhador, levando a piores desfechos, inclusive mortalidade.[33]

- **Justiça organizacional:** mais recentemente, um terceiro modelo foi sugerido por Greenberg, tendo uma proposta mais abrangente quando comparado aos anteriores, pois ultrapassa a percepção da justiça em relação ao indivíduo, atingindo também aos demais colaboradores da instituição.[37] Assim sendo, ainda que o trabalhador não esteja diretamente envolvido com a situação, a realização de que o colega está submetido a uma condição injusta pode lhe causar sofrimento. Em linhas gerais, a sensação de justiça no ambiente de trabalho ocorre quando o indivíduo percebe que recebe seus méritos e/ou punições adequadamente, bem como seus companheiros, o que o leva a ter maior comprometimento e confiança. A transparência dos procedimentos de tomada de decisão é crucial, pois por meio dela evidencia-se a imparcialidade (ou não) dos que a tomam e a consistência em relação às regras. Avalia-se também se são utilizadas fontes de informação confiáveis e baseadas em valores éticos. A participação dos diretamente envolvidos e a possibilidade de reverter ações que se verifiquem equivocadas também são de grande importância. Por fim, a maneira como os superiores se relacionam com seus subordinados no tocante ao respeito, consideração e educação constrói a percepção de justiça pelo profissional. Os trabalhadores buscam um ambiente de respeito e dignidade, e a sensação de injustiça funciona como um estressor, levando os profissionais a terem sentimentos negativos.[38-39]

Nas últimas décadas, tem havido uma modificação na relação das ocupações da área da saúde com o mercado de trabalho. Alguns profissionais, como médicos, dentistas e psicólogos, por exemplo, passaram de profissionais liberais a assalariados e/ou conveniados. Assim sendo, houve considerável perda de autonomia e controle nessas carreiras. Ao mesmo tempo, passou a haver uma burocratização da assistência e uma substancial cobrança por desempenho. Frequentemente este é avaliado por meio de números e de produção, em vez da qualidade do atendimento, num modelo que tem grande potencial de frustração tanto para os profissionais quanto para os pacientes. Considerando o exposto, acredita-se que promover uma relação institucional na qual haja adequação nos níveis de demanda, gestores com habilidade de comunicação, reconhecimento profissional e uma cultura colaborativa e de respeito é de fundamental importância para a promoção da saúde mental entre os trabalhadores.

DESAFIOS NO SETOR DA SAÚDE

Ao abordar a questão do adoecimento mental dos trabalhadores da saúde, sobretudo visando evitar tal problema, é preciso mapear e identificar fatores relacionados à sua ocorrência, por exemplo o ambiente, o regime de plantões, a intensidade das relações com pacientes e a remuneração.[4,7]

Uma das fontes de desgaste dos profissionais é o contato diário com a dor e o sofrimento dos pacientes. Há um grande conjunto de expectativas e idealização em torno da figura dos profissionais de saúde, que, no imaginário coletivo, são seres dotados de capacidade de saber total e postura impecável.[3] Entretanto, a despeito do empenho do profissional, muitas vezes não é possível curar ou tampouco melhorar a condição do doente, o que reforça sentimentos de culpa, inadequação e inutilidade.[24]

No caso da enfermagem, cujo contato com os pacientes está articulado ao cuidado, ao diálogo e interação com os familiares, há uma significativa mobilização emocional. Tais demandas, bem como o pouco reconhecimento profissional, predispõem o trabalhador a desenvolver esgotamento emocional (*burnout*).[4,7]

Há a expectativa do profissional da saúde de estar sempre de posse das informações mais atualizadas e ser capaz de executar procedimentos técnicos com rapidez e sem falhas. O medo de errar e causar danos é um potente gerador de ansiedade nos profissionais, tanto pelos possíveis efeitos nocivos aos pacientes como pelo receio de ter sua credibilidade reduzida e de vir a enfrentar litígios, potencializado pela crescente judicialização da saúde.[16,24]

Além das limitações individuais, o profissional acaba experimentando as limitações do sistema de saúde, gerando sensação de impotência e angústia pela dissonância entre o aprendido e a vida real. Essa frustração é amplificada pela reação negativa dos usuários, que transferem para o prestador de cuidados a responsabilidade pelas deficiências estruturais encontradas.[40]

O ambiente de trabalho pode variar significativamente, no entanto as responsabilidades exigidas e os riscos permanecem inerentes aos colaboradores. Na atenção primária, por exemplo, os profissionais assumem o cuidado não apenas ao paciente, mas também às famílias como um todo, e buscam garantir acesso, longitudinalidade, coordenação do cuidado e integralidade. Para tanto, esses profissionais lidam com diversas barreiras. Conflitos familiares, dependência química, dificuldades financeiras e problemas sociais exigem frequentemente do médico e de toda a equipe uma abordagem extremamente complexa. Não raro as demandas apresentadas ultrapassam o que seria o escopo da assistência à saúde num sentido estrito, exigindo a elaboração de um plano de cuidado interdisciplinar e, muitas vezes, intersetorial. Por vezes, a cobrança do profissional é muito maior do que pode ser realizado – por ele próprio e por terceiros –, causando ansiedade, angústia e insatisfação.[16]

Em hospitais e serviços de emergência, os plantões são uma rotina para grande parte dos colaboradores. O trabalho em turnos e a jornada noturna, especificamente, predispõem o profissional a maior risco de adoecer mentalmente. Isso decorre do fato de essa escala de trabalho ser mais cansativa e submeter a maior privação de sono. Há acentuado estresse, principalmente por envolverem ambientes mais críticos do serviço, onde há a necessidade de estar sempre alerta, pronto para agir em caso de intercorrências. Somando-se a disso, diversos profissionais se revezam entre vários serviços e/ou outras atividades ininterruptamente, na tentativa de complementar a renda. Além do esgotamento físico, acaba por reduzir de o tempo para o lazer e para a convivência com seus entes queridos.[7,41]

Exposição à violência no trabalho

Ainda no contexto da atenção primária, há considerável exposição à violência no trabalho. Embora ela esteja presente em outros cenários, como hospitais e unidades de pronto atendimento, a atuação fora dos muros do centro de saúde aumenta a suscetibilidade dos profissionais. O estudo Pandora-SP observou que os médicos e os agentes comunitários de saúde que atuam no município de São Paulo são mais

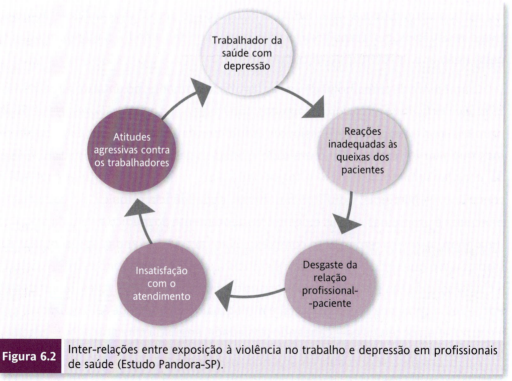

Figura 6.2 Inter-relações entre exposição à violência no trabalho e depressão em profissionais de saúde (Estudo Pandora-SP).

Fonte: Silva, 2015.

frequentemente ameaçados que os técnicos de enfermagem e os enfermeiros. Por violência entende-se tanto a sofrida diretamente, sob a forma de insultos, ameaças ou agressão física, como aquela em que o profissional não é vítima direta, a chamada violência testemunhada. Quanto maior a exposição à violência no trabalho, maior a chance de apresentar sintomas depressivos e depressão maior.[42] Altas taxas de exposição de profissionais de saúde à violência no trabalho foram observadas em *settings* como o serviço de emergência, os serviços de psiquiatria e geriatria.[43] Uma vez que está evidenciado que ser vítima de violência no trabalho é um importante fator de risco para depressão, a elaboração de estratégias para combater a violência no trabalho deve ser uma prioridade para os gestores dos serviços de saúde.

TÓPICO 3: REPERCUSSÕES DA DEPRESSÃO EM PROFISSIONAIS DE SAÚDE

O quadro depressivo é gerador de grande sofrimento psíquico aos acometidos e impacta diretamente a atividade laboral dos profissionais, uma vez que sintomas como fadiga, sono e dificuldade de concentração são muito frequentes, podendo comprometer a segurança dos pacientes, por meio de erros de prescrição, imperícias ao realizar procedimentos, excesso de encaminhamentos e insatisfação quanto ao atendimento.[4,19,44] Fahrenkopf, et al. identificaram, em um estudo prospectivo com médicos residentes com depressão, uma taxa de erros de medicação 6,2 vezes maior que a dos médicos que não tinham depressão.[45] Ademais, o tratamento com o uso de antidepressivos e ansiolíticos e mesmo o uso de substâncias psicoativas (lícitas ou ilícitas) têm potencial para interferir na cognição dos profissionais, aumentando o risco de iatrogenias.[18,46-47]

Uma vez que a depressão se tornou uma das principais causas de absenteísmo e presenteísmo no trabalho, ela traz um grande prejuízo às instituições públicas ou privadas.[25,48] Considera-se absenteísmo a falta nas atividades laborais, ao passo que o presenteísmo é entendido como a queda da produtividade decorrente de problemas de saúde.[4] Um estudo norte-americano que avaliou o impacto financeiro do presenteísmo por depressão e doenças osteomusculares em enfermeiras estimou um custo anual para o país de dois bilhões de dólares, apenas considerando erros de administração de medicação e quedas de pacientes internados.[6]

> **Na abordagem dos transtornos depressivos é imprescindível considerar o risco de suicídio. Ele vai desde o pensamento de cometer o ato (ideação), passando pelo planejamento, tentativas, até a morte. Cabe ressaltar que a taxa de suicídio entre os profissionais da saúde é elevada, maior que a encontrada na população geral, e, apesar de ser um processo multifatorial, está associada à atividade laboral exercida e ao impacto desta na qualidade de vida.[4,24] Deve-se levar em conta que esses profissionais possuem conhecimento técnico e acesso aos meios de maior letalidade. Assim, as tentativas de suicídio têm maior chance de ser fatais.[24]
>
> **IMPORTANTE**

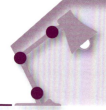

LEITOR(A)

Veja também o Capítulo 2, sobre O cuidado à pessoa com ideação suicida.

Tópico 4: Estratégias para melhorar a efetividade do cuidado ao profissional de saúde com depressão

O tratamento dos transtornos mentais entre profissionais da área da saúde possui diversas barreiras, tais como o estigma social e o autoestigma que essas patologias ainda carregam, o receio de discriminação por parte dos colegas e da própria instituição a que prestam serviços. A grande carga horária dificulta aos trabalhadores buscarem tratamento, e, muitas vezes, para conseguir disponibilidade, eles são obrigados a revelar a situação a seus gestores, aumentando sua exposição perante os colegas e a preocupação com confidencialidade. As tentativas de autodiagnóstico e autotratamento, frequentes em médicos, ou até mesmo o uso abusivo de substâncias a fim de aliviar os sintomas, podem ser extremamente prejudiciais e acabam por atrasar a busca por auxílio profissional. Além disso, ao buscar auxílio de um colega, este muitas vezes subestima a situação, comprometendo o manejo. O medo de ser afastado das atividades, ser considerado "fraco" e ter sua habilidade questionada também contribui para a esquiva em relação à procura de ajuda.[24]

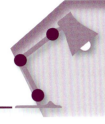

LEITOR(A)

Veja também o Capítulo 5, sobre O estigma social, o autoestigma e seus impactos para o cuidado às pessoas com transtornos depressivos.

Algumas estratégias, como o uso de *websites* e aplicativos para *smartphones*, têm sido avaliadas em relação a sua capacidade de contribuir para a melhora da saúde mental. Até o momento ainda faltam evidências que corroborem seu uso no contexto dos trabalhadores da saúde, entretanto podem funcionar como um primeiro passo na busca de auxílio profissional.[49]

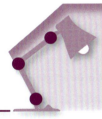

LEITOR(A)

Veja também o Capítulo 14, sobre Intervenções para depressão via *smartphone*.

No tocante ao controle do estresse no trabalho, existe evidência de que o uso de terapias individuais, como cognitivo-comportamental, relaxamento e *mindfulness*, podem contribuir para seu controle.[50] Entretanto, intervenções organizacionais vêm sendo avaliadas como abordagens promissoras, uma vez que o benefício atinge não apenas o indivíduo, mas a organização como um todo.[51] Considerando a associação entre o estresse ocupacional e a depressão, ter um olhar ampliado nas estratégias de intervenção é de grande valia para o manejo do problema.[52] O treinamento de liderança, por exemplo, pode auxiliar nas relações sociais entre chefes e empregados, melhorar o trabalho em equipe e organizar melhor a demanda. Dessa forma, a redução do estresse e da pressão no local de trabalho auxilia na diminuição do risco de depressão e *burnout* entre os trabalhadores da área da saúde.[19,53-54]

As instituições de saúde devem buscar ativamente melhorar a condição dos profissionais, facilitando o diagnóstico e o acesso ao tratamento, além de promover ações que reduzam o estigma em torno dos transtornos psiquiátricos. Os líderes podem ser capacitados para reconhecer e auxiliar os trabalhadores que estiverem passando por situações que comprometam sua saúde mental.[19,53] Reintegrar o profissional com transtorno depressivo que ficou afastado também é necessário, de modo a não o discriminar e oferecer toda a rede de apoio necessária para auxiliar em sua recuperação e prevenir novos episódios.[53]

Ampliar a compreensão dos transtornos depressivos, os fatores individuais e relacionados ao trabalho envolvidos na cadeia causal do processo saúde-doença é imprescindível para reduzir a prevalência de depressão em profissionais da saúde e evitar as graves consequências para o indivíduo acometido, para os pacientes assistidos por esse profissional, para as instituições e para o sistema de saúde.

Tópico 5: Pontos-chave

- Atualmente, os transtornos depressivos representam uma das principais causas de incapacidade no mundo, sendo os profissionais da saúde um grupo particularmente vulnerável.

- Além do grande sofrimento psíquico, a depressão está associada ao esgotamento emocional (*burnout*), descontentamento profissional, abuso de substâncias, risco de suicídio, absenteísmo, aposentadoria precoce, erros e negligência, risco para a segurança dos pacientes, entre outras consequências.

- Características do trabalho em saúde podem aumentar o risco de depressão. Os modelos teóricos de organização do trabalho, como demanda-controle, esforço-recompensa e justiça organizacional, contribuem para a compreensão desse fenômeno e fornecem base para a elaboração de estratégias que reduzam o risco de depressão relacionada ao trabalho.

- O tratamento da depressão em profissionais da saúde tem como uma das principais barreiras o estigma que essas doenças ainda carregam e o medo da discriminação por parte dos colegas e da própria instituição.

- A prevenção consiste em uma das principais estratégias do cuidado, por meio de mudanças na organização do trabalho. As instituições, por sua vez, têm papel fundamental no cuidado a esses profissionais, facilitando o diagnóstico e o acesso ao tratamento e oferecendo toda a rede de apoio disponível para sua recuperação.

- Por fim, é preciso compreender os fatores predisponentes para o adoecimento mental dos trabalhadores da saúde, seja do setor público ou privado. As jornadas de trabalho, o cargo exercido, a falta de reconhecimento profissional, a exposição à violência no trabalho, a percepção de injustiça no trabalho, a exposição a determinados estilos de liderança, em particular àquelas que não fornecem *feedback*, são exemplos marcantes de fatores de risco para depressão.

- Os gestores de serviços de saúde e aqueles que formulam políticas públicas devem priorizar a elaboração e a implantação de ações que reduzam o risco de depressão em profissionais de saúde. Uma dessas ações é o treinamento de gestores/gerentes/supervisores em técnicas de liderança que priorize a comunicação como estratégia de motivação, forneça *feedback*, aumente a autonomia e promova a melhora da percepção de justiça organizacional.

TÓPICO 6: *LINKS* ÚTEIS

Publicação da Fundação Americana para Prevenção ao Suicídio, com enfoque de prevenção de *burnout*, depressão e suicídio em profissionais da saúde.

https://afsp.org/our-work/education/healthcare-professional-burnout-depression-suicide-prevention/

Guia desenvolvido pela Organização Não Governamental australiana Beyond Blue. Essa publicação é direcionada a gestores ou quaisquer profissionais envolvidos com o desenvolvimento e a implementação de ações para melhoria da saúde mental de trabalhadores em instituições de saúde.

Developing a workplace mental health strategy: a how-to guide for health service. Disponível em: http://resources.beyondblue.org.au/prism/file?token=BL/1728.

PHQ-9 Depression Test Questionnaire-, app disponível para iOs e Android.

O *Patient Health Questionnaire-9* (PHQ-9) é um instrumento validado para rastreio e acompanhamento de depressão que pode ser aplicado por profissionais de saúde ou autoaplicado, sendo disponível para uso público. O acesso através de aplicativos para *smartphones* facilita sua disseminação e utilização.

Centro de Valorização da Vida (CVV):

https://www.cvv.org.br/ou DISQUE 188.

Aplicativo de Telessaúde para auxiliar no diagnóstico de depressão e risco de suicídio: ADDS.

REFERÊNCIAS

1. Evans DL, Foa EB, Gur RE, Hendin H, O'Brien CP, Seligman. Depression and other common mental disorders: global health estimates. In: WHO Library Cataloguing-in-Publication Data. World Health Organization (WHO) 2017;1-24.

2. World Health Organization (WHO). Mental Health Action Plan 2013-2020. 2013. DOI:ISBN 978 92 4 150602 1.

3. Cordeiro Q, Razzouk D, Lima MGA. Trabalho e saúde mental dos profissionais da saúde. São Paulo: CREMESP – Conselho Regional de Medicina do Estado de São Paulo; 2016.

4. Silva DSD, Tavares NVS, Alexandre ARG, et al. Depressão e risco de suicídio entre profissionais de enfermagem: revisão integrativa. Rev da Esc Enferm da USP 2015;49:1023-31.

5. Onyishi M, Talukdar D, Sanchez R. Prevalence of clinical depression among medical students and medical professionals: a systematic review study. Arch Med 2016;08. DOI:10.21767/1989-5216.1000178.

6. Letvak S, Ruhm CJ, McCoy T. Depression in hospital-employed nurses. Clin Nurse Spec 2012;26:177-82.

7. Monteiro JK, Oliveira ALL, Ribeiro CS, Grisa GH, Agostini N. Adoecimento psíquico de trabalhadores de unidades de terapia intensiva. Psicol Ciência e Profissão 2013;33:366-79.

8. Kivimaki M, Hotopf M, Henderson M. Do stressful working conditions cause psychiatric disorders? Occup Med (Chic Ill) 2010;60:86-7.

9. Da Silva ATC, Peres MFT, Lopes CDS, Schraiber LB, Susser E, Menezes PR. Violence at work and depressive symptoms in primary health care teams: a cross-sectional study in Brazil. Soc Psychiatry Psychiatr Epidemiol 2015;50:1347-55.

10. Andrade LH, Wang Y-P, Andreoni S, et al. Mental disorders in megacities: findings from the São Paulo megacity mental health survey, Brazil. PLoS One 2012;7:e31879.

11. Kim MS, Kim T, Lee D, et al. Mental disorders among workers in the healthcare industry: 2014 national health insurance data. Ann Occup Environ Med 2018;30:1-8.

12. Alkhazrajy LA, Sabah S, Abed SMH. Prevalence of depressive symptoms among primary healthcare providers in Baghdad. Int J Heal Psychol Res 2014;2:1-29.

13. Gong Y, Han T, Yin X, et al. Prevalence of depressive symptoms and work-related risk factors among nurses in public hospitals in Southern China: a cross-sectional study. Sci Rep 2015;4:1-5.

14. Gong Y, Han T, Chen W, et al. Prevalence of anxiety and depressive symptoms and related risk factors among physicians in China: a cross-sectional study. PLoS One 2014;9:1-7.

15. Knuth BS, Silva RA, Oses JP, Radtke VA, Cocco RA, Jansen K. Mental disorders among health workers in Brazil. Cien Saúde Colet 2015;20:2481-8.

16. Aragão JA, Andrade ML, Mota MIA, de Sant'Anna Aragão MEC, Reis FP. Ocorrência de sintomas depressivos em médicos que trabalham no programa de saúde da família. J Bras Psiquiatr 2015;63:341-6.

17. Santos AS, Monteiro JK, Dilélio AS, Sobrosa GMR, Borowski SB von. Contexto hospitalar público e privado: impacto no adoecimento mental de trabalhadores da saúde. Trab Educ e Saúde 2017;15:421-38.

18. Junqueira MAB, Santos MA, Araújo LB, Ferreira MCM, Giuliani CD, Pillon SC. Sintomas depressivos e uso de drogas entre profissionais da equipe de enfermagem. Esc Anna Nery 2018;22:1-9.

19. Da Silva ATC, De Souza Lopes C, Susser E, Menezes PR. Work-related depression in primary care teams in Brazil. Am J Public Health 2016;106:1990-7.

20. American Psychiatric Association. Diagnostic and statistical manual of mental disorders. 5th ed. American Psychiatric Association, 2013. DOI:10.1176/appi.books.9780890425596.

21. Duan-Porter W, Hatch D, Pendergast JF, et al. 12-month trajectories of depressive symptoms among nurses: contribution of personality, job characteristics, coping, and burnout. J Affect Disord 2018;234:67-73.

22. Wood S, Stride C, Threapleton K, et al. Demands, control, supportive relationships and well-being amongst British mental health workers. Soc Psychiatry Psychiatr Epidemiol 2011;46:1055-68.

23. Firth-Cozens J. Individual and organizational predictors of depression in general practitioners. Br J Gen Pract 1998;48:1647-51.

24. Bright RP, Krahn L. Depression and suicide among physicians. Curr Psychiatr 2011;16-30.

25. Saijo A, Chiba S, Yoshioka E, et al. Effects of work burden, job strain and support on depressive symptoms. Int J Occup Med Environ Health 2014;27:980-92.

26. Karasek R, Theorell T. Healthy work: stress productivity and the reconstruction of working life. New York: Basic Books; 1990.

27. Schmidt DRC. Modelo demanda-controle e estresse ocupacional entre profissionais de enfermagem: revisão integrativa. Rev Bras Enferm 2013;66:779-88.

28. Levi L, Bartley M, Marmot M, et al. Stressors at the workplace: theoretical models. Occup Med 2000.

29. Rodrigues MNG, Carvalho GP, Marques AM, Saboia VM, Ribeiro AS. Cultura da segurança do paciente na atenção primária à saúde. Context Enferm 2013;22:302-10.

30. Reis ALPP, Fernandes SRP, Gomes AF. Estresse e fatores psicossociais. [Stress and psychosocial factors]. Psicol Ciência e Profissão 2010;30:712-25.

31. Gomes RK, Oliveira VBDE. Depressão, ansiedade e suporte social em profissionais de Enfermagem. Bol Psicol 2013;LXIII:23-33.

32. Alves MGM, Braga VM, Faerstein E, Lopes CS, Junger W. Modelo demanda-controle de estresse no trabalho: considerações sobre diferentes formas de operacionalizar a variável de exposição. Cad Saúde Pública 2015;31:1-5.

33. Sara JD, Prasad M, Eleid MF, Zhang M, Jay Widmer R, Lerman A. Association between work-related stress and coronary heart disease: a review of prospective studies through the job strain, effort-reward balance, and organizational justice models. J Am Heart Assoc 2018;7:1-16.

34. Moreira V, Teles TCB. Experiências do estigma na depressão: um estudo transcultural. Psico-USF (impr.) Itatiba;2008 Jul-Dec, v. 13, n. 2. Available from: http://dx.doi. org/10.1590/S1413-82712008000200010.

35. Oliveira AMN, Araújo TM. Situações de desequilíbrio entre esforço-recompensa e transtornos mentais comuns em trabalhadores da atenção básica de saúde. Trab Educ e Saúde 2017;16:243-62.

36. Vasconcelos EF, Guimarães LAM. Esforço e recompensa no trabalho de uma amostra de profissionais de enfermagem. Psicólogo inFormação 2009;13:1-26.

37. Greenberg J. Organizational justice: yesterday, today, and tomorrow. J Manage 1990;16:399-432.

38. Leal EM, Maria A, Ferreira C. Justiça organizacional: uma revisão crítica da literatura. Psicol Reflexão e Crítica 2005;18:443-53.

39. Schuster M, Dias V, Battistella L. O estudo da justiça organizacional: implicações na saúde individual e organizacional. Rev Port e Bras Gestão 2014;28-38.

40. Razzouk D, Lima MGA, Cordeiro Q. Saúde mental e trabalho. São Paulo: Conselho Regional de Medicina do Estado de São Paulo – CREMESP; 2015.

41. Rodrigues NG, Carvalho P, Meneleu A, Maria V, Ribeiro S. Trabalhadores de enfermagem e qualidade de vida: uma reflexão sobre o viver e o adoecer desses profissionais. Rev Pesqui Cuid É Fundam Online 2010;2:832-5.

42. Da Silva ATC, Peres MFT, Lopes CS, Schraiber LB, Susser E, Menezes PR. Violence at work and depressive symptoms in primary health care teams: a cross-sectional study in Brazil. Soc Psychiatry Psychiatr Epidemiol 2015;50:1347-55.

43. Di Martino V. Workplace violence in the health sector Country case studies. Geneva. 2002. Available from: http://cdrwww.who.int/violence_injury_prevention/violence/activities/workplace/WVsynthesisreport.pdf.

44. Weaver MD, Vetter C, Rajaratnam SMW, et al. Sleep disorders, depression and anxiety are associated with adverse safety outcomes in healthcare workers: a prospective cohort study. J Sleep Res 2018;27:1-9.

45. Fahrenkopf AM, Sectish TC, Barger LK, et al. Rates of medication errors among depressed and burnt out residents: prospective cohort study. BMJ 2008;336:488-91.

46. Haslam C, Atkinson S, Brown S, Haslam RA. Perceptions of the impact of depression and anxiety and the medication for these conditions on safety in the workplace. Occup Environ Med 2005;62:538-45.

47. Monroe T, Kenaga H. Don't ask don't tell: substance abuse and addiction among nurses. J Clin Nurs 2011;20:504-9.

48. Kessler RC. The costs of depression. Psychiatr Clin North Am 2012;35:1-14.

49. Pospos S, Young IT, Downs N, et al. Web-based tools and mobile applications to mitigate burnout, depression, and suicidality among healthcare students and professionals: a systematic review. Acad Psychiatry 2018;42:109-20.

50. Van der Klink JJ, Blonk RW, Schene AH, Van Dijk FJ. The benefits of interventions for work -related stress. Am J Public Health 2001;91:270-6.

51. Lamontagne AD, Keegel T, Louie AM, Ostry A, Landsbergis PA. A systematic review of the job-stress intervention evaluation literature, 1990-2005. Int J Occup Environ Health 2007;13:268-80.

52. Carrieri D, Briscoe S, Jackson M, et al. "Care under pressure": a realist review of interventions to tackle doctors' mental ill-health and its impacts on the clinical workforce and patient care. BMJ Open 2018;8:1-8.

53. Kelloway EK. Mental health in the workplace: towards evidence-based practice. Can Psychol/Psychol Can 2017;58:1-6.

54. Michie S, Williams S. Reducing work related psychological ill health and sickness absence: a systematic literature review. Occup Environ Med 2003;60:3 LP-9.

55. Karasek R. Job demand, job decision latitude and mental strain: implications for job redesign. Administrative Science Quartely, New York, 1979, v. 24. p. 285-308.

56. Da Silva ATC. Esgotamento profissional e depressão em profissionais da estratégia saúde da família no município de São Paulo. [tese (Doutorado)]. São Paulo: FMUSP; 2015. Disponível em: http://www.teses.usp.br/teses/disponiveis/5/5137/tde-27102015-084632/pt-br.php.

Capítulo 7

O ESTUDANTE DE GRADUAÇÃO COM DEPRESSÃO

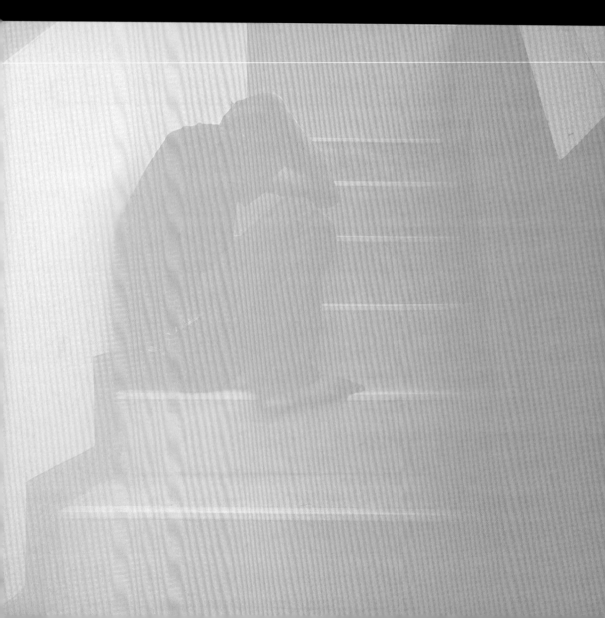

Giuliane Alêssa de Oliveira Rêgo
Yuri de Morais Gustavo
Eduardo Luis Cukierkorn
Fernanda Duarte Corbera
Maria Teresa de Almeida Fernandes

Objetivos do capítulo:

1. Descrever a prevalência de transtornos depressivos em estudantes de medicina e suas repercussões para a pessoa, suas famílias e as instituições.

2. Descrever os fatores individuais e do contexto acadêmico associados à depressão em estudantes de medicina.

3. Descrever as possibilidades de ações que podem ser realizadas para reduzir a prevalência de depressão em estudantes de medicina e suas consequências.

Tempo
15 minutos
de leitura

Tópico 1: Importância do tema

O sonho com a graduação em medicina ainda permeia o imaginário de muitos jovens brasileiros. De acordo com dados publicados pela Fundação Universitária para o Vestibular (FUVEST), referentes à relação-candidato vaga para o ano de 2019, o curso de graduação em medicina segue sendo o mais concorrido na Universidade de São Paulo (USP), uma das mais respeitadas do país. O fenômeno está presente também nos vestibulares das Universidades Estadual de Campinas (UNICAMP) e Estadual Paulista (UNESP)[1,3]. O aumento expressivo no número de novas escolas médicas no Brasil também é um importante representante desse fenômeno, de modo que entre 2003 e 2015 o número de escolas médicas passou de 126 para 257, resultando na formação de 23 mil novos médicos por ano.[4]

Paralelamente a esse contexto, um fenômeno que tem despertado a atenção de estudantes, professores, gestores e pesquisadores é a alta prevalência de sofrimento mental em estudantes universitários na área da saúde, em particular depressão e ansiedade. Estudos apontam que fatores individuais e as características do contexto acadêmico estão associados aos sintomas depressivos dessa população. Durante a graduação, os estudantes de medicina estão submetidos a diversas situações geradoras de estressores, tais como: exposição ao sofrimento humano, dificuldade de adaptação à estrutura curricular, débito estudantil, conflito com colegas e professores.[5] Esses fatores podem estar associados ao sofrimento mental do estudante de medicina. Mousa, et al., ao estudar 336 estudantes de medicina nos Estados Unidos, encontrou uma prevalência de transtorno depressivo maior (TDM) cinco vezes maior quando comparada à prevalência na população americana geral, ajustada por idade,[6] tendência esta já demonstrada anteriormente por outros autores.[7] No mundo afora, alguns dados quanto à prevalência de sintomas depressivos em estudantes de medicina apontam para taxas de que variam entre 12,9 e 24%.[8,11] Em estudos realizados no Brasil, os autores encontraram prevalência de sintomas depressivos entre 26,8 e 41%,[12,14] tendo este último valor sido encontrado em um estudo multicêntrico realizado no ano de 2016, que envolveu mais de 1.300 estudantes de 22 escolas médicas.

Os transtornos mentais, em particular a depressão, trazem sérias repercussões para esses indivíduos e para aqueles que os cercam. Absenteísmo, baixa *performance* no curso, isolamento social, uso de drogas e abono do curso estão entre essas repercussões. Neste capítulo, descreveremos a importância desse fenômeno em estudantes de medicina, que fatores podem aumentar o sofrimento mental e quais seriam as estratégias para mitigar sintomas depressivos e suas consequências, sejam estratégias individuais ou coletivas.

Tópico 2: Conceitos e definições

A depressão maior caracteriza-se como um transtorno do humor heterogêneo, com curso variável, de resposta inconstante ao tratamento, sem mecanismo estabelecido e alta incidência epidemiológica: mais de 12% dos homens e 20% das mulheres terão pelo menos um episódio durante toda a vida.[15] Entre os indivíduos que apresentaram um quadro depressivo, 96% relataram algum prejuízo em decorrência do distúrbio nos primeiros 12 meses, maior na área social do que no campo de trabalho.[16] Entre os que apresentam quadro crônico, 72% manifestam comorbidades psiquiátricas. Transtornos de ansiedade, transtorno de uso de substâncias e distúrbio de controle de impulsos são as mais frequentes, em ordem decrescente.

Uma das ferramentas mais utilizadas para realizar diagnósticos em saúde mental é o Manual Diagnóstico e Estatístico de Transtornos Mentais (DSM), que atualmente está na quinta versão.[17] O Manual descreve a depressão maior como um transtorno do humor em que há perda de interesse/prazer ou humor deprimido, em conjunto com pelo menos mais quatro outros sintomas, entre os quais: perda ou ganho de peso, insônia ou hipersonia, agitação ou retardo psicomotor, perda de energia em quase todos os dias, sentimentos de inutilidade ou culpa excessiva ou inadequada e pensamentos recorrentes de morte. Além disso, 72% dos indivíduos com curso crônico apresentam comorbidades psiquiátricas, sendo as mais frequentes: transtorno de ansiedade, transtorno de uso de substâncias e distúrbio de controle de impulsos.

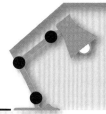

LEITOR(A)

Veja também os Capítulos 1, sobre Transtornos depressivos, e 2, sobre O cuidado à pessoa com ideação suicida.

Embora o exato mecanismo não seja definido, entende-se que a gênese do episódio depressivo seja determinada tanto por fatores biológicos quanto ambientais.

1. **Genéticos**

    Os fatores genéticos conferem predisposição para a ocorrência de episódios depressivos.[15] Indivíduos com alta carga genética apresentaram uma probabilidade 2,6 vezes maior para depressão quando comparados com indivíduos com baixa carga genética.[18]

2. **Ambientais e do contexto de vida**

    Os eventos de vida relacionados ao estresse estão associados com sintomas depressivos. São eles: mudança forçada de moradia, internação hospitalar, rompimento de relação amorosa, crise financeira grave. A morte de parente próximo é a principal causa, sendo que a perda de emprego e assaltos podem ser causas independentes a depender da individualidade.[18] Fatores ambientais também atuam de forma epigenética, aumentando a suscetibilidade dos indivíduos a efeitos depressivos de eventos estressantes cotidianos.

3. **Biológicos**

    - **Hipótese da deficiência das monoaminas:** baseia-se na ideia de que a inibição da enzima monoamina oxidase – responsável pela degradação tanto da serotonina quanto de norepinefrina – apresenta capacidade antidepressiva. Como os sistemas noradrenérgico e serotoninérgico atuam em quase todo o cérebro, sugere-se que apresentem ação moduladora do sentimento, pensamento e comportamento.[15]

    - **Eixo hipotálamo-hipófise-adrenal:** entende-se que o eixo relativo à secreção do cortisol pode fazer parte da etiopatogenia da depressão. Em tal caso, o estresse é percebido pelo córtex, transmitido ao hipotálamo, que estimula a secreção de CRH,[15] que por sua vez inicia o eixo.

Tópico 3: REPERCUSSÕES E CONSEQUÊNCIAS PARA O INDIVÍDUO

O suicídio é o ponto-final, é uma decisão da qual não se tem como voltar atrás, que não admite arrependimentos, ou seja, é o grau máximo de sofrimento psíquico.[19,21]

Mas, até chegar a este último grito de desespero, diversos sinais são perceptíveis, como os exemplificados a seguir:

- Médicos/médicas maltratando seus pacientes. Uma pessoa que é incapacitada de se cuidar por conta da depressão dificilmente cuidará do próximo como deveria, com o zelo, respeito e carinho que seus pacientes necessitam,[22] apesar de ser sua obrigação.

- Abandono do curso de medicina. Um curso que gera um nível elevado de estresse pode gerar em seus alunos medo, ansiedade, desespero, frustrações. Assim, os alunos encontram como meio fácil de sair dessa situação o abandono do curso e de seus sonhos.[23]

- Médicos/médicas não atentando a pequenos sinais e sintomas e, assim, deixando-os passar por conta do cansaço, pela deterioração física e psíquica, comumente proporcionados pela depressão e pelo *burnout*. Um ser humano esgotado e psicologicamente doente dificilmente consegue armazenar informações importantes, dificilmente está atento a pequenos detalhes. Mas estes, quando deixados de lado, mesmo que pequenos, podem fazer completa diferença no transcorrer do tratamento da doença, refletindo, assim, na vida do paciente.[22,24-25]

- O comprometimento do bom convívio entre os profissionais da saúde é frequentemente presenciado em ambientes com pessoas que têm a saúde mental comprometida. Tratar mal o próximo pode ser uma maneira de exteriorizar suas frustrações por não conseguir lidar com elas. Assim, tem início um ciclo vicioso em que um trata o outro mal, podendo desencadear um episódio depressivo neste outro pelo fato de o primeiro não saber equilibrar sua saúde mental.[26-27]

- Ataques de ódio exteriorizados em homicídios em série, como ocorreram em diversos episódios na história da humanidade. Jovens que passaram por momentos traumáticos em sua adolescência se revoltam a ponto de retornar ao local que proporcionou seu adoecimento psíquico e exterminam a vida de quem estiver ali presente.[28]

Esses exemplos são a exteriorização da depressão, mas existem muitos outros sintomas. A cultura de sentimentos ruins, angustiantes, similares a um monstro que assombra 24 horas por dia, toma dimensões maiores a cada vez que os semestres passam, a cada vez que as responsabilidades aumentam.

A medicina é, em muitos momentos, desumana com seu profissional. As instituições, diversas vezes, erram consideravelmente no cuidado com seus alunos. Erram quando contratam professores opressores, erram quando não se demonstram flexíveis a mudanças, erram quando não mudam a maneira de encarar e ensinar a medicina. O tempo em que o médico é criado como Deus, o tempo em que o médico é visto como um ser perfeito, cujos não são toleráveis, o tempo em que existem matérias nas quais são cobradas notas de rodapé apenas em nome do sofrimento dos alunos, esse tempo custa a passar, e mal se percebem que é nessa estúpida tradição que mora o alimento do transtorno depressivo entre os estudantes de medicina.[19,21-28]

Os reflexos causados pelo transtorno depressivo em estudantes de medicina são inúmeros e necessitam de cuidados ao ser analisados, porque na maior parte dos casos não são sinais óbvios (como os descritos anteriormente), mas, quando são óbvios, são vistos como "vontade de aparecer", "necessidade de atenção". Assim, em uma sociedade tão superficial e indiferente, precisamos ter cuidado e empatia, pois quem mais precisa de cuidados é quem cuida do próximo. E postergar o cuidado pode ser tarde demais.[21]

Apesar de não receber a devida importância, o transtorno depressivo entre estudantes de medicina é extremamente perigoso e deve ser tratado com muita cautela, porque as pessoas inseridas na área da saúde têm o conhecimento exato da quantidade e de quais drogas devem ser ingeridas e dos modos de suicídio que poderão, com exatidão, consumar sua morte.[20,23]

TÓPICO 4: FATORES DE RISCO E FATORES DE PROTEÇÃO

FATORES DE RISCO

Os estudos sobre os fatores de risco para transtorno depressivo nos estudantes de medicina são numerosos. A seguir abordaremos os casos relatados com maior frequência. O Quadro 7.1 agrupa tais fatores de acordo com a natureza semelhante entre eles.

Quadro 7.1	Fatores de risco

Fatores relacionados a aspectos psicológicos	**Fatores relacionados a aspectos sociodemográficos**
▰ distanciamento do núcleo familiar e social; ▰ estresse.	▰ renda familiar; ▰ dificuldades financeiras; ▰ sexualidade; ▰ religião;
Fatores relacionados a aspectos da rotina acadêmica	**Outros fatores de risco**
▰ ambiente competitivo; ▰ pressão psicossocial; ▰ exigência de perfeccionismo ▰ desumanização; ▰ desempenho acadêmico; ▰ proximidade com morte e doenças; ▰ agressividade de procedimentos médicos; ▰ comunicação com pacientes e familiares.	▰ cuidados com a saúde física; ▰ tabagismo; ▰ uso de drogas ilícitas; ▰ tempo de lazer.

Fonte: Dyrbye, et al., 2005; Valencia-Molina, et al., 2014.

FATORES RELACIONADOS A ASPECTOS PSICOLÓGICOS

O distanciamento do núcleo familiar e social tem sido relatado como causa de instabilidade emocional entre universitários, e deve-se ao fato de uma grande parcela de estudantes ter necessidade de mudar de domicílio para uma área próxima ao local de estudo.[29] Outro fator de risco importante associado à depressão entre estudantes de medicina é o estresse.[19] A taxa de prevalência do estresse em diversos estudos levantou o questionamento quanto a ser o próprio curso fonte de estresse e este, um fator de risco para sintomas depressivos.[7]

FATORES RELACIONADOS A ASPECTOS DA ROTINA ACADÊMICA

O ambiente de competição entre os estudantes, o excesso de pressão psicossocial na rotina médica, o perfeccionismo exigido no curso e a sensação de desumanização são relatados como fatores preditivos importantes.[12]

Sobre o perfeccionismo, cabe o relato de Millan ao notar que estudantes de desempenho acadêmico melhor tornam-se vulneráveis aos sintomas depressivos e outros transtornos por colocarem sobre si uma exigência maior.[30]

Entre os alunos que consideravam seu desempenho acadêmico regular, bem como os que achavam não ter obtido aptidão suficiente para a prática médica, houve também achados de depressão leve a moderada.[31]

Também são relatadas condições mais inerentes ao ambiente médico, tais como: maior proximidade com a morte e doenças, a agressividade de vários procedimentos médicos e a dificuldade em comunicar-se com o paciente e familiares.[32] Tanto nesse estudo como em outros, há nota de maior ocorrência de sintomas depressivos em determinados períodos ao longo do curso de medicina, cada um contendo suas justificativas para o ocorrido. Foram citados principalmente o início do ciclo básico, o oitavo semestre e o internato.

FATORES RELACIONADOS A ASPECTOS SOCIODEMOGRÁFICOS

A questão socioeconômica teve importante interferência nas taxas de sintomas depressivos, que aumentavam conforme diminuía a renda familiar ou se havia quaisquer dificuldades financeiras na rotina dos estudantes.[31]

Além disso, mostraram-se taxas significativas também relacionadas ao sexo feminino,[32] à sexualidade e à religião (presença ou não de uma religião ou abordagem espiritual na rotina dos estudantes).[31]

Esses fatores mostraram-se divergentes entre os estudos, provavelmente por sua diversidade geográfica e metodológica.

OUTROS FATORES DE RISCO

São fatores que não tinham correlação entre os aspectos citados, porém mostram grande importância nas abordagens.

A noção dos estudantes sobre cuidados com a própria saúde física mostrou-se relacionada com as taxas de depressão, aumentando entre os que consideravam os cuidados como ruins ou razoáveis, e entre os que relatavam problemas de saúde.[32] Ainda sobre cuidados com a saúde física, há relatos de maior propensão ao transtorno depressivo entre os estudantes tabagistas[32] e os que relatavam uso de drogas ilícitas.[12]

Outro fator importante citado foi o tempo de lazer diminuído.[12]

FATORES PROTETORES

A quantidade de abordagens sobre fatores de risco e de proteção no contexto do transtorno depressivo em estudantes de medicina (bem como outros universitários) é numericamente diferente, estando os fatores protetores em desvantagem. Isso de forma alguma coloca os protetores como insignificantes para os estudos e ações clínicas. Cabe ressaltar que são elementos relevantes para o fortalecimento ao formar uma ampla ajuda prática e rede de apoio aos universitários. No Quadro 7.2 temos um resumo dos fatores protetores.

Quadro 7.2	Fatores protetores
Referentes ao curso ◾ satisfação; ◾ escolha; ◾ trancamento de matrícula. **Referentes à atenção psicológica** ◾ psicoterapia; ◾ grupos de intervenção.	**Referentes aos relacionamentos dos estudantes** ◾ família; ◾ relacionamentos de cunho amoroso/conjugal. **Outros protetores** ◾ atividade física (incluindo prática de esportes); ◾ condições econômicas; ◾ lazer; ◾ atividades relacionadas a prática religiosa ou meditação.

Fonte: De Paula, et al., 2014; Almeida, et al., 2017; D'Andrea, et al., 1988; Gaviria, et al., 2002.

REFERENTES AO CURSO

Estudos demonstram que escolher e ter empatia pelo curso exercido auxilia os universitários, que passam a apresentar baixos níveis de sintomas depressivos quando comparados aos alunos que escolheram cursos por pressão social ou econômica e aos que se mostraram insatisfeitos com o curso.[32-33] Outro fator importante apresentado foi o trancamento de matrícula ser apontado por universitários como resolução de crises depressivas.[34]

REFERENTES À ATENÇÃO PSICOLÓGICA

A realização de psicoterapia ou mesmo de grupos de intervenção que abordam a depressão apresentou-se como melhoria aos universitários para identificar sintomas e buscar auxílio, incluindo a melhoria na utilização de tratamentos não farmacológicos.[34-35]

Referentes aos relacionamentos dos estudantes

Citados como importantes agentes terapêuticos, relações interpessoais auxiliam na solução de conflitos, nas crises e na comunicação nessas relações.[36] Os relacionamentos listados foram os de cunho amoroso/conjugal e a relação familiar.

A relação familiar mostrou efeito protetor em diversos estudos, tanto no que tange à qualidade do vínculo parental como no efetivo uso desse círculo social por meio da demonstração de afeto, abertura de diálogo, limites e apoios e melhorias do funcionamento familiar.[34,36-37]

Atividade física

A prática de atividades físicas, incluindo atividades esportivas, na frequência e intensidade necessárias à homeostase do corpo humano, revelaram melhorias na função cognitiva, no sono, humor e autoestima dos estudantes universitários, bem como estabeleceram melhor condicionamento físico. Tudo isso e outros efeitos da correta e regular atividade física protegem o corpo da desarmonia entre saúde física e mental, tornando menor a predisposição a transtornos depressivos.[38]

Outros fatores protetores

A prática de uma atividade religiosa, atividades que envolvam prática de meditação, estabelecer tempo para atividades de lazer pessoal e a melhoria na área financeira pessoal e familiar foram relatados também como agentes de proteção ou minimamente como benéficos à saúde mental e emocional do estudante.[32,34]

Tópico 5: Estratégias de intervenção

Como já discutido no capítulo, a precariedade da saúde mental do estudante de medicina é uma realidade. Contudo, não necessariamente uma situação insolúvel ou não modificável. Para melhor debater possíveis intervenções, o tópico será didaticamente dividido em três profilaxias, primária, secundária e terciária, sendo todas importantes e atuando em momentos distintos.

Profilaxia primária – reestruturação curricular

Como visto anteriormente, o estresse é fator primordial da gênese da degradação da saúde mental. Em tal contexto, tanto a mudança na forma de avaliação como a reforma curricular detêm poder de reduzir o estresse basal ao qual todo estudante de medicina está envolvido. No primeiro caso, a estruturação da avaliação com apenas dois conceitos, aprovado e reprovado, apresentou redução na incidência de *burnout* e melhora no bem-estar,[39,41] sem perda de conhecimento médico.[40-41] Quanto à reestruturação curricular, a reorganização dos alunos em pequenos grupos de estudo, em detrimento de um único, diminui os parâmetros de ansiedade, estresse e depressão.[39] A redução de detalhamento do curso, com instituição de eletivas longitudinais e grupos de estudo baseados em temas, fez parte do conjunto de medidas feitas pela Universidade de Saint Louis, que apresentou melhora na qualidade de vida e da saúde mental dos estudantes, sem perda de conhecimento médico.[40] A Vanderbilt School of Medicine também desenhou um programa de bem-estar estudantil,[42] baseado em três pilares: mentoria, liderança estudantil e crescimento pessoal. Entre diversas mudanças, construiu um currículo paralelo que ocorre por meio de *workshops,* cujos objetivos são direcionados especificamente para cada um dos primeiros quatro anos de medicina. Entre seus alvos estão:

1) Criar um fórum sobre o modelo de autocuidado da faculdade como meta para proporcionar compaixão no cuidado ao paciente.

2) Providenciar um contexto no qual os estudantes possam contemplar a própria vida, sendo encorajados a discutir assuntos como valores próprios, habilidades e interesses, assim como sobre o efeito desses fatores na direção da vida profissional;

3) Abrir diálogo e discussões como forma de cultivar relações para toda a vida, centrais para a compaixão no cuidado à saúde.

PROFILAXIA SECUNDÁRIA – DESENVOLVENDO RESILIÊNCIA

Resiliência é definida como competência emocional que pode ser considerada uma virtude ou comportamento a ser adquirido ou melhorado. Consiste em processo cognitivo que abrange pelo menos cinco dimensões: planejamento, autocontrole, compromisso, perseverança e eficácia pessoal.[43] Ou, de outra forma, a capacidade do ser humano de resistir a adversidades sem desenvolver distúrbios físicos, psicológicos ou sociais.[44] A importância da resiliência pode ser demonstrada por seu oposto: alunos com baixa resiliência tendem a ter pior qualidade de vida e pior percepção do ambiente de educação, sendo essa relação independente de sexo, ano na faculdade ou sintomas depressivos ou ansiosos.[44]

Devido a sua grande importância e à possibilidade de ser uma habilidade passível de ser aprendida,[39,44] a integração do treinamento da resiliência ao currículo é uma maneira de reduzir os efeitos danosos do estresse tanto do curso quanto da futura vida profissional. A integração pode ocorrer de forma longitudinal por meio de teatro pedagógico, *role play,* simulações, *feedback* e mentoria,[44] sendo que esta última apresenta resultados positivos tanto para estresses agudos quanto crônicos.[45]

Considerando que durante o primeiro ano já ocorrem importantes mudanças nas estratégias de resiliência, com diminuição de exercícios físicos e socialização em detrimento do aumento do consumo de álcool,[45] ações que se iniciam no começo do semestre, particularmente nas primeiras quatro semanas, têm maior probabilidade de sucesso.

PROFILAXIA TERCIÁRIA: RASTREIO E ACOMPANHAMENTO

Embora a modificação curricular e o treinamento de resiliência sejam importantes na prevenção de abertura de distúrbios psiquiátricos e/ou da precariedade da saúde mental, esses acontecimentos ainda assim ocorrerão em parte dos alunos. Em tais momentos, é importante que se inicie o acompanhamento precocemente, a fim de impedir a piora do quadro. Para tanto, é sumária a existência de rastreio e a possibilidade de acompanhamento.

O primeiro pode ser feito pelo uso de ferramentas de rastreio para uso individual, como a 7-item *Medical Student and Physician Well-Being Index,* ou por uma terceira parte independente: serviço de saúde do aluno ou funcionário de programa de assistência estudantil. Neste último caso, os alunos que forem positivos para angústia devem ser referenciados para profissionais de saúde mental.[39]

O bom acompanhamento, por sua vez, depende de três pré-requisitos: resolução de estigma, segurança de confidencialidade e tempo.

Em um estudo feito em 2003,[46] os diversos estigmas sobre saúde mental entram como uma das causas pelas quais os estudantes de medicina não procuram ajuda nesse quesito. Foi relatado estigma quanto à aceitação do estresse e da falta de saúde mental, sentimento de vergonha em admitir o período de dificuldade e preocupação quanto ao futuro profissional, caso admitam passar por questões de saúde mental. Em outro estudo,[47] que comparava a procura de cuidado à saúde mental por estudantes de medicina e psicologia, estes aparecem como muito mais propensos que os primeiros. Em um terceiro,[39] identificou-se que alunos de medicina têm menor propensão a procurar ajuda para problemas emocionais do que a população geral americana e os jovens da mesma idade.

A segurança quanto à confidencialidade é uma questão de grande importância. Estudantes possuem o temor de que confiar o assunto a seus tutores acabe por afetar sua vida profissional futuramente,[46] assim como possíveis quebras de sigilo possam ocasionar comportamento discriminatório contra alunos com problemas emocionais.[39] Alguns estudos sugerem que o acompanhamento seja feito por uma terceira parte, independente da faculdade, de forma que o sigilo seja garantido,[47] ou então por um profissional da faculdade não envolvido na avaliação ou avanço acadêmicos.

Por último, o cuidado à saúde mental requer tempo. Dessa forma, defende-se uma política de absenteísmo que permita o acesso ao cuidado à saúde tanto física quanto mental.[39]

TÓPICO 6: PONTOS-CHAVE

- Há no Brasil uma prevalência de 26,8% a 41% de sintomas depressivos entre estudantes das escolas médicas.[12,14]

- Diversos sinais são exteriorizados como sintomas da depressão no meio médico, tais como abandono do curso de medicina,[23] maus-tratos a pacientes,[4] ataques de ódio exteriorizados.[28]

- Entre os fatores de risco para depressão estão: distanciamento do núcleo familiar e social, estresse, ambiente competitivo, pressão social e acadêmica, agressividade de procedimentos médicos, fator socioeconômico, uso de drogas, reduzido tempo de lazer e esgotamento profissional.

- Há também diversos fatores protetores: satisfação e poder de escolha sobre o curso, atenção psicológica, relação familiar, prática de atividade física, tempo para lazer, entre outros.

- As intervenções incluem: mudança na forma de avaliação, reestruturação curricular, programas de bem-estar, como mentorias, desenvolvimento da competência emocional resiliência (profilaxia secundária) e o rastreio e acompanhamento precoces de quadro de distúrbios na saúde mental dos alunos (profilaxia terciária).

- O bom acompanhamento depende de três requisitos: resolução de estigma, segurança de confidencialidade e tempo (política de absenteísmo que permita o acesso ao cuidado à saúde do aluno).

TÓPICO 7: *LINKS* ÚTEIS

Ministério da Saúde

O Ministério da Saúde do Brasil possui uma página reservada para tratar do tema da saúde mental. Nela podem ser encontradas diversas informações úteis, tais como: doenças, tratamentos, direitos do cidadão portador de transtornos mentais, estrutura de atendimento e as políticas nacionais de saúde mental. A página pode ser acessada através do *link*: http://portalms.saude.gov.br/saude-de-a-z/saude-mental.

Centro de Valorização da Vida (CVV)

Fundado em 1962, em São Paulo, o Centro de Valorização da Vida (CVV) é uma associação civil sem fins lucrativos e filantrópica que presta serviço voluntário e gratuito baseado em apoio emocional e prevenção do suicídio para todas as pessoas que querem e precisam conversar, sob sigilo e anonimato.

De acordo com informações cedidas pelo CVV, os contatos com a instituição podem ser feitos pelos telefones 188 (24 horas e sem custo de ligação), pessoalmente (nos 93 postos de atendimento) ou pelo *site* www.cvv.org.br, por *chat* e *e-mail*.

Faculdades com clínicas

Escolas de saúde mental (graduação) de várias cidades brasileiras oferecem à comunidade local uma rede de atendimento com psicoterapia gratuita ou a baixo custo. O serviço serve como estágio aos alunos das próprias instituições, e as informações sobre agendamento e local devem ser feitas nas próprias faculdades que tenham o curso e clínica vinculada.

CLIPEE Psicologia

Grupo de terapeutas que oferecem serviços de terapia *online* agendada e terapias sem necessidade de agendamento prévio, 24 horas. Possuem *site* e Instagram:

https://www.terapia24horas.com/

@terapianaclipee

CAPÍTULO 7 – O ESTUDANTE DE GRADUAÇÃO COM DEPRESSÃO

REFERÊNCIAS

1. FUVEST–Fundação Universitária para o Vestibular. FUVEST 2019: relação candidato/vaga [Internet]. 2019.p. 95-7. Disponível em: https://jornal.usp.br/wp-content/uploads/2018/11/relacao_candidato_vaga_completa_2019.pdf.

2. Comissão Permanente para os Vestibulares da Unicamp (Comvest). Vestibular 2019: 76 mil candidatos estão inscritos para a primeira fase [Internet]. 2018. Disponível em: https://www.unicamp.br/unicamp/noticias/2018/09/21/vestibular-2019-76-mil-candidatos-estao-inscritos-para-primeira-fase.

3. Fundação para o Vestibular da Unesp (Vunesp). Relação candidatos/vaga para o Vestibular 2019 é divulgada [Internet]. 2018. Disponível em: https://www2.unesp.br/portal#!/noticia/33915/unesp-divulga-relacao-de-candidatos-vaga-para-vestibular-2019.

4. Conselho Federal de Medicina. No Brasil, número de escolas privadas de medicina cresce duas vezes mais rápido que o de cursos públicos [Internet]. 2015.p. 24-6. Disponível em: portal.cfm.org.br/index.php?option=com_content&view=article&id=25689:2015-08-25-12-24-42&catid=3.

5. Dyrbye LN, Thomas MR, Shanafelt TD. Medical student distress: causes, consequences, and proposed solutions. Mayo Clin Proc [Internet]. 2005;80(12):1613-22. Available from: www.mayoclinicproceedings.com.

6. Mousa OY, Dhamoon MS, Lander S, Dhamoon AS. The MD blues: under-recognized depression and anxiety in medical trainees. PLoS One 2016;11(6).

7. Dyrbye LN, Matthew TR, Tait DS. Academic medicine: systematic review of depression, anxiety, and other indicators of psychological distress among U.S. and Canadian medical students. Acad Med [Internet]. 2006;81(4):354-61. Available from: http://www.ncbi.nlm.nih.gov/pubmed/16565188.

8. Jadoon NA, Yaqoob R, Raza A, Shehzad MA, Choudhry ZS. Anxiety and depression among medical students: a cross-sectional study. J Pak Med Assoc 2010;60(8):699-702.

9. Schwenk TL, Davis L, Wimsatt LA. Depression, stigma, and suicidal ideation in medical students Thomas 2014;304(11):1181-90.

10. Silva V, Costa P, Pereira I, Faria R, Salgueira AP, Costa MJ, et al. Depression in medical students: insights from a longitudinal study. BMC Med Educ 2017;17(1):1-9.

11. Hamza Muhammad I-U-H, Hamid S, Nadir M, Mehmood N. Psychosocial interventions for technological addictions. Indian J Psychiatry 2018;60:109-13.

12. Francisco do Amaral G, Marque L, Gomide P, De Paiva Batista M, De Paula Píccolo P, et al. Sintomas depressivos em acadêmicos de medicina da Universidade Federal de Goiás: um estudo de prevalência. [Depressive symptoms in medical students of Universidade Federal de Goiás: a prevalence study]. Artig Orig Rev Psiquiatr RS [Internet]. 2008;3030(22):124-30. Available from: http://www.scielo.br/pdf/rprs/v30n2/v30n2a08.

13. Tabalipa FO, Souza MF, Pfützenreuter G, Lima VC, Traebert E, Traebert J. Prevalence of anxiety and depression among medical students. Rev Bras Educ Med [Internet]. 2015;39(3):388-94. Available from: http://www.scielo.br/scielo.php?script=sci_arttext&pid=S0100-55022015000300388&lng=en&tlng=en.

14. Brenneisen Mayer F, Souza Santos I, Silveira PSP, Itaqui Lopes MH, De Souza ARND, Campos EP, et al. Factors associated to depression and anxiety in medical students: a multicenter study. BMC Med Educ [Internet]. 2016;16(1):1-9. Available from: http://dx.doi.org/10.1186/s12909-016-0791-1.

15. Belmaker RH, Agam G. Major depressive disorder. 2008.

16. Rovner B, Casten R. The epidemiology of major depressive disorder: evidence-based eye care. 2003.

17. American Psychiatric Association. Diagnostic and Statistical Manual of Mental Disorders DMS V. Diagnostic and Statistical Manual of Mental Disorders. 5th ed. 2013.

18. Kendler KS, Kessler RC, Waiters EE, MacLean C, Neale MC, Heath AC, et al. Stressful life events, genetic liability, and onset of an episode of major depression in women. Am J Psychiatry 1995;152(6):833-42.

19. Cybulski CA, Mansani FP. Sintomas depressivos e do uso de antidepressivos entre acadêmicos do Curso de Medicina da Universidade Estadual de Ponta Grossa: an analysis of depression, the risk factors for depressive symptoms, and the use of. 2017;41(1):92-101.

20. Coentre R, Góis C. Suicidal ideation in medical students: recent insights. 2018;873-80.

21. Meleiro A. Suicídio entre médicos e estudantes de medicina. Rev Ass Med Bras 1998;44(2):135-40.

22. Conselho Federal de Medicina. Resolução n. 2.217/2018. 2018.

23. Ribeiro AG, Cruz LP, Marchi KC, Tirapelli CR, Miasso AI. Antidepressivos: uso, adesão e conhecimento entre estudantes de medicina. Cien Saúde Colet [Internet]. 2014;19(6):1825-33. Disponível em: http://www.scielo.br/scielo.php?script=sci_arttext&pid=S1413-81232014000601825&lng=pt&tlng=pt.

24. Trigo TR, Chei TT, Hallak JEC. Síndrome de burnout ou estafa profissional e os transtornos psiquiátricos. Rev Psiquiatr Clin 2007;34(5):223-33.

25. Leitão LJP. Erro médico e responsabilidade civil contratual [Internet]. 2017. 67p. Disponível em: http://recipp.ipp.pt/bitstream/10400.22/9822/1/DM_LucasLeitao_MSOL2016.pdf.

26. Bezerra L, Gianasi DS, Oliveira DC. A síndrome de burnout e suas representações entre profissionais de saúde. Estud Pesqui Psicol 2014;14(3):756-72.

27. Fabichak C, Da Silva-Junior JS, Morrone LC. Burnout syndrome in medical residents and work organizational predictors [Síndrome de burnout em médicos residentes e preditores organizacionais do trabalho] Rev Bras Med do Trab 2014;12(2):79-84.

28. Garcia BT. O homicida em série à luz da criminologia. Rev Âmbito Jurídico [Internet]. 2017;162. Disponível em: http://www.ambitojuridico.com.br/site/?n_link=revista_artigos_leitura&artigo_id=19188&revista_caderno=3.

29. Valencia-Molina AM, Pareja-Galvis ÁM, Arenas DAM. Trastornos neuropsiquiátricos en estudiantes universitarios con bajo rendimiento académico de una universidad privada de Medellín [Neuropsychiatric disorders in a sample of university students with academic lower performance of a private Medellin University] Rev CES Psicol 2014;7(1):69-78.

30. Millan LR. Assistência psicológica ao estudante de medicina: medicina 21 anos de experiência. Rev Assoc Med Bras 2008;54(1):90-4.

31. Costa EFO, Santana YS, Santos ATRA, Martins LAN, De Melo EV, De Andrade TM. Sintomas depressivos em estudantes.pdf. Rev Assoc Med Bras 2012;58(1):53-9.

32. De Paula JDA, Borges AMFS, Bezerra LRA, Parente HV, De Paula RCA, Wajnsztejn R, et al. Prevalence and factors associated with depression in medical students. J Hum Growth Dev 2014;24(3):274-81.

33. Almeida HMD e S, Benedito MHA, Ferreira SB. Quebrando tabus: os fatores que levam o suicídio entre universitários. Rev Pesqui Interdiscip 2017;(Suplementar 2):647-59.

34. D'Andrea FF, Almeida O. Crise em estudantes de medicina. J Bras Psiquiatr. 1988;37(6):313-5.

35. Merritt RK, Price JR, Mollison J, Geddes JR. A cluster randomized controlled trial to assess the effectiveness of an intervention to educate students about depression. Psychol Med 2007;37(3):363-72.

36. De Souza MS, Daher Baptista AS, Baptista MN. Relation between family support, mental health and risk behavior in undergraduates students. Acta Colomb Psicol 2010;13(1):143-54.

37. Gaviria S, Rodríguez MDLÁ, Álvarez T. Calidad de la relación familiar y depresión en estudiantes de medicina de Medellín, Colombia, 2000. Rev Chil Neuropsiquiatr 2002.

38. De Omena Silva A, Cavalcante Neto JL. Associação entre níveis de atividade física e transtorno mental comum em estudantes universitários. Motricidade 2014;10(1):49-59.

39. Dyrbye L, Shanafelt T. A narrative review on burnout experienced by medical students and residents. Med Educ 2016.

40. Slavin SJ. Medical student mental health. JAMA 2016.

41. Rotenstein LS, Ramos MA, Torre M, Bradley Segal J, Peluso MJ, Guille C, et al. Prevalence of depression, depressive symptoms, and suicidal ideation among medical students a systematic review and meta-analysis. JAMA – Journal of the American Medical Association 2016.

42. Drolet BC, Rodgers S. A comprehensive medical student wellness program-design and implementation at Vanderbilt School of Medicine. Academic Medicine. 2010.

43. Tempski P, Martins MA, Paro HBMS. Teaching and learning resilience: a new agenda in medical education. Med Educ 2012.

44. Tempski P, Santos IS, Mayer FB, Enns SC, Perotta B, Paro HBMS, et al. Relationship among medical student resilience, educational environment and quality of life. PLoS One 2015.

45. Ball S, Bax A. Self-care in medical education: effectiveness of health-habits interventions for first-year medical students. Acad Med 2002.

46. Chew-Graham CA, Rogers A, Yassin N. "I wouldn't want it on my CV or their records": medical students' experiences of help-seeking for mental health problems. Med Educ 2003.

47. Brimstone R, Thistlethwaite JE, Quirk F. Behaviour of medical students in seeking mental and physical health care: exploration and comparison with psychology students. Med Educ 2007.

Capítulo 8

DEPRESSÃO NA POPULAÇÃO LGBTQIA+

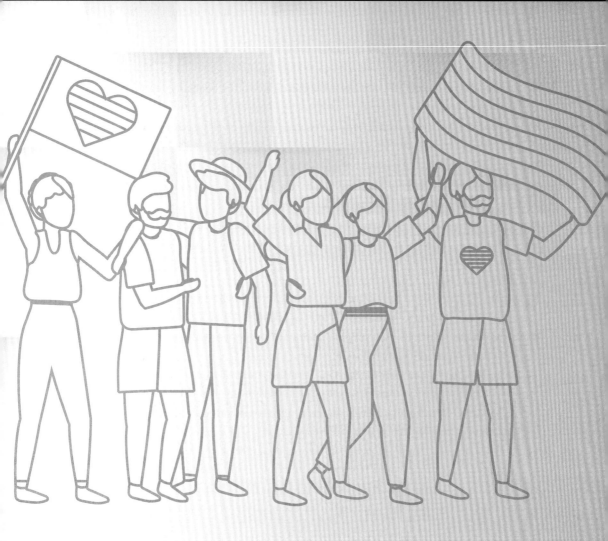

Brenda Stephanie Fiuza
Daniela Raulino Cavalcante
Regina Mutai Fraguglia
Andréa Tenório Correia da Silva
Bernardo Banducci Rahe

Objetivos do capítulo:

1. Descrever a prevalência dos transtornos depressivos na população LGBTQIA+ e o risco de suicídio.

2. Discutir quais são os fatores que aumentam o risco de depressão e como elaborar estratégias para reduzir esses fatores.

3. Apresentar aspectos essenciais para garantir a integralidade do cuidado à população LGBTQIA+.

4. Refletir sobre conhecimentos e habilidades que os profissionais da saúde devem ter para compreensão das necessidades de saúde da população LGBTQIA+ e contribuir para reduzir a prevalência de depressão e o risco de suicídio nessa população.

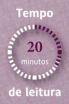

Tempo
20 minutos
de leitura

Tópico 1: Importância do tema

Dentre os diversos problemas de saúde mental que acometem a população mundial, o transtorno depressivo apresenta-se como um dos mais comuns, o que lhe rende o nome popular de "o mal do século". Segundo dados da Organização Mundial de Saúde (OMS), estima-se que mais de 300 milhões de pessoas sofram com depressão, número que representa cerca de 5% da população mundial. Em 2020, será a doença mais incapacitante do mundo.[1,2]

A depressão causa à pessoa afetada intenso sofrimento psíquico, que lhe torna incapaz de realizar suas atividades diárias, como trabalhar, estudar e, muitas vezes, desfrutar do que antes era uma forma de prazer. Também afeta os relacionamentos interpessoais, a interação da pessoa com o mundo e a interação da pessoa consigo mesma.

Nos casos mais graves, a sensação de que continuar vivendo não vale a pena ou de que a morte seria uma solução para seus sofrimentos se faz presente. Dessa maneira, pensamentos de morte, tentativas de suicídio e o próprio suicídio são questões bastante importantes e que devem ser acompanhadas com atenção ao longo do tratamento. Dados da OMS revelam que cerca de 800 mil pessoas cometem suicídio a cada ano, sendo considerada a segunda causa de morte entre pessoas jovens com idade entre 15 e 29 anos.

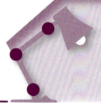

LEITOR(A)

Veja também o Capítulo 1, sobre Transtornos depressivos.

Vários grupos populacionais se mostram mais vulneráveis ao desenvolvimento de depressão e também ao suicídio, e dentre eles podemos citar as minorias sociais. Nesse contexto, abordamos o termo *minorias* não como questão numérica, de quantias menores, e sim algo que se aproxima mais das ciências humanas, das relações sociais de poder, preconceitos e discriminações, em que um grupo é visto como superior, dominante, mais importante que outro grupo de pessoas que são consideradas subordinadas, inferiores, de menor valor.[3,4] Entre as minorias que têm elevada taxa de suicídio, podemos observar os refugiados e migrantes; indígenas; pessoas privadas de liberdade; e as minorias sexuais e de gênero, aqui identificadas pela sigla LGBTQIA+ (lésbicas, *gays*, bissexuais, travestis, transexuais, transgêneros, *queer*, intersexos e assexuais).

Um estudo realizado no Reino Unido, publicado no periódico científico *The Lancet Child & Adolescent Health*,[5] acompanhou quase 5 mil pessoas entre os 10 e os 21 anos e mostrou que indivíduos LGBTQIA+ entre os 16 e os 21 anos têm quatro vezes mais chances de praticar autoagressão e apresenta mais risco de sofrer com os sintomas de depressão, quando comparados aos indivíduos heterossexuais e cisgêneros.

Em sendo um grupo que vive situações de vulnerabilidade apenas por ser quem é, a população LGBTQIA+ apresenta maiores taxas de transtornos depressivos e comportamento suicida que a população geral. Entre outros fatores, esse número maior de casos de depressão pode ser atribuído às experiências negativas e preconceitos enfrentados ao longo da vida. À vulnerabilidade individual e social soma-se a vulnerabilidade programática, ou seja, aquela que deriva das situações vivenciadas pela população LGBTQIA+ nos serviços ou das instituições de saúde e outras instituições. Por exemplo, um profissional de saúde que trata de modo preconceituoso indivíduos LGBTQIA+ traz sérias repercussões negativas para o acesso aos serviços de saúde, para a longitudinalidade e para a integralidade do cuidado. Qualquer forma de violência relacionada à orientação sexual e à identidade de gênero é um determinante social com impacto na morbimortalidade e na expectativa de vida.

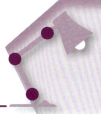

LEITOR(A)

Veja também os Capítulos 9, sobre Determinantes sociais da saúde e transtornos depressivos, e 3, sobre A cultura contemporânea e a depressão.

Para algumas pessoas, quando há o reconhecimento de sua orientação sexual como não heterossexual e/ou identidade de gênero como não cisgênero, surge diante de si a fantasia, ou mesmo a realidade, de um futuro de solidão e marginalização, decorrente de conflitos com a família, a sociedade e até consigo mesmo. Nesse sentido, o sentimento de pertencimento à comunidade LGBTQIA+ passa a ser um fator protetor importante, mas que por muitos pode ser visto como fator de isolamento, de exílio.

A população LGBTQIA+ passa por diversas situações cotidianas desagradáveis de preconceito estrutural e institucionalizado, o estresse social que impõe a supremacia da heteronormatividade, exclusão social e até mesmo familiar e o ódio e a violência homofóbica e transfóbica. O estresse constante e o acúmulo dessas experiências perturbadoras tornam esses indivíduos mais suscetíveis ao desenvolvimento de transtorno depressivo, sentimentos de baixa autoestima, situações socioeconômicas desfavoráveis, uso e abuso de substâncias, que por sua vez retroalimentam a situação de pertencer a uma minoria. Esse modelo de vulnerabilidades, estresses e retroalimentação é chamado "estresse de minoria".[6-7]

Tópico 2: Conceitos e definições necessários para a leitura deste capítulo

Diante da complexidade do tema abordado, é indispensável a apresentação de importantes conceitos e definições que serão utilizados ao longo do capítulo.

Comecemos pelo título do capítulo. Muitos se questionam sobre o verdadeiro significado de LGBTQIA+, sigla que contempla *gays,* lésbicas, bissexuais, travestis, transexuais, transgênero, intersexos e assexuais. Visto isso, vamos entender o significado de cada um desses conceitos.

O primeiro termo a ser abordado é o da sexualidade, conceito bem estudado por Hipócrates na Era Clássica e por Freud na Era Vitoriana, por exemplo. É um termo abrangente, com difícil definição absoluta, que varia de acordo com o comportamento e cultura da sociedade em diferentes épocas, pois se dá através da relação entre a anatomia, fisiologia, cultura, relacionamentos interpessoais e experiências de uma pessoa ao longo da vida.[8]

Outro conceito de relevância é o de **gênero**, intimamente ligado à cultura e que depende do modo como a sociedade e o indivíduo, psicológica e emocionalmente, classificam as pessoas em homem ou mulher, independentemente do **sexo.**[9] Já este baseia-se nas características dos órgãos reprodutivos e genitais, bem como no sexo cromossômico da pessoa ao nascer, sendo designado como feminino ou masculino. Existem ainda as pessoas intersexos, em que o desenvolvimento do sexo cromossômico, gonadal ou anatômico não se ajusta ao modelo binário convencional do sexo.

Orientação sexual também é algo a ser destacado. Relaciona-se à sexualidade e pode ser definida por algum ou nenhum interesse sexual de uma pessoa por outra.[1,2] Os **assexuais** são aqueles que não têm interesse sexual algum, independentemente do gênero da pessoa.[8-9] **Bissexuais** sentem atração sexual por pessoas de ambos os gêneros. Os **heterossexuais** interessam-se por pessoas do gênero oposto ao qual se identificam. Os **homossexuais** atraem-se por pessoas com o mesmo gênero deles. Existem ainda polissexuais e pansexuais, além daqueles que não apresentam orientação sexual definida.[1]

No que se refere ao gênero, existem diversos outros conceitos inter-relacionados, inclusive com a sexualidade. O primeiro a ser abordado será o de **identidade de gênero**. Diferentemente da noção em que a sociedade acredita, identidade de gênero não necessariamente se relaciona com o sexo atribuído quando uma criança nasce, mas com o que a pessoa sente e com aquilo com que ela se identifica. Pode ser uma percepção masculina, feminina, alternada (ora feminina, ora masculina) ou uma combinação de gêneros. A formação da identidade é influenciada genética e ambientalmente, por meio dos diversos relacionamentos com outras pessoas, além dos fatores culturais.[8-9]

Um termo a ser diferenciado é o de **papel de gênero**, que, diferentemente de identidade de gênero (que conota a percepção intrínseca da pessoa), refere-se ao comportamento diante de situações diversas. Isso independe do biológico, mas depende de algo que é construído ao longo da vida. Além disso, não necessariamente o papel de gênero deve ser igual à identidade de gênero de uma pessoa, visto que sentimento e manifestação de determinado gênero são coisas distintas. Muito similar ao papel de gênero, temos a definição de **expressão de gênero**, que é o modo como a pessoa se manifesta de modo físico (por meio do corte de cabelo e das roupas, por exemplo) e comportamental a fim de expressar sua identidade de gênero.

Quando uma pessoa se identifica com o gênero ao qual foi designada ao nascer, utilizamos o termo **cisgênero**.[2] Por outro lado, quando a pessoa não se identifica com o gênero determinado ao nascimento, o termo utilizado é **transgênero**.[1,2,3] Apesar de não haver consenso, pode-se dizer que o termo **transexual** é utilizado quando a pessoa não se identifica com o gênero designado ao nascimento e há desejo de mudança de caracteres sexuais primários.[2,3] Essas alterações podem ser realizadas por meio de cirurgias ou do uso de hormônios.[3] Ainda dentre os transexuais existem os homens transexuais e as mulheres transexuais, definidos a partir do gênero com o qual se identificam, ou seja, os primeiros são do sexo feminino e se identificam e expressam o papel de gênero masculino, enquanto as segundas são de sexo masculino e se identificam e buscam o reconhecimento do papel de gênero feminino.[2,3]

As **travestis**, uma identidade de gênero bastante particular da América Latina e principalmente o Brasil, são aquelas pessoas designadas como homens ao nascer que não poupam esforços para feminilizar seu corpo e aparência, usam pronomes femininos, sem necessariamente considerar-se mulheres ou desejar mudar seus caracteres sexuais primários por meio de cirurgia genital e se expressam com base no gênero feminino, por isso o tratamento ideal se dá pelo uso do artigo "a". Já os *genderqueers*, **ou somente** *queers*, não se adequam a nenhum dos gêneros, mas entre eles ou em ambos, não se limitando a um ou outro gênero.[9]

A WPATH (World Professional Association for Transgender Health) tem uma postura bastante ativa no que diz respeito à despatologização das identidades trans. Em 2010 emitiu uma declaração afirmando que "a expressão das características de gênero, incluindo as identidades, que não estão associadas de maneira estereotipada com o sexo atribuído ao nascer, é um fenômeno humano comum e culturalmente diverso que não deve ser julgado como inerentemente patológico ou negativo". Mas tanto a Classificação Estatística Internacional de Doenças e Problemas Relacionados com a Saúde (CID) da Organização Mundial de Saúde, em sua 10ª edição, quanto a 5ª edição do *Manual Diagnóstico e Estatístico de Transtornos Mentais* (DSM) da Associação Psiquiátrica Americana ainda trazem uma visão patologizante das identidades trans.

Para muitos grupos, inclusive a WPATH, variabilidade de gênero não é o mesmo que disforia de gênero. A não conformidade de gênero ou variabilidade de gênero refere-se ao grau em que a identidade, o papel ou a expressão de gênero difere das normas culturais prescritas para pessoas de determinado sexo.[10] A disforia de gênero refere-se ao desconforto ou mal-estar significativo causado pela discrepância entre a identidade de gênero de uma pessoa e o sexo a ela atribuído no momento do nascimento (e o papel de gênero associado e/ou características sexuais primárias e secundárias).[11] Somente algumas pessoas com variabilidade de gênero experimentam a disforia de gênero em algum momento das suas vidas. Existem tratamentos disponíveis para ajudar as pessoas com esse tipo de desconforto a explorar sua identidade de gênero e encontrar um papel de gênero que seja confortável para elas.[12]

Tópico 3: Repercussões/consequências dos transtornos depressivos

Quando pensamos nas principais repercussões que o transtorno depressivo traz ao paciente da população LGBTQIA+, precisamos ter em mente, em primeiro lugar, a ideação suicida, tendo em vista seus altos índices. Outra repercussão importante são episódios de automutilação. Estudos evidenciam que a ideação suicida e a automutilação são mais frequentes nesse grupo quando comparado a um grupo de heterossexuais e/ou cisgêneros.[13]

Outra consequência que não podemos esquecer é a segregação, uma vez que essa população já é excluída pela sociedade em geral e o transtorno depressivo faz com que essas pessoas excluam-se ainda mais, dificultando até mesmo a convivência familiar.

Diante disso, é necessário que as instituições façam não só uma avaliação completa e imediata das necessidades de saúde mental dessa população, mas também é necessária a implementação de medidas sociais e educacionais para suporte desses pacientes quanto a sua identidade de gênero e orientação sexual.

Tópico 4: Fatores que aumentam o risco para depressão na população LGBTQIA+

De acordo com o Ministério da Saúde (MS), existe uma série de evidências que mostram alterações químicas no cérebro da pessoa deprimida. Estão envolvidos nessas alterações os neurotransmissores, como a serotonina, a noradrenalina e a dopamina. Além disso, outros processos nervosos estão relacionados à depressão e à vivência de situações de estresse (comum na população LGBTQIA+) que pode precipitar a depressão em pessoas com predisposição.

Além disso, quanto aos fatores de risco para o transtorno depressivo na população LGBTQIA+, os estudos mostram que entre mulheres encontramos, principalmente, o uso de substâncias psicoativas; já na população masculina, traumas na infância são fatores importantes.[14]

Outro fator de risco demonstrado em estudos é o sofrimento de preconceito e discriminação por essa população, bem como a falta de apoio familiar e social, o que a torna mais vulnerável a transtornos mentais.[4]

No entanto, no que se refere a fatores de proteção, deve-se levar em conta os fatores protetivos para a população em geral, não sendo encontrado nenhum fator protetivo específico para o grupo LGBTQIA+.

TÓPICO 5: REFLEXÕES SOBRE AÇÕES PARA MELHORAR O CUIDADO À POPULAÇÃO LGBTQIA+

Durante muito tempo, os cursos da área da saúde, principalmente o curso médico, pouco abordaram questões relativas à sexualidade no seu sentido mais amplo. Quando tratavam de assuntos mais específicos da população LGBTQIA+, geralmente tinham uma visão preconceituosa e de viés patologizante.[15-18]

Com as mudanças dos manuais diagnóstico de saúde mental, o DSM (5ª edição do Manual Diagnóstico e Estatístico de Transtornos Mentais) e a CID (Classificação Estatística Internacional de Doenças e Problemas Relacionados com a Saúde), em relação à despatologização das orientações sexuais não heterossexuais e com uma abordagem mais *friendly* das identidades trans, a medicina começou a olhar para aspectos gerais de saúde da população LGBTQIA+ sem ficar restrita às questões sexuais.[19-21]

No âmbito do SUS, temos várias ações para que os profissionais de saúde que estão diretamente ligados ao atendimento de pacientes LGBTQIA+ sejam capacitados de maneira adequada para fornecer a melhor atenção integral a essa população.[24] Entre essas ações podemos citar:[24]

- Alteração da ficha de notificação de violências interpessoais e autoprovocadas do Sistema de Informação de Agravos de Notificação. Essa ficha conta com campos para preenchimento do nome social (quando houver), identidade de gênero e orientação sexual da pessoa que foi agredida. Também foi incorporado um campo para identificação da violência por motivação *LGBTQIAfóbica*.

- Alteração no Sistema de Informação em Saúde para a Atenção Básica. A Ficha de Cadastro Individual conta com um campo para o nome social, para preenchimento da identidade de gênero e orientação sexual do usuário.

- Desenvolvimento do Módulo de Educação a Distância sobre a Política Nacional de Saúde Integral LGBT, em parceria com a UNASUS e a UERJ.

- Inclusão do nome social de travestis e transexuais no Cartão do Sistema Único de Saúde (Cartão SUS).

- Ampliação do processo transexualizador no SUS, por meio da Portaria n. 2.803, de 19 de novembro de 2013.[25]

- A Portaria n. 2.836, de 1º de dezembro de 2011, institui, no âmbito do SUS, a Política Nacional de Saúde Integral de Lésbicas, *Gays*, Bissexuais, Travestis e Transexuais (Política Nacional de Saúde LGBT), com o objetivo geral de promover a saúde integral da população LGBTQIA+, eliminando a discriminação e o preconceito institucional e contribuindo para a redução das desigualdades e para a consolidação do SUS como sistema universal, integral e equitativo.[26]

Tópico 6: Estratégias para melhorar a qualidade do cuidado ofertado à população LGBTQI+

Sabemos que questões relacionadas a saúde da população LGBTQI+ são bastante complexas, pois vão além do campo da saúde, acabam carregando junto de si vulnerabilidades individuais, sociais e programáticas (aquelas que são relacionadas aos contextos vivenciados dentro dos serviços de saúde), estigma, discriminações e falta de conhecimento sobre o assunto. Dessa maneira, a obtenção de informação e apoio tanto aos usuários dos serviços quanto aos profissionais envolvidos no atendimento se torna fundamental e, muitas vezes, depende do empenho pessoal.

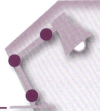

LEITOR(A)

Veja também o Capítulo 5, sobre O estigma social, o autoestigma e seus impactos para o cuidado às pessoas com transtornos depressivos.

Atualmente, vemos um movimento por parte de professores e alunos do curso de medicina no sentido da abordagem, durante a graduação, de assuntos relacionados à saúde das minorias, e um dos temas que mais têm chamado a atenção de todos é justamente a atenção integral à saúde da população LGBTQI+.[22] Esse movimento é bastante importante, pois mostra que o que antes eram iniciativas individuais de alguns professores passa a ser visto por um grupo maior, como algo necessário para a formação geral dos futuros médicos.

A inclusão de questões relacionadas às minorias no currículo médico não é um desafio exclusivo do Brasil. No que tange à saúde das minorias de gênero e orientação sexual, temos vários exemplos de sucesso nos Estados Unidos e no Canadá,[15,23] lembrando que são ações de algumas instituições de ensino e não uma normativa nacional. Já em nosso país ainda não temos obrigatoriedade na abordagem desses assuntos. Algumas ações podem, e têm sido feitas, em várias universidades, como a elaboração de fóruns, rodas de conversa, palestras, minicursos e a inserção de aulas em algumas disciplinas. Temos como exemplos a realização, na Faculdade Santa Marcelina, dos Fóruns de Gênero e Sexualidade, aulas sobre Atenção à Saúde da População LGBTQI+ nas disciplinas de Medicina de Família e Comunidade e de Psiquiatria. Na Universidade Federal de São Paulo é oferecida a disciplina eletiva de Sexualidade e Saúde Sexual.

Portanto, um ponto fundamental para melhorar a qualidade do cuidado ofertado à população LGBTQIA+ nos serviços de saúde e reduzir a vulnerabilidade programática é investir na formação dos profissionais de saúde. Assim, faz-se necessária a inserção nas matrizes curriculares de cursos de graduação na área da saúde, para debater os temas gênero, identidade de gênero, orientação sexual e sexualidade, com foco nas necessidades de saúde e especificidades que impactam diretamente na qualidade do cuidado na perspectiva da integralidade. É imprescindível a elaboração de estratégias para aprimorar o processo ensino-aprendizagem nos cursos de graduação. Na área da saúde, as diretrizes curriculares nacionais (DCNs) para cursos de graduação determinam que as instituições de ensino superior se comprometam com a formação humanística e ética e que esse profissional deva ter senso de responsabilidade social e compromisso com a cidadania.[27] Cabe ressaltar que as DCNs destacam a necessidade de as instituições de ensino superior promoverem o desenvolvimento de competências necessárias para a compreensão do processo saúde-doença-cuidado e para alcançar a integralidade da assistência. Nesse sentido, tais instituições devem realizar investimentos na revisão das matrizes curriculares dos cursos da área da saúde. Desde a criação de espaços seguros de conversa para identificação e debate de estigmas e preconceitos, a elaboração de estratégias de intervenção, até a inserção ou a ampliação do tempo destinado à discussão dos temas supracitados, impactando na ampliação do conhecimento e do entendimento das necessidades de saúde, no aprimoramento de habilidades para o cuidado e no desenvolvimento de competências para atendimento integral da população LGBTQIA+.

Vários esforços têm sido realizados para a incorporação formal desses temas nas matrizes curriculares de curso de graduação na área da saúde. Um exemplo desses esforços é A Carta de Porto Alegre: em defesa da equidade de gênero e da diversidade sexual na educação médica (https://abem-educmed.org.br/wp-content/uploads/2017/10/CARTA-LGBT-1-1.pdf), apresentada no 55º Congresso Brasileiro de Educação Médica (COBEM). Essa carta é resultado da Oficina "Corpos que (não) importam: a saúde da população LGBT (lésbicas, *gays*, bissexuais e transgêneros) e a formação médica e de outros profissionais da saúde". O documento descreve 19 propostas para incentivar a prática de ensino sobre os temas da sexualidade humana e das necessidades de saúde da população LGBT, e sugere que a Associação Brasileira da Educação Médica (ABEM) adote essas recomendações. Entre as propostas estão: "2 – Garantir que a abordagem dos conteúdos humanísticos e sociais relacionados à temática de gênero e população LGBT sejam contempladas nos projetos político-pedagógicos dos cursos e nos objetivos de aprendizagem em discussões clínicas e tutoriais; e 11 – Criar observatórios para identificar e mapear iniciativas educacionais e assistenciais que promovam o cuidado integral e equânime à saúde da população LGBT".

Com o objetivo de ser um espaço de discussão, produção de conhecimento e de apoio em relação às questões que envolvem sexualidade, diversidade e direitos no âmbito da atenção primária à saúde, a Sociedade Brasileira de Medicina de Família e Comunidade criou o Grupo de Trabalho de Gênero, Sexualidade, Diversidade e Direitos, que promove, entre outras atividades, o Seminário Nacional Sexualidade e Diversidade.

Tópico 7: Pontos-chave

- Os transtornos depressivos são muito prevalentes na população LGBTQIA+.
- O risco de suicídio na população LGBTQIA+ é quatro vezes maior que na população em geral.
- O estresse de minoria é um importante fator de risco para o desenvolvimento de transtornos depressivos.

- Gênero: conceito cultural que inclui a combinação de traços sociais, psicológicos e emocionais, associados à masculinidade, à feminilidade e à não masculinidade e não feminilidade.

- Orientação sexual: atração afetivo-sexual por alguém.

- Sexo: é designado ao nascer como masculino ou feminino, usualmente baseado na aparência dos órgãos genitais externos.

- Identidade de gênero: gênero com o qual uma pessoa se identifica, que pode ou não concordar com o gênero que lhe foi atribuído quando de seu nascimento.

- Identidade de gênero e orientação sexual são dimensões diferentes e que não se confundem.

- Pessoas transexuais podem ser heterossexuais, lésbicas, *gays* ou bissexuais, tanto quanto as pessoas cisgênero.

- É necessário que o profissional de saúde esteja seguro e aberto a atender às demandas da População LGBTQIA+.

- Questões de saúde da população LGBTQIA+ são bastante complexas, pois vão além do campo da saúde e têm importante interface com outras áreas do conhecimento.

- Pessoas LGBTQIA+ devem ser atendidas como quaisquer outras pessoas, tendo em mente que apresentam particularidades como qualquer outro grupo populacional.

- É preciso incluir no currículo dos cursos de graduação e pós-graduação na saúde assuntos referentes à diversidade de gênero e orientação sexual.

- Trabalhar para a redução do estigma e do autoestigma é condição imprescindível para a qualidade do cuidado a essa população.

- O profissional de saúde deve prover as condições necessárias para garantir espaço livre de preconceito e seguro para acolhimento das demandas de saúde da população LGBTQIA+.

- Os serviços de saúde e as instituições responsáveis pela formação de profissionais de saúde, como o Ministério da Saúde e o Ministério da Educação, devem se comprometer com a elaboração de estratégias de ensino e treinamento dos profissionais que reduzam o estigma social e o autoestigma e garantam o cuidado integral, ético e humanizado à população LGBTQIA+.

TÓPICO 8: *LINKS* ÚTEIS

A seguir listamos alguns equipamentos de apoio à população LGBTQI+ e aos profissionais de saúde.

Grupo de Trabalho de Gênero, Sexualidade, Diversidade e Direitos da SBMFC

Destinado aos profissionais de saúde.

https://www.sbmfc.org.br/gt-de-genero-sexualidade-diversidade-e-direitos

E-mail: gtsexualidade@sbmfc.org.br

Portal do Ministério da Saúde com Informações e Publicações a Respeito das Políticas de Saúde da População LGBT

Destinado aos profissionais de saúde e usuários.

http://portalms.saude.gov.br/component/content/article/41380-gays-lesbicas-bissexuais-travestis-e-transexuais

Centros de Cidadania da Prefeitura de São Paulo

Atuam a partir de dois eixos:

Defesa dos Direitos Humanos.

Promoção da Cidadania LGBTQIA+.

https://www.prefeitura.sp.gov.br/cidade/secretarias/direitos_humanos/lgbti/cch/index.php?p=150960

Centro de Cidadania LGBTI Luiz Carlos Ruas

Rua Visconde de Ouro Preto, 118 – Consolação, São Paulo-SP

Segunda a sexta-feira, das 9 às 18h

Telefone: (11) 3225-0019

centrodecidadanialgbt@prefeitura.sp.gov.br

Centro de Cidadania LGBTI Laura Vermont (Zona Leste)

Avenida Nordestina, 496 – São Miguel Paulista, São Paulo-SP

Segunda a sexta-feira, das 9 às 18h

Telefone: (11) 2032-3737

centrolgbtleste@prefeitura.sp.gov.br

Centro de Cidadania LGBTI Luana Barbosa dos Reis (Zona Norte)

Rua Plínio Pasqui, 186, Parada Inglesa, São Paulo-SP

Segunda a sexta-feira, das 9h às 18h

Telefone: (11) 2924-5225

centrolgbtnorte@prefeitura.sp.gov.br

Centro de Cidadania LGBTI Edson Neris (Zona Sul)

Rua São Benedito, 408 – Santo Amaro – São Paulo-SP

Segunda a sexta-feira, das 9 às 18h

Telefone: (11) 5523-0413/5523-2772

centrolgbtsul@prefeitura.sp.gov.br

Disque 100

O Disque 100 recebe, analisa e encaminha denúncias de violações de direitos humanos. Funciona diariamente, 24 horas por dia, incluindo sábados, domingos e feriados. As ligações podem ser feitas de todo o Brasil por meio de discagem gratuita, de qualquer terminal telefônico fixo ou móvel (celular), bastando **discar 100.**

Vídeos sobre atendimento à população LGBTQI+: qualificando o cuidado

Stanford University: The Diversity of Sex, Gender, and Sexual Orientation

https://www.youtube.com/watch?v=2yM_P6WdRJU

¿Cuál es la diferencia? Nações Unidas Uruguay – Centros de Salud Libres de Homofobia

https://www.youtube.com/watch?v=WUnGHQNpxQY

ONGs que apoiam a população LGBTQIA+ no Brasil

Nacional
Mães Pela Diversidade

Ambiente onde, juntas, as mães lutam contra o avanço da homotransfobia e pelos direitos civis de seus filhos e de toda a população LGBTs.

Site: www.maespeladiversidade.org

Minas Gerais
Transvest

ONG que objetiva combater a transfobia e incluir travestis, transexuais e transgêneros na sociedade.

Site: www.transvest.org

Paraná
Grupo Dignidade

Atua na área da promoção da cidadania de lésbicas, *gays*, bissexuais, travestis, transexuais, intersexuais (LGBTI+)

Site: www.grupodignidade.org.br

Pernambuco

Instituto Boa Vista

Atua na defesa dos direitos humanos da população LGBT, promovendo ações sociais, culturais e de saúde.

Site: www.institutoboavista.org.br/

Rio de Janeiro

Casa Nem

Atua no acolhimento e apoio a transexuais, travestis e transgêneros.

www.facebook.com/casanemcasaviva

São Paulo

Casa 1

Centro de acolhimento de LGBTs expulsos de casa e Centro Cultural.

Site: www.casaum.org/

REFERÊNCIAS

1. Kohn R, Saxena S, Levav I, Saraceno B. The treatment gap in mental health care. Bull World Health Organ 2004;82:858-66.

2. Whiteford HA, Degenhardt L, Rehm J, et al. Global burden of disease attributable to mental and substance use disorders: findings from the Global Burden of Disease Study 2010. Lancet 2013;382:1575-86.

3. Laurie T, Khan R. The concept of minority for the study of culture. Continuum (NY) 2017;31:1-12.

4. Meyer IH. Prejudice, social stress, and mental health in lesbian, gay, and bisexual populations: conceptual issues and research evidence. Psychol Bull 2003;129:674-97.

5. Irish M, Solmi F, Mars B, et al. Depression and self-harm from adolescence to young adulthood in sexual minorities compared with heterosexuals in the UK: a population-based cohort study. Lancet Child Adolesc Heal 2019;3:91-8.

6. Lindquist LM, Livingston NA, Heck NC, Machek GR. Predicting depressive symptoms at the intersection of attribution and minority stress theories. J Gay Lesbian Ment Health 2017;21:32-50.

7. Frost DM, Lehavot K, Meyer IH. Minority stress and physical health among sexual minority individuals. J Behav Med 2015;38:1-8.

8. Kaplan H, Sadock BJ GJ. Compêndio de psiquiatria. 7th ed. Porto Alegre: Artes Médicas; 1997.

9. Jesus JG. Orientações sobre identidade e gênero: conceitos e termos. Brasília. 2012.

10. Institute of Medicine (US) Committee on Lesbian, Gay, Bisexual and THI and RG and O. The health of lesbian, gay, bisexual, and transgender people: building a foundation for better understanding. Washington, D.C. 2011.

11. Fisk NM. Editorial: Gender dysphoria syndrome: the conceptualization that liberalizes indications for total gender reorientation and implies a broadly based multi-dimensional rehabilitative regimen. West J Med 1974;120:386-91.

12. Knudson G, De Cuypere G, Bockting W. Recommendations for revision of the DSM diagnoses of gender identity disorders: consensus statement of the World Professional Association for Transgender Health. Int J Transgenderism 2010;12:115-8.

13. Becerra-Culqui TA, Liu Y, Nash R, et al. Mental health of transgender and gender nonconforming youth compared with their peers. Pediatrics 2018;141:e20173845.

14. Bos HMW, Boschloo L, Schoevers RA, Sandfort TGM. Depression and anxiety in patients with and without same-sex attraction: differences in clinical expression, lifestyle factors, and vulnerability indicators. Brain Behav 2015;5:n/a-n/a.

15. Obedin-Maliver J, Goldsmith ES, Stewart L, et al. Lesbian, gay, bisexual, and transgender-related content in undergraduate medical education. JAMA 2011;306:971-7.

16. Rufino AC, Madeiro AP. Teaching sexuality in Brazilian medical schools. Einstein [São Paulo] 2015;13:vii-viii.

17. Shindel AW, Baazeem A, Eardley I, Coleman E. Sexual health in undergraduate medical education: existing and future needs and platforms. J Sex Med 2016;13:1013-26.

18. Bayer CR, Eckstrand KL, Knudson G, et al. Sexual health competencies for undergraduate medical education in North America. J Sex Med 2017;14:535-40.

19. McCommon B. Sexual orientation and psychiatric diagnosis: issues to consider for DSM-V and beyond. J Gay Lesbian Ment Heal 2009;13:94-9.

20. Cochran SD, Drescher J, Kismödi E, et al. Proposed declassification of disease categories related to sexual orientation in the International Statistical Classification of Diseases and Related Health Problems (ICD-11). Bull World Health Organ 2014;92:672-9.

21. Drescher J. Out of DSM: depathologizing homosexuality. Behav Sci (Basel, Switzerland) 2015;5:565-75.

22. Associação Brasileira de Educação Médica (ABEM). Carta de Porto Alegre: em defesa da equidade de gênero e da diversidade sexual na educação médica. In: 55º Congresso Brasileiro de Educação Médica (COBEM). 2017.

23. Coleman E, Elders J, Satcher D, et al. Summit on medical school education in sexual health: report of an expert consultation. J Sex Med 2013;10:924-38.

24. Ministério da Saúde. Gays, lésbicas, bissexuais, travestis e transexuais. Portal da Saúde.

25. Ministério da Saúde. Portaria n. 2.803, de 19 de novembro de 2013. Diário Of. União 2013.

26. Ministério da Saúde. Portaria n. 2.836, de 1º de dezembro de 2011. Diário Of. União 2011.

27. Educação M da. Diretrizes Curriculares Nacionais do curso de graduação em Medicina. 2014. Disponível em: http://portal.mec.gov.br/index.php?option=com_docman&view=download&alias=15874-rces003-14&Itemid=30192.

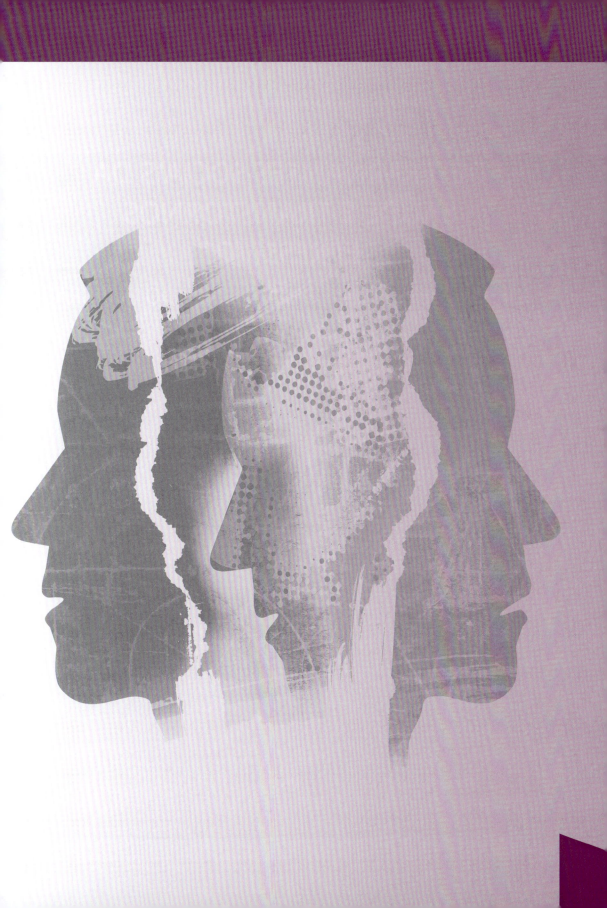

Capítulo 9

DETERMINANTES SOCIAIS DA SAÚDE E TRANSTORNOS DEPRESSIVOS

ASPECTOS ESSENCIAIS PARA O CUIDADO INTEGRAL

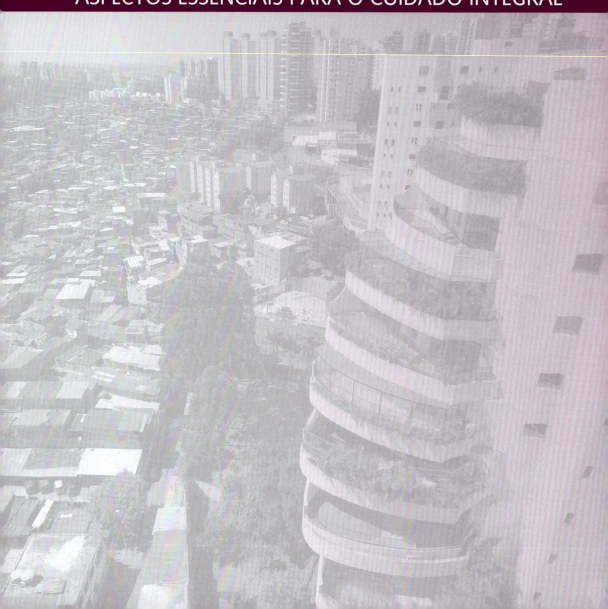

Mylkleany Martins de Castro
Luana Moggi Bigoli
Paolla dos Santos
Larissa Seraphim Medeiros
Magda Moura de Almeida
Andréa Tenório Correia da Silva

Objetivos do capítulo:

1. Descrever conceitos e aspectos relacionados aos determinantes sociais de saúde que afetam a saúde mental das populações.

2. Descrever a importância dos determinantes sociais de saúde para o processo saúde-doença-cuidado à pessoa com depressão.

3. A partir dos conhecimentos debatidos neste capítulo, promover reflexões sobre as estratégias que os profissionais de saúde poderiam incorporar/aprimorar a sua prática clínica para melhorar a qualidade do cuidado à pessoa com depressão.

Tempo
20 minutos
de leitura

Tópico 1: Importância do tema

O processo saúde-doença-cuidado é produzido a partir das inter-relações entre o indivíduo e seus contextos econômico, social, cultural, ambiental e político. Nesse sentido, a saúde mental é uma condição resultante de múltiplas e complexas interações entre fatores e/ou condições biológicas, psicológicas e sociais.[1-2]

O mundo contemporâneo é marcado pelo surgimento de novos contextos de vida que afetam a saúde das populações e afetam o risco de os indivíduos desenvolverem determinadas doenças[3].

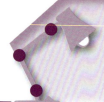

LEITOR(A)

Veja também o Capítulo 3, sobre A cultura contemporânea e a depressão.

Entre os fatores relacionados a esses contextos estão os determinantes sociais de saúde (DSS), definidos pela Organização Mundial da Saúde (OMS) como condições sob as quais os indivíduos nascem, crescem, vivem, trabalham e envelhecem.[5] A professora e pesquisadora Nancy Krieger, da Universidade de Harvard, agrega a essa descrição a ideia de que os DSS são fatores e mecanismos inerentes às condições sociais que afetam a saúde das pessoas, mas que podem ser alterados por meio de ações baseadas em informação.[6] No Brasil, a Comissão Nacional sobre os Determinantes Sociais da Saúde descreve os DSS como fatores sociais, econômicos, culturais, étnicos/raciais, psicológicos e comportamentais que influenciam a ocorrência de problemas de saúde e seus fatores de risco na população. Essa Comissão foi criada em 2006 com o objetivo de promover estudos sobre os DSS, propor políticas para reduzir as iniquidades em saúde e mobilizar segmentos e organizações da sociedade para o debate sobre o tema.[4]

As relações entre os determinantes sociais e os transtornos mentais têm recebido destaque na literatura mundial. A importância dos DSS na cadeia causal de eventos que podem levar a transtornos mentais vem sendo investigada por diversos pesquisadores, em especial em estudos relacionados aos transtornos depressivos, uma vez que a depressão é um problema de saúde pública, atingindo mais de

300 milhões de pessoas no mundo. As consequências da depressão afetam os indivíduos, as pessoas que os cercam, seu trabalho e os serviços de saúde. Além disso, cabe destacar a importante associação entre depressão e suicídio. Na perspectiva dos impactos econômicos, o custo total anual da depressão foi calculado em 28 países da Europa e alcançou 118 bilhões de euros. Destes, os custos diretos (gastos com assistência ambulatorial, gastos com remédios e com internação hospitalar) corresponderam a 42 bilhões, e os custos indiretos (morbidade e mortalidade) foram de 76 bilhões de euros.[7] No Brasil, a Pesquisa Nacional de Saúde realizada em 2013 encontrou uma prevalência de depressão (autorrelato) de 7,6%, sendo maior em mulheres (10,9%) e em pessoas entre 60 e 64 anos (11,1%).[8] Em uma amostra de população atendida em serviços de atenção primária na região da Zona da Mata, em Minas Gerais, a prevalência foi ainda maior: 19,7% das mulheres com idade entre 20 e 59 anos possuem depressão, sendo os fatores associados: baixa escolaridade, apresentar doença mental prévia e não praticar exercícios.[9] Pesquisas desenvolvidas em população que era atendida em serviços de atenção primária em Unidades Básicas de Saúde (UBS) mostraram prevalência de pessoas com depressão que variou de 8,5 a 28,3%. A depressão pode não ser diagnosticada nos serviços de saúde. Estudo realizado no município de Fortaleza (CE) investigou os motivos pelos quais os usuários buscaram atendimento na UBS.[10] Destes, nenhum motivo ou queixa referia-se especificamente à depressão. Por outro lado, um estudo multicêntrico realizado no Brasil sobre transtornos mentais comuns na atenção primária concluiu que Fortaleza possui a maior prevalência de pessoas com depressão (31%).[11] A análise desses dados destaca a dificuldade dos serviços de APS em identificar pessoas com transtornos depressivos, que muitas vezes procuram assistência médica devido a sintomas inespecíficos.

Entre os DSS associados à depressão estão: gênero, idade, nível educacional, renda, estado civil, participação no mercado de trabalho, baixo apoio social, precárias condições de moradia e acesso limitado aos bens de consumo duráveis. Alves e Rodrigues[12] destacaram que os principais determinantes sociais que afetam a saúde mental são escolaridade, desemprego, pobreza, condições laborais, condições de habitação, características da vizinhança, nível de urbanização, discriminação sexual e violência de género, conflitos familiares, exclusão social, eventos de vida produtores de estresse e vivências de estigma.

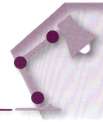

LEITOR(A)

Veja também os Capítulos 5, sobre O estigma social, o autoestigma e seus impactos para o cuidado às pessoas com transtornos depressivos, e 8, sobre Depressão na população LGBTQIA+.

Diante desse cenário, torna-se fundamental para o profissional de saúde inserir em sua prática clínica cotidiana a investigação dos determinantes sociais de saúde e das possíveis relações na composição da cadeia causal do processo saúde-doença-cuidado dos transtornos mentais. Isso pode contribuir para a construção de um plano de cuidado na perspectiva da integralidade e na efetividade do cuidado. Na atenção primária, algumas tecnologias são utilizadas na perspectiva de ofertar o cuidado integral. Por exemplo, o uso do método clínico centrado na pessoa, tema do Capítulo 4 deste livro, pode contribuir para ampliar a compreensão do processo saúde-doença e melhorar a efetividade das ações, desde o diagnóstico, a elaboração do plano de cuidados, até a redução da taxas de recidivas.

Tópico 2: Conceitos e definições essenciais

O que é discriminação?

Segundo o *Dicionário da língua portuguesa Michaelis*,[13] discriminação pode ser definida como: "Capacidade de discriminar ou distinguir; discernimento. Ato de segregar ou de não aceitar uma pessoa ou um grupo pessoas por conta da cor da pele, do sexo, da idade, credo religioso, trabalho, convicção política etc. Ato contrário ao princípio de igualdade".

Partindo do conceito jurídico definido acima, o princípio da igualdade, estabelecido pela Constituição Federal de 1988[14] em seu artigo 5º, estabelece que: "Todos são iguais perante a lei, sem distinção de qualquer natureza, garantindo-se aos brasileiros e aos estrangeiros residentes no País a inviolabilidade do direito à vida, à liberdade, à igualdade, à segurança e à propriedade, nos termos seguintes:" Dessa forma, discriminar afeta diretamente os direitos civis garantidos pela Constituição brasileira.

De acordo com o artigo 7 da Declaração dos Direitos Humanos de 1948,[15] "todos são iguais perante a lei e têm direito, sem qualquer distinção, a igual proteção da lei.

Todos têm direito a igual proteção contra qualquer discriminação que viole a presente Declaração e contra qualquer incitamento a tal discriminação".

Para o Ministério Público Federal, a definição de discriminação pode ser entendida como "toda distinção, exclusão, restrição ou preferência baseada em sexo, gênero, orientação sexual, deficiência, crença religiosa ou convicção filosófica ou política, raça, cor, descendência ou origem nacional ou étnica, que tenha por objeto anular ou restringir o reconhecimento, gozo ou exercício, em igualdade de condições, de direitos humanos e liberdades fundamentais nos campos político, econômico, social, cultural ou em qualquer outro campo da vida pública ou privada".[17]

A discriminação, portanto, interfere nos direitos fundamentais do ser humano. As consequências danosas afetam o bem-estar biopsicossocial, a estrutura cultural, política e econômica de quem sofre qualquer atitude discriminatória, podendo resultar em segregação e exclusão social, isolamento, redução da autoestima, e ter como consequência a depressão.

O QUE É DISCRIMINAÇÃO DE GÊNERO?

O conceito de gênero, primeiramente, pode ser definido por Drescher, em 2014, como "conceito cultural que inclui a combinação de traços sociais, psicológicos e emocionais associados à masculinidade e à feminilidade".[18] O DSM V apresenta a explicação de gênero no seu capítulo "Disforia de Gênero" como a seguinte: "o termo gênero é utilizado para denotar o papel público desempenhado (e em geral juridicamente reconhecido) como menino e ou menina, homem ou mulher; porém, diferentemente de determinadas teorias construcionistas sociais, os fatores biológicos, em interação com fatores sociais e psicológicos, são considerados como contribuindo para o desenvolvimento do gênero".[19]

A discriminação sexual e a violência de gênero são consideradas determinantes sociais e econômicos da saúde mental. Segundo Alves e Rodrigues,[12] o gênero tem influência sobre a posição econômica, o acesso a recursos, papéis sociais e *status*. Em relação ao nível de desenvolvimento socioeconômico dos países, os que se encontrem em menor nível de desenvolvimento apresentam frequentemente associação com abuso e violência conjugal, pouca autonomia e dificuldade no acesso à educação. A discriminação de gênero pode ser compreendida como distinção, exclusão ou restrição feita com base nos papéis de gênero, afetando direta ou indiretamente os direitos fundamentais da pessoa prejudicada. Segundo a Organização Pan-Americana da Saúde (OPAS), as normas, os papéis e as relações de gênero podem influenciar os resultados de saúde e afetar a obtenção da saúde, do bem-estar mental, físico e social. A desigualdade de gênero é fator limitante ao acesso aos serviços de saúde de qualidade e é um fator contribuinte para taxas de morbidade e mortalidade evitáveis em mulheres e homens ao longo da vida.[20]

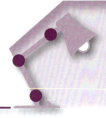

LEITOR(A)

Veja também o Capítulo 8, sobre Depressão na população LGBTQIA+.

Machismo e estrutura social

De acordo com o *Dicionário da língua portuguesa Michaelis*, o termo "machismo" pode ser definido como: "Qualidade, comportamento ou modos de macho (homem); macheza. Orgulho masculino em excesso; virilidade agressiva. Ideologia da supremacia do macho que nega a igualdade de direitos para homens e mulheres".[21] De acordo com o Instituto Patrícia Galvão, as violências sistêmicas contra as mulheres são a manifestação extrema de diversas desigualdades historicamente construídas, que vigoram, com pequenas variações, nos campos social, político, cultural e econômico da maioria absoluta das sociedades e culturas".[22]

Couto e Schraiber[23] postulam que o machismo é tido como um sistema de ideias e valores que institui, reforça e legitima a dominação do homem sobre a mulher. Essa dominação é resultado de uma violência simbólica ao longo do processo de construção de gênero. Isso resulta em uma "naturalização" e em uma cultura estruturada em moldes que colocam o "ser homem" em vantagem e com privilégios em relação ao "ser mulher". Esse fenômeno está presente em diversos âmbitos sociais, culturais, econômicos, políticos e de saúde pública.

No relatório das desigualdades raça, gênero e classe (GEMAA),[24] pode-se observar a média da renda domiciliar *per capita* por raça/cor e gênero no Brasil entre 2011 e 2016 (em reais):

O gráfico a seguir revela uma vantagem aos homens comparados às mulheres dentro de cada grupo racial, sendo os brancos muito mais favorecidos do que os negros. As desigualdades de gênero são acentuadas, mas as desigualdades raciais são ainda mais alarmantes.

Entre os impactos causados pelo machismo, a violência contra a mulher constitui um grave problema. A violência pode ser física, sexual, psicológica, moral e patrimonial, e suas consequências são traumáticas, implicando mudança do modo vida, adoecimento e morte de mulheres. Atinge de forma integral a saúde da mulher e todo o seu ciclo relacional, e pode gerar problemas a curto, médio e longo prazos.

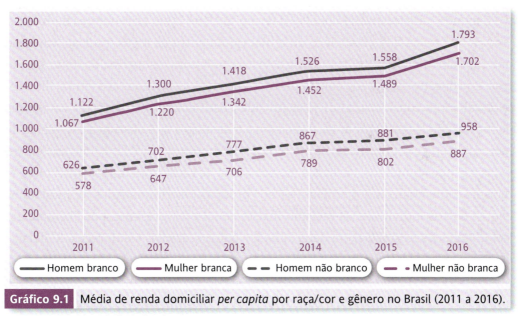

Gráfico 9.1 Média de renda domiciliar *per capita* por raça/cor e gênero no Brasil (2011 a 2016).
Fonte: GEMAA, a partir de dados do IBGE.

Apesar das transformações dos papéis social e familiar das últimas décadas, a estrutura machista e patriarcal que é aceita culturalmente ainda reforça a desvalorização da mulher e a tolerância social à violência contra ela, além de atingir a sociedade como um todo.[25] Segundo Gonçalves, et al.,[9] essas mudanças de papéis sociais e familiares ocorrem sem o reconhecimento de seus efeitos, mantendo a invisibilidade das atividades realizadas e centralizando-as como atribuição feminina. A sobrecarga do que é chamado "dupla jornada" das mulheres, que envolve a contribuição financeira familiar, as responsabilidades do lar, a maternidade e as cobranças sociais, afeta a saúde, podendo estar relacionada à alta prevalência de depressão em mulheres. De acordo com Alves e Rodrigues,[12] o aumento da depressão e de perturbações de ansiedade nas mulheres pode ser explicado por fatores biológicos, psicológicos e sociais. Em decorrência destes, há contribuintes estressores na vida das mulheres que podem envolver experiências precoces no ambiente familiar, como gravidez na adolescência, exclusão social e estigma causados por situações de vulnerabilidade, uma cultura conservadora que estabelece práticas não saudáveis e padrões rígidos de comportamento e, por fim, o assédio sexual.

O QUE É RACISMO?

Segundo o *Dicionário Michaelis*,[1] o termo "racismo" tem as seguintes definições: "Teoria ou crença que estabelece uma hierarquia entre as raças (etnias), Doutrina que fundamenta o direito de uma raça, vista como pura e superior, de dominar outras, Preconceito exagerado contra pessoas pertencentes a uma raça (etnia) diferente, geralmente considerada inferior, Atitude hostil em relação a certas categorias de indivíduos".[26] Para Munanga, o racismo é a ideologia que postula a existência de hierarquia entre grupos raciais humanos. É um conjunto de ideias e imagens vinculadas a grupos humanos, baseadas na existência de raças superiores e inferiores. O racismo individualizado manifesta-se por práticas discriminatórias de indivíduos contra outros indivíduos. O racismo institucional está presente, por exemplo, no isolamento dos negros(as) em determinados bairros, escolas e empregos. Reflete as elevadas taxas de homicídio, nas políticas de remoção e de despejo de sua população, nos altos índices de encarceramento de negros pobres, na precariedade das políticas públicas de habitação, saúde e educação para o conjunto da população negra e no desrespeito a suas tradições culturais e religiosas, o que dificulta a integração social e urbana desse segmento populacional pela via da cidadania.[27]

Damasceno e Zanello (2018)[28] descrevem que, de acordo com a Pesquisa Nacional por Amostra de Domicílios (PNAD) realizada em 2013 pelo Instituto Brasileiro de Geografia e Estatística (IBGE), a população negra é maioria no Brasil, com 53,6% das pessoas pesquisadas afirmando ser "pretas" ou "pardas" e 45,5% se declarando de cor branca. A população negra brasileira sempre ocupou historicamente as classes sociais mais pobres e de condições mais precárias na sociedade, evidenciando, muitas vezes, um racismo silencioso e não declarado. O racismo, como crença na superioridade de algumas raças sobre outras, é uma forma de opressão, de agressão e de violência, práticas que afetam a saúde mental da pessoa agredida.[28] Segundo Silva,[29] a grande maioria da população negra vive em incessante sofrimento mental devido, por um lado, às condições de vida precárias atuais e, por outro, à impossibilidade de ver um futuro melhor. A autora aponta sintomas físicos e psíquicos ocasionados pela permanente condição de ansiedade, angústia, desesperança, vividas cotidianamente pela pessoa que sofre racismo. Essas condições podem ser acompanhadas por taquicardia, hipertensão arterial, úlcera gástrica, ataques de pânico, depressão, ataques de raiva, comprometimento da identidade e distorção do autoconceito. Enfim, a exposição cotidiana a situações humilhantes e constrangedoras pode desencadear um número de processos desorganizadores dos componentes psíquico e emocional.

Damasceno e Zanello[28] postulam que, em sendo um problema para a saúde física e mental da pessoa, esse sofrimento causado pelo racismo passa, necessariamente, a ser um problema de saúde pública. Como tal, requer proposições de políticas públicas que garantam o direito a um serviço de saúde mental eficaz direcionado especificamente ao sofrimento da população negra produzido pelo racismo.

CONDIÇÃO SOCIOECONÔMICA, ESCOLARIDADE E RENDA: REPENSANDO AS RELAÇÕES E A MERITOCRACIA

Segundo Alves e Rodrigues,[12] têm sido conduzidos vários estudos em países com diferentes níveis de desenvolvimento, mostrando a relação entre determinantes sociais e saúde mental. Os determinantes sociais mais relacionados à saúde mental são:

- **Emprego:** a estabilidade no posto de trabalho, bem como a satisfação na atividade desenvolvida, são fatores de bem-estar e de melhora nos níveis de saúde. O desemprego, por outro lado, está relacionado à manifestação de doenças e mortalidade precoce. De acordo com os autores, insegurança no trabalho, receio de desemprego e situação de vulnerabilidade após a perda do emprego estão associados a baixa autoestima, sentimentos de humilhação e desespero, principalmente quando a carência de um meio de subsistência pode levar à falta de alimentação para si e para a família. Situações como essas podem aumentar as taxas de ansiedade, depressão e suicídio.

- **Educação:** vários estudos demonstram forte associação entre o nível educacional e a manifestação de doença mental. Quanto menor o grau de escolaridade, menor a chance de ocorrência de doença mental. Supõe-se que ter maior nível de educação permite o acesso a empregos mais bem remunerados, melhores condições de habitação, conduzindo a maior inclusão social. Um nível educacional baixo também poderia estar associado à vivência de condições adversas na infância, como morar em regiões com maior taxa de violência. Além disso, ter baixa escolaridade pode estar relacionado a fatores como desemprego, pobreza e exclusão social, e afetar o acesso aos cuidados em saúde.

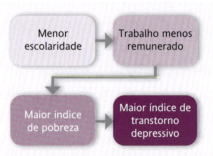

Figura 9.1 Relação escolaridade, trabalho, renda e depressão.
Fonte: Alves, Rodrigues, 2008.

- **Pobreza:** a pobreza refere-se à falta de dinheiro ou bens materiais. De forma mais ampla, pode ser entendida como a falta de meios (sejam eles sociais, econômicos, educacionais). A pobreza está relacionada a más condições de habitação, desemprego, sendo que esses elementos também constituem fatores de risco para doença mental.

Para Cidade, et al.,[30] pensando além do Brasil, percebe-se que a América Latina se situa como uma realidade em que a pobreza se manifesta em aspectos sociais, políticos, estruturais e ideológicos. A pobreza está demonstrada na renda precária de grande parcela da população latino-americana, em sociedade com alta desigualdade social, nas crenças que consideram a pobreza um estado socioeconômico sem dignidade, ruim e perigoso, ou na organização da sociedade, que não oferece possibilidades de mudança das trajetórias dos indivíduos pobres. Segundo Góis, 2008 e Martín-Baró, 1998 (apud Cidade, et al.),[30] "a pobreza expressa-se no dia a dia dos povos latino-americanos e a eles impõe a convivência com situações de desigualdade social (...), existindo uma minoria de ricos e uma maioria de pobres. Segundo Ferreira e Latorre (2012),[31] na ideologia da meritocracia, a desigualdade é justa e legítima porque reflete o mérito diferenciado dos indivíduos". Dessa forma, a visão constantemente difundida pela sociedade sobre os pobres está associada à culpabilização deles por seus próprios fracassos e na explicação sobre sua (in)competência em obter um determinado padrão melhor de vida.

Tópico 3: Modelos explicativos – determinantes sociais de saúde

Modelo de Dahlgren e Whitehead

Alguns modelos foram criados para explicar a influência dos determinantes sociais de saúde, sendo mais conhecido o modelo de Dahlgren e Whitehead.

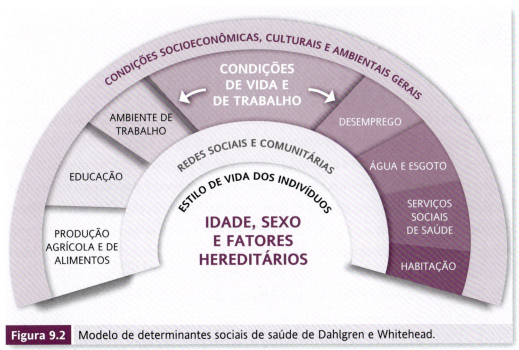

Figura 9.2 Modelo de determinantes sociais de saúde de Dahlgren e Whitehead.
Fonte: Dahlgren e Whitehead, 1991.

Ribeiro, et al.[32] descrevem que, partindo de dentro para fora do modelo, são considerados os indivíduos com suas características de idade, sexo e fatores genéticos influenciando as condições de saúde. Em seguida vêm os fatores relacionados ao comportamento pessoal e aos modos de vida, os quais podem promover ou prejudicar a saúde, como o hábito de praticar exercícios físicos regularmente ou o hábito de fumar. Essa camada recebe influências de amigos, de familiares e também das normas, da cultura e do meio em que se vive. A camada que vem posteriormente é a de redes sociais e comunitárias, consideradas fundamentais para a saúde da sociedade, e que surgem a partir das diversas relações diretas e cotidianas dos moradores de determinado lugar. As relações estabelecidas entre as pessoas em um território estão envolvidas em uma rede de interesses e de ações sociais, políticas, econômicas, afetivas e simbólicas.

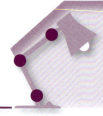

LEITOR(A)

Veja também o Capítulo 13, sobre O capital social e o cuidado à pessoa com depressão.

Após a camada das redes sociais e comunitárias estão representados os fatores relacionados às condições de vida e de trabalho, que incluem o ambiente de trabalho e a situação de desemprego, produção de alimentos, água e esgoto, além do acesso a serviços sociais de saúde e educação. Esse nível pode apresentar de maneira mais clara a situação de pessoas que estão em desvantagem social, que correm riscos diferenciados e que devem receber, portanto, intervenções diferenciadas dos profissionais de saúde. Na última camada do modelo encontram-se as condições socioeconômicas, culturais e ambientais gerais, que são determinantes de modo mais indireto. Esse modelo propicia a identificação de pontos que podem orientar a implantação de políticas públicas dirigidas para a redução de desigualdades originadas pelas condições de vida dos grupos, e consequentemente a alteração dessas condições a fim de que os DSS atuem de modo a melhorar a saúde da população. Essa visão integradora dos contextos de vida dos indivíduos é particularmente importante no processo saúde-doença dos transtornos mentais.

Nos Estados Unidos há uma diferença de 20 anos na expectativa de vida entre os mais pobres e os mais favorecidos, o que nos mostra quão importante é o poder aquisitivo de uma pessoa, o "quanto de saúde o indivíduo pode ter" independentemente de onde vive.[33] Se uma família é mais pobre, leva a um ciclo vicioso de consequências:

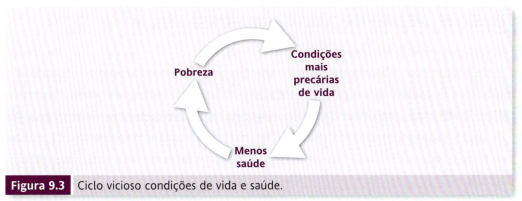

Figura 9.3 Ciclo vicioso condições de vida e saúde.
Fonte: Elaborada pelas autoras do capítulo.

A partir disso, então, segundo o relatório das desigualdades raça, gênero e classe (GEMAA),[24] há uma discrepância entre os salários das diferentes raças/etnias, que pode ser melhor observado no gráfico a seguir

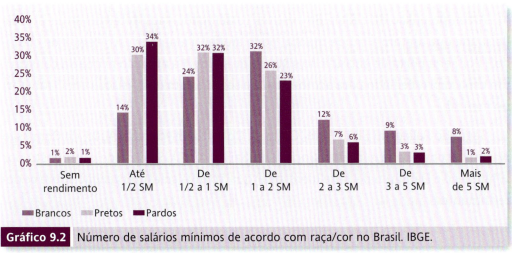

Gráfico 9.2 Número de salários mínimos de acordo com raça/cor no Brasil. IBGE.
Fonte: GEMAA, a partir de dados do IBGE.

A depressão está fortemente relacionada à baixa escolaridade, a ser mulher, a ter doença mental prévia, a ter vivenciado algum evento produtor de estresse, a ter sofrido qualquer tipo de violência. Por outro lado, nota-se que viver com um companheiro, realizar atividades físicas regularmente e ter uma autoavaliação positiva de saúde são fatores associados a um menor risco de depressão.[9]

TÓPICO 4: INTERVENÇÕES SOBRE OS DETERMINANTES SOCIAIS

De acordo com a literatura científica, ações que garantam acesso à escolaridade melhoram a saúde física e psíquica. Maior escolaridade reflete em mais oportunidades de emprego, maior renda, melhores condições habitacionais, de alimentação e de lazer, o que repercute em menor risco para transtornos depressivos.[34] Estudos mostram que a ausência de problemas financeiros é fator de bem-estar mental das pessoas.[35]

Portanto, agir nos determinantes sociais de saúde, como estilo de vida, educação, condições de vida e de trabalho, desemprego e condições socioeconômicas, é de suma relevância para melhorar a saúde mental.[33]

TÓPICO 5: ESTRATÉGIAS PARA MELHORAR A EFETIVIDADE DO CUIDADO

A compreensão da cadeia de eventos relacionados aos determinantes sociais de saúde que afetam a saúde mental pode ajudar a elaborar estratégias de cuidado.[37] Por ser a porta de entrada do sistema de saúde,[36] a atenção primária constitui um espaço privilegiado para acolhimento e seguimento das pessoas com transtorno mental.

Segundo Pellegrini Filho,[38] em "Carta de Compromisso com a Ação" da Comissão Nacional sobre Determinantes Sociais da Saúde (CNDSS), o modelo proposto por Whitehead e Dahlgren permite identificar quatro níveis de intervenção sobre os determinantes:

PRIMEIRO NÍVEL: INDIVIDUAL

A atuação consiste no fortalecimento dos indivíduos, o que significa apoiar as pessoas em situações difíceis ou estimular sua capacidade de decisão e de autonomia no cuidado em face de influências advindas de outros níveis de determinação. As principais ferramentas utilizadas pelo profissional nesse sentido seriam primeiramente uma escuta qualificada, interessada na narrativa de vida do paciente, "Como está seu dia a dia? Como é que estão as coisas?", sempre na busca de observar, no decorrer da fala, a incidência de fatores ou determinantes que possam estar contribuindo para um quadro desfavorável de saúde mental. De acordo com Daré e Caponi,[37] os cuidados à saúde dos indivíduos em sofrimento mental devem ser compreendidos de forma globalizada, considerando as dimensões biológicas, psicológicas e culturais.

Após a identificação de um desses fatores ou mais de um, o profissional deve fazer uso de informação, buscando apoiar mudanças de comportamento que se façam necessárias.

Alguns exemplos de atuação, segundo Pellegrini Filho,[2] seriam: educar pessoas que trabalham em condições monótonas a lidar com o estresse, aconselhar pessoas que se tornaram desempregadas para ajudar a prevenir o declínio da saúde mental associado a essa condição, promover clínicas para parar de fumar ou parar de beber, visando prevenir comorbidades que são comuns aos sintomas depressivos, como o abuso de substâncias. Os serviços de aconselhamento para pessoas desempregadas, por exemplo, não reduzirão a taxa de desemprego, mas poderão melhorar os piores efeitos do desemprego sobre a saúde mental.

Segundo nível: redes sociais e comunitárias

Um dos principais mecanismos pelos quais a desigualdade de renda produz um impacto negativo na situação de saúde mental é o desgaste dos laços de união social, da fragilidade das relações de solidariedade e de confiança entre pessoas e grupos, que são fundamentais para a proteção da saúde individual e coletiva.

A terapia comunitária pode integrar ações de prevenção e promoção de saúde mental, reforçando vínculos entre as pessoas, mobilizando recursos e competências locais, respeitando as distintas culturas, promovendo redes de proteção e inclusão e favorecendo a conscientização social. Articular atividades dentro da comunidade auxilia não só a divulgação da terapia comunitária, mas a resolução de problemas e a realização de encaminhamentos que se façam necessários.[39] Essas articulações são capazes de proporcionar o empoderamento psicológico e comunitário. O empoderamento psicológico é um sentimento de maior controle sobre a própria vida que os indivíduos experimentam por meio do pertencimento a distintos grupos, podendo existir sem que as pessoas participem de ações políticas coletivas. Já o empoderamento comunitário pode ir além, alcançando novos modos de fazer saúde, nos quais os usuários sejam percebidos em sua singularidade de sujeitos portadores de direito, o que implicaria o enfrentamento de causas da desigualdade social.

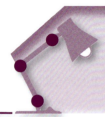

LEITOR(A)

Veja também o Capítulo 13, sobre O capital social e o cuidado à pessoa com depressão.

Terceiro nível: condições de vida e trabalho

Realizar intervenções sobre condições físicas e psicossociais é essencial para a saúde mental.[38] A atenção básica pode apoiar diversas ações que promovam autonomia e empoderamento da comunidade adscrita, como: mobilização para solucionar problemas de saneamento básico; mutirão para canalizar córregos; abaixo-assinados e reuniões com a prefeitura para melhoria de condições de habitação, demandas de pavimentação de ruas, e exigência de planejamento urbanístico; fortalecimento da presença de trabalhadores durante a criação de políticas voltadas ao emprego; criação de hortas coletivas e estímulo ao aprendizado sobre alimentação saudável e de novas formas de preparo dos alimentos; fomento de ações educativas e profissionalizantes das mulheres, dado seu grande potencial de transformação delas mesmas e também dos homens, dentro de suas famílias; cobrança dos gestores para ampliação do atendimento das unidades de saúde, para que haja acesso universal da população a serviços de saúde públicos e de qualidade.

Quarto nível: condições socioeconômicas, culturais e ambientais gerais

Refere-se a mudanças econômicas e culturais que promovam um desenvolvimento mais sustentável, reduzindo a desigualdade social e os efeitos negativos que ela acarreta sobre a saúde como um todo. Estão incluídas políticas macroeconômicas e de mercado de trabalho, de fortalecimento dos valores culturais e de proteção ambiental, que devem ser apoiadas não só entre os profissionais de saúde, mas nos diversos setores da sociedade, como empresas, organizações não governamentais, órgãos civis e nas esferas de poder de alcance local, nacional e internacional. Pensando nisso, o setor de saúde precisa assumir um lugar de liderança como difusor do conhecimento dos determinantes sociais de saúde à população e, de modo geral, a todos esses agentes da vida pública, para que haja promoção de valores essenciais à saúde mental, à saúde de modo geral e ao bem-estar da comunidade, quais sejam, os valores de promoção de paz, de não discriminação, de incentivo à educação, ao pleno emprego, do acesso à água e à habitação, à seguridade, à preservação do meio ambiente. Os profissionais de saúde podem contribuir para orientar a formulação de políticas públicas para intervenção nos determinantes sociais.

O cuidado integral à pessoa com depressão é um desafio para a saúde pública e passa por frequentes transformações. Dessa forma, conhecer os determinantes sociais associados aos transtornos depressivos, pode melhorar a efetividade do cuidado.

Dentro do contexto da atenção primária à saúde, o Núcleo de Apoio à Saúde da Família (NASF) é considerado uma porta de apoio às equipes de saúde da família.[41] Por meio de reuniões multiprofissionais, a elaboração de grupos de acordo com a necessidade de cada paciente pode ser de grande impacto, sendo abordadas técnicas psicoterapêuticas que cuidem de maneira efetiva do sofrimento psíquico.

A criação de uma rede de atendimento à saúde mental bem articulada, que ofereça educação permanente aos profissionais de saúde para compreender os determinantes sociais e seu papel no processo saúde-doença, pode melhorar a efetividade do cuidado.

TÓPICO 6: PONTOS-CHAVE

- As inter-relações entre um indivíduo e seus contextos econômico, social, cultural, ambiental e político tem repercussão direta sobre os processos saúde-doença que ocorrem ao longo da vida.

- Os determinantes sociais de saúde, definidos como fatores sociais, culturais, psicológicos, comportamentais e econômicos, influenciam diretamente o processo saúde-doença-cuidado aos indivíduos.

- Os profissionais de saúde devem incorporar a sua prática clínica cotidiana a investigação dos determinantes sociais de saúde, como estes afetam o processo do adoecimento da pessoa assistida e como seria possível compor um plano terapêutico que contemple as várias dimensões desse processo.

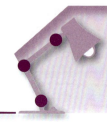

LEITOR(A)

Veja também o Capítulo 4, sobre O método clínico centrado na pessoa (MCCP) e o cuidado à pessoa com depressão.

- Sofrer discriminação e/ou violência de qualquer natureza, como racismo, discriminação de gênero, violência psicológica, física ou sexual, são determinantes sociais da saúde mental.

- A elaboração de estratégias para intervir nos determinantes sociais de saúde deve ser prioridade para políticas públicas, em particular nos países com maior grau de desigualdade social e de acesso reduzido aos serviços de educação e saúde. Nesse sentido, vários esforços têm sido realizados no mundo por instituições e organizações como a OMS, o CDC e o NIH.

- No Brasil, de acordo com a "Carta de Compromisso com a Ação" da Comissão Nacional sobre Determinantes Sociais de Saúde (CNDSS), o modelo proposto prioriza quatro níveis de intervenção: 1) individual; 2) redes sociais e comunitárias; 3) condições de vida e trabalho; 4) condições socioeconômicas, culturais e ambientais gerais.

- Um ponto fundamental é inserir a discussão do tema dos determinantes sociais de saúde e seus efeitos no processo saúde-doença das populações como conteúdo obrigatório nas matrizes curriculares dos cursos de graduação na área da saúde.

Tópico 7: *Links* úteis

CDC – Centers for Disease Control and Prevention

https://www.cdc.gov/socialdeterminants/index.htm

Social Determinants of Health: Know What Affects Health.

NIMH – National Institute of Mental Health

https://www.nimh.nih.gov/index.shtml

O Instituto Nacional de Saúde Mental (NIMH) é a principal agência federal de pesquisa sobre transtornos mentais. O NIMH é um dos 27 Institutos e Centros que compõem os

Institutos Nacionais de Saúde (NIH), a maior agência de pesquisa biomédica do mundo. O NIH faz parte do Departamento de Saúde e Serviços Humanos dos Estados Unidos (HHS).

New England Journal of Medicine – NEJM Catalyst

https://catalyst.nejm.org/social-determinants-of-health/

Social Determinants of Health.

Medical Teacher Journal: **twelve tips for teaching social determinants of health in medicine**

http://dx.doi.org/10.3109/0142159X.2014.975191

Este artigo descreve uma proposta para discussão do tema determinantes sociais de saúde no curso de medicina.

Alberto Pellegrini Filho fala sobre determinantes sociais de saúde, como eles são importantes para pensar o cuidado e como o atendimento à saúde dialoga também com políticas públicas de outros setores da sociedade

https://www.youtube.com/watch?v=bVmc-gngyVI

Médico, pesquisador em saúde pública da Fundação Oswaldo Cruz e secretário técnico da Comissão Nacional sobre Determinantes Sociais da Saúde de 2006 a 2008. Coordenador do Centro de Estudos, Políticas e Informação em Determinantes Sociais da Saúde (CEPI-DSS) da Escola Nacional de Saúde Pública Sergio Arouca/FIOCRUZ de 2009 a 2014. Delegado do Brasil nas Comissões sobre Determinantes Sociais da Saúde do MERCOSUL e UNASUL de 2009 a 2014.

Que estratégias os profissionais de saúde podem utilizar para evitar que as pessoas se exponham a fatores determinantes de doenças? O programa Sala de Convidados fala sobre Promoção da Saúde, abordando o desafio de lidar com determinantes sociais na prática

https://www.youtube.com/watch?v=IoidCnquqoM

Participam do programa a diretora da Escola de Formação em Saúde da Família Visconde Sabóia, de Sobral, no Ceará, Socorro de Araújo Dias; a pesquisadora do Departamento de Atenção Primária da Secretaria Municipal de Saúde de Curitiba, Paraná, Simone Tetu Moysés; e a pesquisadora titular do Departamento de Ciências Sociais da Escola Nacional de Saúde Pública Sérgio Arouca (ENSP/FIOCRUZ), Rosana Magalhães.

Instituto Patrícia Galvão e Agência Patrícia Galvão

https://agenciapatriciagalvao.org.br/

Fundado em 2001, o Instituto Patrícia Galvão – Mídia e Direitos é uma organização social sem fins lucrativos que atua nos campos dos direitos das mulheres e da comunicação. Sua missão é contribuir para a qualificação do debate público sobre questões críticas para as mulheres no Brasil, a partir da produções de conteúdos, dossiês, sugestões de pautas e notícias junto à imprensa e mobilização de mídias sociais, além da realização de pesquisas de opinião, eventos e campanhas para fomentar a reflexão social e demandar respostas do Estado e/ou mudanças na sociedade e na mídia.

Geledés – Instituto da Mulher Negra

https://www.geledes.org.br/

O Geledés – Instituto da Mulher Negra foi criado em 30 de abril de 1988. É uma organização política de mulheres negras que tem por missão institucional a luta contra o racismo e o sexismo, a valorização e promoção das mulheres negras, em particular, e da comunidade negra em geral. Enquanto organização não governamental, o Geledés tem atuado em parceria com diversas organizações do movimento social, da sociedade civil organizada e interferindo na definição de políticas públicas que objetivem a eliminação das discriminações sofridas por mulheres e negros na sociedade brasileira.

A direção do Geledés é formada exclusivamente por mulheres negras, porém a organização conta, em diversas equipes de trabalho, com a colaboração de homens e mulheres, negros(as) e brancos(as), solidários(as) com sua proposta de ação política. Tem por áreas de atuação: direitos humanos (englobando os direitos econômicos, sociais e culturais); educação; comunicação; capacitação/profissionalização e saúde.

Canal Departamento de Atenção Básica

https://www.youtube.com/channel/UC-KbVO9Xqj47g3eCYP_KoOw

Canal do YouTube que oferece informações diversas sobre saúde pública, como funcionamento do NASF, debates e encontros para fortalecimento da atenção básica, entre outros.

Rede c@ps – Projeto de Apoio à Rede Integral e Assistência à Saúde Mental

http://www.redecaps.org/contact

O Projeto de Apoio à Rede de Atenção Integral e Assistência à Saúde Mental – Rede c@ps – é uma ferramenta de divulgação de informações sobre saúde mental integral. Por meio do compartilhamento de materiais de leitura, divulgação de cursos e eventos e apoio na localização de locais de atenção, o Rede c@ps visa colaborar com o processo de expansão e o entrelaçamento da Rede.

ASSIM – Associação Instituto Movimento

http://sistemica.com.br/assim-associacao-instituto-movimento/

A ASSIM tem como objetivo realizar atendimento psicológico gratuito de crianças, adolescentes, adultos, casais e famílias sem condições financeiras para pagar um tratamento psicológico. A ASSIM é uma instituição sem fins lucrativos nascida em 2007 a partir do Movimento Instituto de Formação Sistêmica de Florianópolis Ltda. (Movimento).

REFERÊNCIAS

1. Prince M, Patel V, Saxena S, et al. No health without mental health. Lancet [London, England] 2007;370:859-77.

2. Susser E, Patel V. Psychiatric epidemiology and global mental health: joining forces. Int J Epidemiol 2014;43:287-93.

3. Marmot M, Wilkinson R. Social determinants of health, Second. New York: Oxford University Press; 2006.

4. Buss PM, Pellegrini Filho A. A saúde e seus determinantes sociais. Physis Rev Saúde Coletiva 2007;17:77-93.

5. World Health Organization. Social determinants of health. 2019. Available from: https://www.who.int/social_determinants/sdh_definition/en/.

6. Krieger N. A glossary for social epidemiology. J Epidemiol Community Heal 2001;55:693-700.

7. Sobocki P, Jönsson B, Angst J, Rehnberg C. Cost of depression in Europe. J Ment Health Policy Econ 2006;9:87-98.

8. Stopa SR, Malta DC, Oliveira MM de, Lopes C de S, Menezes PR, Kinoshita RT. Prevalência do autorrelato de depressão no Brasil: resultados da Pesquisa Nacional de Saúde, 2013. Rev Bras Epidemiol 2015;18:170-80.

9. Gonçalves AMC, Teixeira MTB, Gama JRA, et al. Prevalência de depressão e fatores associados em mulheres atendidas pela estratégia de saúde da família. J Bras Psiquiatr 2018;67:101-9.

10. Pimentel ÍRS, Coelho BDC, Lima JC, et al. Caracterização da demanda em uma Unidade de Saúde da Família. Rev Bras Med Família e Comunidade 2011;6:175-81.

11. Gonçalves DA, Mari JJ, Bower P, et al. Brazilian multicentre study of common mental disorders in primary care: rates and related social and demographic factors. Cad Saúde Pública 2014;30:623-32.

12. Alves AAM, Rodrigues NFR. Determinantes sociais e económicos da saúde mental. Rev Port Saúde Pública 2010;28:127-31.

13. Dicionário Michaelis da língua portuguesa. Disponível em: http://michaelis.uol.com.br/busca?r=0&f=0&t=0&palavra=discrimina%C3%A7%C3%A3o.

14. Constituição Federal. 1988. Disponível em: http://www.planalto.gov.br/ccivil_03/constituicao/constituicao.htm.

15. No title. Disponível em: https://www.unicef.org/brazil/pt/resources_10133.html.

16. Geledés: Instituto da Mulher Negra. Disponível em: https://www.geledes.org.br/significado-de-discriminacao/.

17. Público Federal BM. Assédio moral, assédio sexual e discriminação. Ministério Público Federal, 2016. 2019. Disponível em: http://www.mpf.mp.br/para-o-cidadao/ouvidoria/publicacoes/assedio-moral-sexual-e-discriminacao-saiba-mais-sobre-essas-distorcoes-de-conduta-no-ambiente-de-trabalho.

18. Spizirri G, De Abreu Pereira CM NAC. O termo gênero e suas contextualizações. Diagn Trat 2014;19:42-4.

19. Knudson G, De Cuypere G, Bockting W. Recommendations for revision of the DSM diagnoses of gender identity disorders: consensus statement of the World Professional Association for Transgender Health. Int J Transgenderism 2010;12:115-8.

20. OPAS Brasil. Gênero. 2019. Disponível em: https://www.paho.org/bra/index.php?option=com_content&view=article&id=5668:folha-informativa-genero&Itemid=820.

21. Dicionário Michaelis da língua portuguesa. 2019. Disponível em: https://michaelis.uol.com.br/moderno-portugues/busca/portugues-brasileiro/machismo/.

22. Instituto Patricia Galvão. Dossiê violência contra as mulheres: violência sexual. 2015. Disponível em: https://dossies.agenciapatriciagalvao.org.br/violencia/violencias/violencia-sexual/.

23. Couto MT, Schraiber LB. Machismo hoje no Brasil: uma análise de gênero das percepções de homens e mulheres. In: Venturi G, Godinho T, editores. Mulheres brasileiras e gênero nos espaços público e privado. SESC/Fund. Perseu Abramo; 2013:47-61.

24. GEMAA. Relatório das desigualdades raça, classe, gênero – GEMAA. 2018. Disponível em: http://gemaa.iesp.uerj.br/wp-content/uploads/2018/11/Relat%C3%B3rio-das-Desigualdades-2.pdf.

25. Fontoura NOR. Tolerância social à violência contra as mulheres. Ipea. 2014:40.

26. Michaelis dicionário da língua portuguesa. 2019. Disponível em https://michaelis.uol.com.br/moderno-portugues/busca/portugues-brasileiro/racismo/.

27. Oliveira NB. O conceito de raça e racismo com base na construção histórico-social. Disponível em: http://nead.uesc.br/jornaped/anais_2015/educacao_diversidade_inclusao/O_CONCEITO_DE_RACA_E_RACISMO_COM_BASE_NA_CONSTRUCAO_HISTORICO_SOCIAL.pdf.

28. Damasceno MG, Zanello VML. Saúde mental e racismo contra negros: produção bibliográfica brasileira dos últimos quinze anos. Psicol Ciência e Profissão 2018;38:450-64.

29. Silva MLS. Racismo e os efeitos na saúde mental. 2004. Disponível em: http://bvsms.saude.gov.br/bvs/publicacoes/sec_saude_sp_saudepopnegra.pdf.

30. Camurça Cidade E, Ferreira Moura Junior J, Morais Ximenes V. Implicações psicológicas da pobreza na vida do povo latino-americano. Psicol Argumento 2017;30. DOI:10.7213/rpa.v30i68.20087.

31. Ferreira MAF, Latorre MRDO. Desigualdade social e os estudos epidemiológicos: uma reflexão. Cien Saúde Colet 2012;17:2523-31.

32. Ribeiro KG, Barreto ICC, Bezerra J, Aguiar LOMA. Determinantes sociais da saúde. In: Rouquayro MZ, Gurgel IM, editores. Epidemiologia & saúde. 7th ed. Medbook; 2012.p. 709.

33. Marmot M. Social determinants of health inequalities. Lancet 2005;365:1099-104.

34. Santos MJ, Kassouf, AL. Uma investigação dos determinantes socioeconômicos da depressão mental no Brasil com ênfase nos efeitos da educação. Econ Apl 2007;11. DOI:10.1590/S1413-80502007000100001.

35. Winzer R, Sorjonen K, Lindberg L. What predicts stable mental health in the 18-29 age group compared to older age groups? Results from the Stockholm Public Health Cohort 2002-2014. Int J Environ Res Public Health 2018;15:2859.

36. Starfield B. Is primary care essential? Lancet 1994;344:1129-33.

37. Daré PK, Caponi SN. Cuidado ao indivíduo com depressão na atenção primária em saúde. ECOS Estud Contemp Subjetividade 2017;7. Disponível em: http://www.periodicoshumanas.uff.br/ecos/article/view/1858.

38. Filho AP, Secretaria Técnica da Comissão Nacional sobre Determinantes Sociais da Saúde (CNDSS). Determinantes sociais da saúde – Carta: Compromisso com a ação. 2014. Disponível em: http://www.mobilizadores.org.br/wp-content/uploads/2014/05/compromisso-com-a-ao.pdf.

39. Padilha CS, Oliveira WF. Terapia comunitária: prática relatada pelos profissionais da rede SUS de Santa Catarina, Brasil. Interface – Comun Saúde, Educ 2012;16:1069-86.

40. Ministério da Saúde. Saúde mental. Disponível em: http://portalms.saude.gov.br/saude-de-a-z/saude-mental.

41. Público Federal BM. Diretrizes do NASF. Brasília, DF. 2010. Disponível em: http://bvsms.saude.gov.br/bvs/publicacoes/diretrizes_do_nasf_nucleo.pdf.

Capítulo 10

A IMPORTÂNCIA DA PROMOÇÃO DA SAÚDE NO CUIDADO À PESSOA COM DEPRESSÃO

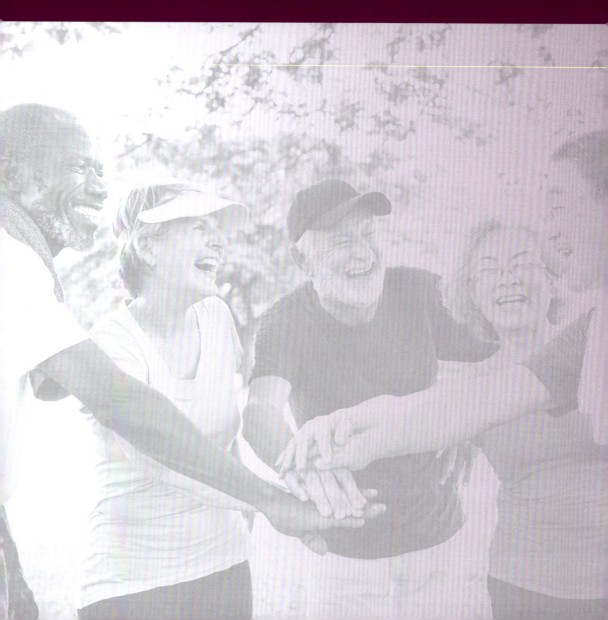

Ana Paula Hociko
Gabriely Zevallos Chambi
Juliana Moredo Battistella
Letícia de Matos Pereira

Maria Luiza D'Assumpção Silva
Renata Silva Santos
Carla Roberta Ferraz Rodrigues
Marcelo dos Santos Sampaio

Objetivos do capítulo:

1. Considerar a promoção da saúde como aspecto fundamental no tratamento da depressão.

2. Relacionar as mudanças no estilo de vida que podem modificar o prognóstico dos transtornos depressivos.

3. Apropriar-se das recomendações não medicamentosas para a melhora da qualidade de vida nas pessoas com depressão.

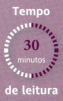

Tempo
30 minutos
de leitura

Tópico 1. Importância do tema

A discussão do manejo do transtorno depressivo (TD) inclui a promoção da saúde. Diversos estudos citam a prática de atividades físicas como parte do tratamento da depressão, e associam o uso de bebidas alcoólicas e de outras drogas ilícitas ao agravamento ou desenvolvimento de TD.[2]

A depressão, além de seus múltiplos gatilhos, associa-se a problemas interpessoais, e seu tratamento pode incluir o aprimoramento das habilidades sociais,[3] ou seja, melhorar a interação entre a pessoa e a sociedade nas diversas expressões de contato, como sentimentos, atitudes, desejos, opiniões e direitos que esses indivíduos apresentem.[4]

Tópico 2: Conceitos e definições

A atenção integral à saúde inclui ações de promoção da saúde e prevenção a doenças, a partir da identificação de vulnerabilidades, de fatores de risco e de tratamentos adequados.[1]

A promoção da saúde fundamenta-se no conceito ampliado de saúde, ou seja, na concepção que propõe a superação da assistência descontextualizada e centrada na doença a partir da incorporação de diferentes formas de produzir saúde, tanto no âmbito individual quanto no coletivo, sempre buscando a melhoria da qualidade de vida das pessoas.

O movimento de promoção da saúde se iniciou no Canadá e teve como marco a elaboração do Informe Lalonde, em 1974, intitulado *Uma nova perspectiva na saúde dos canadenses*, em que se pondera, com dados e argumentos, sobre o modelo assistencial tradicional e sua limitação para promover uma saúde melhor.[1]

A reverberação global das ideias de promoção possibilitou a realização, em 1986, da I Conferência Internacional em Promoção de Saúde, em Ottawa (Canadá), patrocinada pela OMS. O documento produzido enfatizou a importância das dimensões sociais, econômicas, políticas e culturais sobre as condições de saúde.

No Brasil, a criação do SUS, na Constituição de 1988, refletiu parte desses ideais. Em 2006, elaborou-se, por meio da Portaria MS/GM n. 687, a Política Nacional de Promoção da Saúde (PNPS), compondo redes de compromisso e corresponsabilidade entre as Unidades Federadas e a União quanto à qualidade de vida da população.

No âmbito individual, a promoção da saúde tem relação com o desenvolvimento de habilidades pessoais, como adoção de hábitos saudáveis de vida e abandono de práticas pouco saudáveis, muitas vezes incorporadas ao cotidiano e incentivadas socialmente. A mudança de hábitos está ligada à autonomia e à responsabilidade que cada indivíduo exerce sobre sua própria saúde, tendo como consequência a melhora da qualidade de vida, com redução da morbidade e mortalidade.[1]

Alguns recursos indispensáveis para que haja qualidade de saúde estão relacionados a alimentação adequada, local de convívio sustentável, paz interpessoal, atitude segura no trânsito, abandono do tabagismo, consumo moderado de álcool e prática regular de atividades físicas. A falta, ou fragilidade, de algum desses componentes desequilibra a promoção da saúde coletiva e individual.

TÓPICO 3: COMO INSTRUMENTALIZAR PROFISSIONAIS DA SAÚDE PARA APLICAÇÃO DOS CONCEITOS DE PROMOÇÃO DA SAÚDE

Observando os diversos modos pelos quais a sociedade e o próprio indivíduo podem atuar na melhora dos quadros depressivos, faz-se necessário oferecer aos profissionais da saúde ferramentas que possam auxiliar no diagnóstico e tratamento do transtorno depressivo.

A inclusão da saúde mental em ações de atenção primária à saúde, principalmente as que comportam estratégia de saúde da família, possibilitou maior acesso ao tratamento adequado dos transtornos de humor.[5]

Para isso, o profissional deve estar habilitado a realizar o exame clínico e a anamnese psiquiátrica, e o Estado deve proporcionar ferramentas para o auxílio do tratamento, disponibilizando equipe multiprofissional, visto que a resposta à terapia, seja em grupo ou individual, apresenta ótimos resultados,[5] além de possibilitar a criação de grupos para maior interação dos pacientes.

Para a aplicação de estratégias de promoção da saúde no tratamento da pessoa com TD, considera-se a capacidade de o indivíduo manter a mudança realizada no longo prazo.[6] O modelo transteórico de mudança comportamental, proposto por Prochaska e DiClemente, demonstra que os indivíduos costumam seguir um padrão em espiral, que se inicia na fase de pré-contemplação, seguida por contemplação, preparação, ação e manutenção. Muitas vezes ocorrem recidivas e o indivíduo regride a alguma das fases anteriores, até alcançar o término, ou seja, conseguir manter a mudança de hábito de forma permanente.[7]

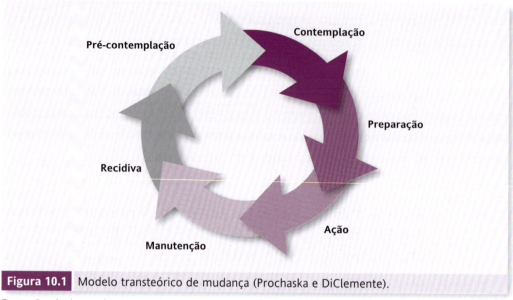

Figura 10.1 Modelo transteórico de mudança (Prochaska e DiClemente).
Fonte: Prochaska, et al., 1992.

No período de pré-contemplação, muitas vezes a pessoa não está ciente de sua situação, embora isso seja perceptível para outras pessoas. Ao alcançar o estágio de contemplação, o indivíduo percebe seu estado, pensa em realizar mudanças, mas não está pronto para agir. Na fase de preparação, surge a motivação para mudança para que, na fase de ação, ocorra a efetiva modificação de comportamentos, experiências ou ambientes para superar seus problemas. Por fim, ao alcançar a fase de manutenção, o indivíduo se esforça para evitar recidivas e consolidar os ganhos, com o objetivo de alcançar remissão prolongada e estável. Entretanto, pode ocorrer recidiva (ou recaída), e o indivíduo retorna para a fase de pré-contemplação, ou contemplação. Muitas vezes é necessário percorrer esse trajeto em espiral repetidamente, até que a mudança de comportamento se consolide.[7]

O modelo de mudança proposto por Prochaska e DiClemente é importante no manejo do paciente com TD por oferecer uma indicação clara do momento mais adequado para que o profissional de saúde incentive a mudança de estilo de vida. Caso seja observado que a pessoa se encontra em fase de pré-contemplação, será preciso ajudá-la a identificar comportamentos que possam ser prejudiciais antes de propor mudanças. O melhor momento para se pensar em sugerir mudanças de estilo de vida é quando o indivíduo estiver em fase de contemplação ou preparação, ou seja, está considerando ou disposto a realizar mudanças.[6]

Adiante, serão apresentadas medidas de promoção da saúde que podem ser usadas como coadjuvantes no tratamento da pessoa com TD.

TÓPICO 4: REPERCUSSÕES/CONSEQUÊNCIAS

DEPRESSÃO E O USO DE ÁLCOOL

O uso de álcool e a depressão estão associados e aumentam o risco de transtornos psiquiátricos presentes, em sua maior parte, no sexo feminino.[8] Indivíduos com depressão fazem uso excessivo e nocivo de bebidas alcoólicas como forma de aliviar os sintomas da depressão. Observou-se que cerca de um terço da população jovem encontrava-se alcoolizado quando cometeu suicídio.[8]

Os idosos são os mais afetados: com o aumento da idade há aumento diretamente proporcional da depressão. Soma-se a isso a dificuldade de chegar ao diagnóstico correto devido à manifestação somática da depressão, em que perda de peso, fadiga e insônia são comumente observadas.[9] Além disso, o biotipo da pessoa com idade avançada é diferente dos mais jovens, uma vez que idosos possuem quantidade reduzida de tecido adiposo.[8] Essa característica dos idosos aumenta o risco de doenças hepáticas, cerebrais e musculares, pois o álcool que seria depositado e metabolizado no tecido gorduroso é alocado nesses órgãos como via alternativa,[8] acarretando danos maiores aos mais velhos.

DEPRESSÃO E TABAGISMO

Segundo a Organização Mundial da Saúde (OMS) e a métrica utilizada para estimar a esperança de vida sem incapacidades (DALY), a depressão é a principal doença causadora de incapacidades não fatais,[10] enquanto as doenças respiratórias representam mais 10% do total de anos perdidos por incapacidade.[11] Tendo em vista o caráter incapacitante isolado dessas doenças, fica fácil perceber que, ao estarem associadas, o impacto causado na vida dos pacientes se torna bem mais evidente.

O tabaco é a principal causa evitável de morte no mundo,[12] e está amplamente relacionado ao desenvolvimento, piora clínica e/ou mortes causadas por doenças respiratórias. Estima-se que, globalmente, um bilhão de pessoas estejam expostas à sua fumaça.[15] De acordo com o novo relatório global de doenças, a depressão atinge 5,8% da população brasileira, o que configura um aumento de 18% entre 2005 e 2015.[10]

A depressão é a comorbidade mais associada ao uso da nicotina.[17] Portadores do transtorno depressivo maior, a forma mais grave da depressão, fumam 65% mais quando comparados à população geral.[3] Esse hábito aumenta em 3,4 vezes as tentativas de suicídio se comparado com não fumantes.[18]

Fumar afeta o humor. Inicialmente, traz sensação de prazer e bem-estar, uma vez que a nicotina estimula a produção de dopamina, que por sua vez atua nos centros de prazer no cérebro. Contudo, em seguida têm-se as alterações de humor causadas pela privação da droga. Desse modo, cabe aos profissionais da saúde investigar se seu paciente psiquiátrico fuma, já que tal hábito interfere de forma complexa no humor.[13]

Pacientes tabagistas deprimidos como forma de aliviar seus sintomas podem recorrer ao cigarro, o que implica o aumento do desejo de uso, maiores dificuldades em cessar o consumo assim como maiores chances de recaídas.[14] De modo que períodos de abstinência tornam-se um fator de risco,[15] posto que a nicotina interfere no complexo de neurotransmissão, o qual se liga aos distúrbios psiquiátricos, e no que lhe concerne pode colaborar para a manutenção e a progressão para transtorno depressivo. Por fim, o efeito terapêutico de medicações psiquiátricas pode ser reduzido em decorrência do tabagismo, assim como os efeitos colaterais podem ser acentuados.[13]

Estudos realizados na Grã-Bretanha relataram que a população dependente de nicotina apresenta prevalência 10% maior de transtornos psiquiátricos quando comparada à população não dependente. E, segundo dados de um estudo epidemiológico norte-americano, em população de jovens dependentes de nicotina a depressão maior é uma das comorbidades psiquiátricas mais comuns.[13]

Em revisão sistemática recente, demonstrou-se quase duas vezes mais chances de portadores de DPOC cometerem suicídio. Atlantis, et al. (2013) demonstraram também a dupla associação entre DPOC e depressão[67].

Ao analisar esses dados, fica evidente a importância da abordagem do tema na atenção primária à saúde (APS), visto que esta é a porta de entrada do Sistema

Único de Saúde (SUS), sendo designada a ela a principal função de prevenção no território nacional.

O tratamento medicamentoso para o tabagista está indicado para aqueles que apresentam elevada dependência química verificada pela escala de Fagerstron, e inclui a associação de bupropiona e terapia de reposição de nicotina (TRN).[16] Essa alternativa dobra a taxa de sucesso do tratamento. A segunda linha de tratamento considera o uso de antidepressivo tricíclico: a nortriptilina.[16]

Além do tratamento medicamentoso, a terapia cognitivo-comportamental e grupos operativos são eficazes, principalmente quando o tabagismo está associado a depressão e ansiedade.[16] Assim, durante as sessões de tratamento, a pessoa aprende a desvincular o ato de fumar e a ação que o leva a isso, incentivando a mudança de hábito.[16]

DEPRESSÃO E ATIVIDADE FÍSICA

Pacientes com transtorno depressivo são mais propensos a terem hábitos não saudáveis, como tabagismo, sedentarismo, consumo de bebidas alcoólicas e alimentação rica em doces e gorduras.[3] Essa associação contribui para o aumento das taxas de inflamação, obesidade, doenças cardiovasculares e degeneração neurológica.[23,24,25]

O intestino possui grande número de neurônios, além de rica microbiota. Esses dois fatores geralmente estão em equilíbrio, mas, diante de estresse físico (comidas não saudáveis e hábitos de risco para a saúde) ou psicológico, a microbiota intestinal pode mudar sua composição e funcionamento, acarretando mudanças de sinalização para o cérebro e alterando o humor.[23] Da mesma forma, a obesidade pode aumentar as respostas inflamatórias e causar sintomas depressivos,[24] principalmente quando a sinalização ocorre por meio da interleucina-6, considerada a principal responsável pelas mudanças humorais que caracterizam o quadro depressivo.[24] Pessoas com transtornos depressivos que possuem alto índice de marcadores inflamatórios no plasma apresentam menor resposta ao tratamento farmacológico do TD.[25]

O sistema mais afetado pelos sintomas depressivos é o cardiovascular. Os danos se intensificam quando associados à síndrome metabólica e ao tabagismo. A relação deletéria entre depressão e doença cardiovascular é mais intensa na população de *status* socioeconômico mais baixo (análise do rendimento, escolaridade e cargo),[28] que tem maior risco de desenvolver doença coronariana ou infarto do miocárdio em

10 anos,[28] excluindo-se outras comorbidades. Em idosos, a depressão aumenta o risco de hipertensão,[29] favorecendo infartos cerebrais e cardíacos. Considerando essas informações, pode-se supor que o tratamento correto para o transtorno depressivo seja considerado uma ferramenta de promoção de saúde, pois educa a população e possibilita a quebra do estigma para com a saúde mental, além de salvar vidas com a prevenção de doenças.

DEPRESSÃO E REDE DE PROTEÇÃO SOCIAL

As esferas familiar e social são o espelho do indivíduo afetado pela depressão, pois os sintomas causam distanciamento de parentes próximos e isolamento social. O estigma ainda é grande, porém dados do Projeto Pandora certificam que 83% das famílias brasileiras sabem de sua importância no tratamento de um familiar,[23] mesmo com a escassez de informação. Apesar do apoio de tal estrutura, existe grande comprometimento em relação à maternidade e à relação matrimonial.

Em pesquisa norte-americana realizada com 22 mil crianças e adolescentes (entre 5 e 17 anos) junto aos respectivos responsáveis, constatou-se que a presença de sintomas depressivos em ambos os pais aumenta o risco do surgimento de problemas emocionais e comportamentais.[31] Para adolescentes, os principais fatores que contribuem para o desenvolvimento do transtorno depressivo são a história familiar e o estresse psicossocial.[33,46] Filhos de pais e mães que foram acometidos por depressão pós-parto são mais propensos a apresentar sintomas depressivos aos 18 anos quando há baixo nível de escolaridade familiar.[34]

Ainda no contexto familiar, a união matrimonial pode culminar em dissolução quando a doença é estigmatizada pelo parceiro, pela falta de compreensão por seus pares ou pela carga emocional atribuída a ele. Estudo canadense afirma que o divórcio é mais recorrente no sexo masculino quando há algum transtorno depressivo.[35] Dessa maneira, conclui-se que toda a estrutura social da comunidade denominada "família" é atingida e, sem o devido auxílio médico e psicossocial, a depressão pode acometer gerações futuras.

DEPRESSÃO E REPERCUSSÃO ECONÔMICA

Por ano, aproximadamente 76,4 milhões de anos de vida são perdidos por incapacidade devido à depressão,[36] o que pode ser resultado da demora para procurar ajuda especializada ou da dificuldade de acessar serviços de saúde. Esses dilemas estão presentes no cenário brasileiro, pois, no *ranking* de países da OCDE, o Brasil ocupou o terceiro lugar com menor quantidade de psiquiatras, sendo cinco para cada 100.000 habitantes.[37] Não apenas a pouca quantidade de especialistas contribui para a baixa cobertura, mas há também distribuição regional desigual, afetando principalmente as regiões norte e nordeste.[37]

A falta de cobertura e tratamento repercute diretamente no setor laboral. O transtorno depressivo é mais recorrente em pessoas de baixa renda e escolaridade, mas o desemprego afeta igualmente todas as faixas socioeconômicas.[38] A perda do emprego pode desencadear crise depressiva, dificultando a recolocação no mercado de trabalho.[38] A dificuldade em manter o emprego atual prejudica a recuperação da vida profissional.[39] Infere-se que o ambiente de trabalho pode funcionar como incentivo à resiliência.[38]

DEPRESSÃO: FATORES DE RISCO E DE PROTEÇÃO

O reconhecimento dos fatores de risco e de proteção associados ao transtorno depressivo representa ferramenta valiosa para traçar estratégias terapêuticas e preventivas eficazes, sobretudo pelo fato de esses fatores variarem de acordo com o perfil epidemiológico considerado.

Embora exista uma miríade de parâmetros que podem ser estudados para identificar fatores favoráveis ou desfavoráveis ao desenvolvimento do TD, enfocaremos aqueles relacionados a grupos etários.

Entre a população idosa (>60 anos), alguns estudos apontam maior prevalência de sintomas depressivos no sexo feminino, embora outros não tenham observado essa relação.[40] O estudo de Faramarzi, et al. (2017) identificou os seguintes fatores de risco para depressão em indivíduos idosos de ambos os sexos: não ser casado, ter comprometimento cognitivo, comorbidades e pouco suporte social e usar medicamentos.[40] De acordo com o mesmo autor, considerando o sexo masculino, os fatores de risco foram morar sozinho, não ter emprego, fumar e ter um índice de massa corporal (IMC) mais baixo, ao passo que, para o sexo feminino, ter pouca escolarização, dor crônica e idade mais avançada se apresentaram como fatores de risco.[40] Já alguns fatores que conferem proteção contra sintomas depressivos são: maior nível educacional para mulheres e ter emprego e idade mais avançada para homens, além de ter suporte social para ambos os sexos.[40]

Interessante ressaltar que um estudo com idosos que vivem em regime de moradia assistida mostrou maior prevalência de depressão nessa população comparado aos idosos que vivem fora desse regime, apontando que os fatores de risco variam de acordo com a população e cultura estudadas.[41] Programas de intervenção e reabilitação voltados a fatores de risco modificáveis poderiam prevenir o transtorno depressivo em idosos.[41]

Considerando a população adulta ativa, aspectos como alta carga de trabalho e *bullying* no ambiente de trabalho foram apontados como fatores de risco para depressão.[42,43] Já aspectos como suporte, controle do trabalho e justiça no local de trabalho,[42] além de prestígio e baixo nível de estresse e o fato de estar empregado,[43] foram citados como fatores de proteção. Ainda considerando a população adulta, um estudo mostrou que pessoas com sintomas depressivos são mais propensas a ter comportamentos de risco para a saúde, tais como tabagismo, consumo de álcool, alimentação inadequada, pouca atividade física e sedentarismo.[2] Essas informações são importantes porque podem direcionar estratégias de prevenção do transtorno depressivo a partir de medidas de promoção da saúde, inclusive no ambiente laboral.

Entre adolescentes (13 a 17 anos), um estudo que avaliou características intrapessoais relacionadas a vulnerabilidade e resiliência após um evento de vida estressante, tanto entre adolescentes da comunidade quanto entre indivíduos tratados por transtorno depressivo, bipolar e comportamento suicida, identificou alguns fatores de risco e proteção.[44] Segundo esse estudo, níveis elevados de estresse podem elevar a vulnerabilidade, ao passo que níveis moderados favorecem a resiliência. Entre meninas, os principais fatores de risco para depressão ou estratégias de enfrentamento contraproducentes foram falta de esperança (sensação de que nada vai dar certo), culpar a si própria e redução de tensão; já entre meninos mencionou-se falta de esperança como fator de risco, porém com peso menor que para meninas.[44] Entre os fatores de proteção ou estratégias de enfrentamento eficazes foram citados autodescoberta e foco em aspectos positivos para ambos os sexos, além de trabalhar duro para alcançar conquistas entre meninas.[44]

O estudo de Breton, et al. (2015) ressaltou que meninas dão maior importância a pensamentos negativos, ao passo que meninos são mais fechados e mais resistentes a procurar ajuda. Essa constatação é valiosa porque mostra a importância de realizar abordagens diferentes para adolescentes do sexo masculino e feminino.[44]

Há, também, vários fatores extrínsecos que podem ser favoráveis ou desfavoráveis ao desenvolvimento de sintomas depressivos entre adolescentes. Por exemplo, um estudo relacionou o consumo frequente ou de grande quantidade de bebida alcóolica com maior risco de sintomas depressivos entre adolescentes;[2] outro estudo explorou a relação entre *cyberbullying* e depressão entre adolescentes, mostrando que vítimas de *cyberbullying* tinham maior propensão a TD.[45] Outro estudo citou que aspectos relacionados ao comportamento dos pais podem atuar como fatores de risco (conflito entre os pais; envolvimento excessivo; comportamento de esquiva) ou de proteção (compreensão; concessão de autonomia; monitoramento) no desenvolvimento de depressão em adolescentes.[46]

Diante da grande quantidade de estudos que encontramos na literatura, constatamos que muitos são os fatores de risco e proteção que podem estar associados ao desenvolvimento de TD, e não é possível citar todos eles. Outros capítulos deste livro abordam de modo mais aprofundado as relações entre o transtorno depressivo em idosos, adolescentes e adultos.

Tópico 5: Promoção à saúde como parte do plano de cuidado

O tratamento do transtorno depressivo baseia-se em estratégias farmacológicas, nas quais os inibidores seletivos de recaptação de serotonina (ISRS) são considerados tratamento de primeira escolha,[47] e em estratégias não farmacológicas, como atividade física e psicoterapia.[48] A terapia com antidepressivos, assim como qualquer medicamento, pode provocar efeitos adversos, e muitos pacientes não só temem esses efeitos como acreditam que possam desenvolver dependência de medicamentos,[47-48] embora isso não ocorra de fato. Com isso, muitas vezes ocorre baixa aderência à terapia medicamentosa, sendo preferível abordagem não farmacológica.[48] A seguir estão citadas medidas de promoção à saúde que podem ser adotadas como estratégia terapêutica complementar e beneficiar pessoas com depressão.

Papel da atividade física no TD

Muitos estudos investigam os efeitos da atividade física combinada ao tratamento medicamentoso do transtorno depressivo leve a moderado, e até como monoterapia.[22,49] Apesar de existirem divergências na literatura, há muitas evidências de que a atividade física traz benefícios para pessoas com depressão,[49,51-52] inclusive reduzindo a necessidade de doses mais elevadas de antidepressivos.[53] Porém, devido à heterogeneidade de métodos empregados nos estudos realizados, ainda não se conseguiu definir características como tipo, frequência, duração e intensidade ideais de atividade física para se alcançar efeitos positivos sobre o humor e o bem-estar que poderiam contribuir para o manejo da depressão.[53]

De acordo com a 2ª edição das Diretrizes de Atividade Física dos Estados Unidos, recomenda-se a realização de 150 a 300 minutos de atividade física moderada (com intensidade equivalente a 40 a 59% da capacidade aeróbica) ou 75 a 150 minutos de atividade vigorosa (60 a 84% da capacidade aeróbica) por semana, para adultos sadios, como medida de promoção da saúde.[54] No entanto, estudos mostraram que mesmo exercícios de intensidade leve foram benéficos para pessoas com depressão, com a diferença de que aqueles que realizaram atividades de intensidade moderada tiveram melhora dos sintomas depressivos mais rapidamente.[49] Além disso, há evidências de que 60 a 70 minutos de atividade física moderada resultaram em benefícios funcionais importantes em pessoas com TD,[49] o que é importante considerando que pessoas com depressão tendem a ser mais sedentárias que a população geral.[55]

Quanto ao tipo de atividade física, a maioria dos estudos avaliou atividades aeróbicas, como caminhada, corrida ou ciclismo,[49,52] mas ainda não há um consenso sobre o melhor tipo de exercício para tratamento adjuvante do transtorno depressivo. No que diz respeito à duração, observou-se que são necessárias pelo menos duas semanas de atividade física para alterar circuitos neurais que atuam na regulação do humor, e programas com 4 a 12 semanas de duração se mostraram eficazes na redução dos sintomas depressivos.[53]

Vale ressaltar que a atividade física não só traz benefícios para o tratamento de sintomas depressivos, mas também contribui para a melhora da qualidade de vida e da saúde,[49] além de potencialmente promover a oportunidade de interação social.[47] Este último aspecto é especialmente valioso quando consideramos a população idosa, cujo maior risco de isolamento social poderia atuar como fator de risco para o desenvolvimento de transtorno depressivo.[47]

De modo geral, é necessário avaliar o padrão de atividade física de cada indivíduo, bem como outras características intrínsecas e extrínsecas (faixa etária, presença de doenças que possam limitar movimentos e disponibilidade de horário), para que se possa delinear um plano de treino adequado às necessidades pessoais. Uma boa estratégia parece ser iniciar um programa de atividades leves e promover pequenas mudanças cotidianas para, gradativamente, aumentar tanto a intensidade quanto a frequência da prática esportiva.[55]

Um estudo demonstrou a criação de programa que incentivava funcionários de empresa a caminhar o equivalente a 10.000 passos por dia. Foi demonstrado que essa quantidade de passos funciona mais como um "número mágico", pois pessoas cujo número total de passos foi inferior a esse corte também se beneficiaram, do que como um parâmetro fiel a ser seguido. O programa promoveu senso de conexão, atribuído à participação significativa em atividade coletiva, melhora das relações interpessoais e do trabalho em equipe, além de estimular a amizade, fatores que contribuíram, em última análise, para melhorar a saúde mental e o bem-estar individual.[52]

As atividades físicas de qualquer natureza deveriam ser fortemente estimuladas pelos benefícios observados nos sintomas da depressão e os demais ganhos que a prática esportiva proporciona, apesar da necessidade de realizar mais estudos para elucidar o tipo, intensidade, frequência e duração de atividade física ideal para o tratamento do transtorno depressivo. Como sugerido em um estudo,[51] a inclusão da atividade física em futuras diretrizes de tratamento de transtorno depressivo poderia representar mais um recurso não farmacológico valioso para pessoas acometidas por depressão.

PAPEL DOS HÁBITOS ALIMENTARES E DA SUPLEMENTAÇÃO ALIMENTAR NOS TRANSTORNOS DEPRESSIVOS

A carência de micronutrientes e a depressão representam importantes desafios à saúde global, com estimativas que mostram que mais de dois bilhões de pessoas no mundo têm déficit de vitaminas e minerais essenciais, e mais de 300 milhões sofrem de depressão.[56] Além disso, há cada vez mais estudos que avaliam a associação entre a fisiopatologia de diversas doenças, incluindo distúrbios neuropsiquiátricos, e a microbiota intestinal – que é diretamente influenciada tanto por fatores intrínsecos, ou seja, inerentes a cada indivíduo, quanto extrínsecos, como dieta, exposição a antibióticos e infecções.[57]

Quando se avaliam os hábitos alimentares, encontram-se evidências de que uma dieta saudável, rica em frutas, verduras, legumes, oleaginosas, peixes e carnes não processadas, tem relação inversa com o risco de depressão e pode melhorar os sintomas da doença. Os padrões alimentares não saudáveis, incluindo bebidas com adição de açúcar, alimentos refinados ou processados ou alto teor de gordura, aumentam o risco de transtorno depressivo.[58]

Considerando que a deficiência de micronutrientes é fator prevalente e passível de modificação, a suplementação nutricional poderia representar recurso valioso a ser adotado por políticas de saúde pública, sobretudo na atenção primária,[56] assim como o incentivo à mudança e manutenção de hábitos alimentares mais saudáveis.

Em seguida estão descritos dois elementos essenciais usados como coadjuvantes no tratamento do transtorno depressivo, baseados em estudos científicos recentes.

TRIPTOFANO

O triptofano e a tirosina são dois aminoácidos importantes para a regulação do humor. Ambos são precursores de neurotransmissores cujos níveis reduzidos podem desencadear estado de humor deprimido.[59]. A tirosina é sintetizada no organismo a partir da fenilalanina e serve como matéria-prima para três neurotransmissores: dopamina, adrenalina e noradrenalina. Já o triptofano é um aminoácido essencial, ou seja, depende do consumo externo, e serve como substrato para a síntese de serotonina.[59]

Observou-se que dietas ricas em triptofano ou suplementadas artificialmente melhoram os sintomas de depressão e ansiedade tanto em pessoas doentes quanto sadias, provavelmente por aumentar, em última análise, a disponibilidade de serotonina no cérebro.[60] Todavia, doses elevadas podem desencadear efeitos indesejados (como náusea, tontura, tremores), seja no consumo isolado ou combinado a antidepressivos ISRS, podendo ocorrer a chamada síndrome serotoninérgica, com *delirium* e até coma.[60] A dose diária de triptofano recomendada pela OMS é de 4 mg/kg, porém, segundo um estudo, se a dose não exceder 50 mg/kg, parece não haver risco de ocorrência dessa síndrome, ainda que em vigência de ISRS.[59]

Tabela 10.1	Alimento, quantidade de triptofano e número de calorias	
Alimentos	**Quantidade de triptofano em 100 g**	**Energia em 100 g**
Queijo	7 mg	300 calorias
Amendoim	5,5 mg	577 calorias
Castanha de caju	4,9 mg	556 calorias
Carne de frango	4,9 mg	107 calorias
Ovo	3,8 mg	151 calorias
Ervilha	3,7 mg	100 calorias
Pescada	3,6 mg	97 calorias
Amêndoa	3,5 mg	640 calorias
Abacate	1,1 mg	162 calorias
Couve-flor	0,9 mg	30 calorias
Batata	0,6 mg	79 calorias
Banana	0,3 mg	122 calorias

Fonte: Martínez, González, 2017.

ÔMEGA 3

Os ácidos docosaexaenoicos (DHA) e eicosapentaenoico (EPA) são ácidos graxos ômega 3 obtidos a partir da dieta, principalmente do óleo de peixe,[61] que parecem ter efeito benéfico como tratamento adjuvante em pessoas com transtorno depressivo maior.[62]

Segundo dados da literatura, os ácidos graxos ômega 3 e seus metabólitos atuam como reguladores da resposta inflamatória e dos processos neuroinflamatórios, que participam da fisiopatologia dos transtornos do humor, incluindo transtorno depressivo maior.[63] O DHA e o EPA têm ação anti-inflamatória por atuarem como inibidores competitivos dos ácidos graxos ômega 6, que servem como substrato para a produção de substâncias proinflamatórias (i.e., ácido araquidônico, que é convertido em leucotrienos e prostaglandinas).[62] Outra hipótese sobre a ação dos ácidos graxos ômega 3 é sua atuação direta e indireta na membrana celular de células neurais, que, em última análise, atuam na sinalização de neurotransmissores.[64]

Alguns estudos mostraram que níveis mais elevados de EPA x relação EPA/DHA proporcionam mais efeitos antidepressivos,[62-64] e se observou que pessoas com transtorno depressivo têm menor nível de ômega 3 no sangue e no cérebro, quando comparadas com pessoas sadias de mesmo sexo e idade.[63]

É interessante ressaltar que um estudo epidemiológico observou correlação inversa entre maior consumo de peixe e menor prevalência de depressão, ao comparar países com elevado consumo de peixe (Japão, Coreia, Taiwan) e aqueles com baixo consumo (Canadá, Estados Unidos, Alemanha, Nova Zelândia, França).[63]

Evidências demonstram que o tratamento adjuvante com ômega 3 contribui para a redução da gravidade dos sintomas depressivos, inclusive em pessoas refratárias ao tratamento com ISRS (cerca de 40%), sendo que os suplementos de ômega 3 podem melhorar a resposta ao tratamento farmacológico[63] ao atuar na modificação da sinalização de neurotransmissores.[64]

De modo geral, observa-se a recomendação de um padrão nutricional com consumo adequado de ácidos graxos ômega 3 e em que sejam evitados alimentos processados, pois existem relatos de remissão de sintomas depressivos com intervenção nutricional como tratamento adjuvante do transtorno depressivo.[66] Alguns alimentos recomendados são frutos do mar, vísceras de animais (como fígado), folhas verdes, vegetais crucíferos[66] e óleo de peixe,[64] embora devam ser consideradas as dificuldades de acesso a alguns alimentos por questões econômicas e de hábitos alimentares.

OUTROS ELEMENTOS

Foram realizadas pesquisas com diversos elementos que poderiam contribuir para a prevenção e o tratamento do transtorno depressivo, tais como magnésio, zinco, vitaminas B6, B_{12} e D, ácido fólico, entre outros. Entretanto, concluiu-se que mais estudos são necessários para determinar a real contribuição de tais elementos.[46,58,65-66]

TÓPICO 6: ESTRATÉGIAS DE PROMOÇÃO À SAÚDE PARA PESSOAS COM TD

Conforme mencionado anteriormente, tanto o álcool quanto o tabagismo podem contribuir negativamente para pessoas com TD. Pessoas que apresentam dependência de álcool ou abusam de bebida alcoólica têm risco duas a três vezes maior de apresentar depressão ou ansiedade. Já o tabagismo é considerado fator de risco para depressão, e se observou maior risco de aumento da carga tabágica nessa população.

Além disso, foi observada associação entre sintomas depressivos em fumantes passivos comparados a indivíduos não expostos ao tabagismo passivo.[5]

Ainda no âmbito das estratégias de promoção à saúde no paciente com depressão, é interessante citar que o consumo equilibrado de cafeína pode atuar como fator de proteção na depressão (3 a 4 xícaras por dia). Entretanto, o consumo exagerado aumenta o risco de agravar o humor deprimido por interferir na qualidade do sono.[41]

Os distúrbios do sono são sintomas frequentes de depressão, sendo que a insônia agrava a depressão e o contrário também é verdadeiro. Fatores que podem melhorar a qualidade do sono incluem a prática de atividade física, a redução do consumo de cafeína, a melhora da dieta, além de técnicas de higiene do sono (como definir horas de sono por noite, acordar todos os dias no mesmo horário, reduzir estímulos próximos do horário de dormir – evitar luzes como a de televisores, computadores, telas de celulares –, reduzir a luz ambiente).[41]

Vale citar, ainda, que a prática regular de meditação com atenção plena (*mindfulness*), ou seja, focar a atenção de forma específica, estando presente no momento, sem fazer julgamentos, mostrou-se benéfica para pessoas com TD, embora ainda não se conheça o tipo de meditação mais indicado para pessoas com sintomas depressivos.[41]

Resumindo, existem muitas opções adotadas como coadjuvantes no tratamento do indivíduo com TD. É fundamental, ao promover mudanças de estilo de vida, considerar a sustentabilidade das ações em longo prazo, levando em conta potenciais impedimentos, tais como limitação de tempo, escassez de recursos financeiros, grau de motivação, dentre outros. Além disso, vale lembrar que a aderência ao tratamento e o engajamento do paciente são maiores quando o plano terapêutico é definido em conjunto. Recomenda-se, por isso, que seja elaborado tratamento personalizado, em conjunto com o paciente, e que as mudanças sejam feitas de acordo com o ritmo de cada pessoa. Alterações bruscas, como imposição de dieta muito rigorosa, atividade física extenuante ou cessação imediata de vícios, podem resultar em sofrimento e sentimento de culpa se o indivíduo não for capaz de seguir o plano de tratamento proposto.[41]

Tópico 7: *LINKS* ÚTEIS

Depression: let's talk _OMS

ADEB: Associação de Apoio aos Doentes Depressivos Bipolares

ABRATA: Associação Brasileira de Familiares, Amigos e Portadores de Transtornos Afetivos

Mediterranean diet

Food in the Anthropocene: the EAT-Lancet Commision on healthy diets from sustainable food systems

REFERÊNCIAS

1. Brasil. Ministério da Saúde. Secretaria de Atenção à Saúde. Departamento de Atenção Básica. Política Nacional de Atenção Básica/Ministério da Saúde, Secretaria de Atenção à Saúde, Departamento de Atenção Básica. 4. ed. Brasília: Ministério da Saúde; 2007. M 68p. (Série E. Legislação de Saúde) (Série Pactos pela Saúde 2006. V. 4).

2. Barros M, Lima M, Azevedo R, Medina L, Lopes C, Menezes P, et al. Depressão e comportamentos de saúde em adultos brasileiros – PNS 2013. Rev Saúde Pública 2017;51(Supl 1):8s.

3. Biasotto F. La depresión por la perspectiva biopsicosocial y la función protectora de las habilidades sociales. Psicol Cienc e Prof 2014;34(2):488-99.

4. Caballo VE. Manual de avaliação e treinamento das habilidades sociais.

5. Motta CCL, Moré CLOO, Nunes CHS. O atendimento psicológico ao paciente com diagnóstico de depressão na atenção básica. Cien Saúde Colet [Internet]. 2017;22(3):911-20. Disponível em: http://www.scielo.br/scielo.php?script=sci_arttext&pid=S1413-81232017002300911&lng=pt&tlng=pt.

6. Sarris J, O'Neil A, Coulson CE, Schweitzer I, Berk M. Lifestyle medicine for depression. BMC Psychiatry [Internet]. 2014;14(1):1-13. Available from: BMC Psychiatry.

7. Prochaska JO, Diclemente C, Norcross J. In search of how people change: applications to addictive behaviours. Am Psychol 1992;47(9):1102-14.

8. Boden JM, Fergusson DM. Alcohol and depression. Addiction 2011;106(5):906-14.

9. Smithson S, Pignone MP. Screening adults for depression in primary care. Med Clin North Am [Internet]. 2017;101(4):807-21. Available from: http://dx.doi.org/10.1016/j.mcna.2017.03.010.

10. OPAS/OMS. Aumenta o número de pessoas com depressão no mundo [Internet]. Determinantes Sociais e risco para saúde, doenças crônicas não transmissíveis e saúde mental. 2017 [cited 2019 Jan 14]. Disponível em: http://www.paho.org/bra/index.php?option=com_content&view=article&id=5354:aumenta-o-numerProblemas de saúde mental são comuns na%0Aatenção primária e são geralmente relacionados%0Aà ansiedade e à depressão.

11. Edition S. Forum of International Respiratory Societies The Global Impact of Respiratory Disease [Internet]. World Health Organization. 2017. Available from: http://www.who.int/gard/publications/The_Global_Impact_of_Respiratory_Disease.pdf.

12. OPAS/OMS. Sobre o Programa de Controle do Tabaco [Internet]. Relatório sobre o Controle do Tabaco na Região das Américas. 2018 [cited 2019 Jan 14]. Disponível em: https://www.paho.org/hq/index.php?option=com_content&view=article&id=1318:about-tobacco-control-program&Itemid=1187&lang=es.

13. Renato P, Calheiros V. Comorbidades psiquiátricas no tabagismo. Aletheia [Internet]. 2006;23:65-74. Disponível em: http://pepsic.bvsalud.org/pdf/aletheia/n23/n23a07.pdf.

14. Rondina RC, Gorayeb R, Botelho C. Artigo de revisão Características psicológicas associadas ao comportamento de fumar tabaco (Psychological characteristics associated with tobacco smoking behavior). J Bras Pneumol [Internet]. 2007;33(283):592-601. Available from: http://www.scielo.br/pdf/jbpneu/v33n5/v33n5a16.

15. Rondina RC, Gorayeb R, Botelho C. Relação entre tabagismo e transtornos psiquiátricos. Rev Psiquiatr Clin [Internet]. 2003;30(6):221-8. Disponível em: http://www.scielo.br/pdf/rpc/v30n6/a05v30n6.pdf.

16. Reichert J, Araújo AJ, Gonçalves CMC, Godoy I, Chatkin JM, Sales MPU, et al. Diretrizes para cessação do tabagismo: 2008. J Bras Pneumol 2008;34(10):845-880.

17. Moreira-Almeida A, Lotufo Neto F, Koenig HG. Religiousness and mental health: a review. Rev Bras Psiquiatr 2006;28(3):242-50.

18. Boden JM, Ferguson, Horwood LJ. Cigarette smoking and suicidal behavior: results from a 25-year longitudinal study. Psychol Med 2008;38(3):433-9. Available from: https://doi.org/10.1017/S0033291707001547.

19. World Health Organization [Internet]. Suicide data. Available from: http://www.who.int/mental_health/prevention/suicide/suicideprevent/en/.

20. Junior DFM, Felzemburgh RM, Dias AB, Caribé AC, Bezerra-Filho S, Miranda-Scippa Â. Suicide attempts in Brazil, 1998-2014: an ecological study. BMC Public Health [Internet]. 2016;16(1):4-11. Available from: http://dx.doi.org/10.1186/s12889-016-3619-3.

21. Hawton K, Casañas I Comabella C, Haw C, Saunders K. Risk factors for suicide in individuals with depression: a systematic review. J Affect Disord 2013;147(1-3):17-28.

22. Abuabara A, Tonchuk CAL. Comparative analysis of death by suicide in Brazil and in the United States: descriptive, cross-sectional time series study. Sao Paulo Med J [Internet]. 2017;135(2):150-6. Available from: http://www.scielo.br/scielo.php?script=sci_arttext&pid=S1516-31802017000200150&lng=en&tlng=en.

23. Mayer EA, Knight R, Mazmanian SK, Cryan JF, Tillisch K. Gut microbes and the brain: paradigm shift in neuroscience. J Neurosci [Internet]. 2014;34(46):15490-6. Available from: http://www.jneurosci.org/cgi/doi/10.1523/JNEUROSCI.3299-14.2014.

24. Kiecolt-Glaser JK, Derry HM, Fagundes CP. Inflammation: depression fans the flames and feasts on the heat. Am J Psychiatry 2015;172(11):1075-91.

25. Eller T, Vasar V, Shlik J, Maron E. Pro-inflammatory cytokines and treatment response to escitaloprsam in major depressive disorder. Prog Neuro-Psychopharmacology Biol Psychiatry 2008;32(2):445-50.

26. Bora E, Fornito A. Gray matter abnormalities in major depressive disorders. J Affect Disord [Internet]. 2012;138(1-2):9-18. Available from: http://dx.doi.org/10.1016/j.jad.2011.03.049.

27. Ancelin M-L, Isabelle C, Sylvaine A, Jerome M, Chantal M, Karen R, et al. Lifetime major depression and grey-matter volume. J Psychiatry Neurosci [Internet]. 2018;43(6):45-53. Available from: http://www.ncbi.nlm.nih.gov/pubmed/30226714.

28. Wiernik E, Meneton P, Empana JP, Siemiatycki J, Hoertel N, Vulser H, et al. Cardiovascular risk goes up as your mood goes down: interaction of depression and socioeconomic status in determination of cardiovascular risk in the Constances cohort. Int J Cardiol [Internet]. 2018;262:99-105. Available from: https://doi.org/10.1016/j.ijcard.2018.02.033.

29. Zhang Y, Chen Y, Ma L. Depression and cardiovascular disease in elderly: current understanding. J Clin Neurosci [Internet]. 2018;47:1-5. Available from: https://doi.org/10.1016/j.jocn.2017.09.022.

30. Hirata ES. Projeto Pandora: a percepção do familiar sobre a depressão. 2019;2:1-6.

31. Weitzman M, Rosenthal DG, Liu Y-H. Paternal depressive symptoms and child behavioral or emotional problems in the United States. Pediatrics [Internet]. 2011;128(6):1126-34. Available from: http://pediatrics.aappublications.org/cgi/doi/10.1542/peds.2010-3034.

32. Quarini C, Pearson RM, Stein A, Ramchandani PG, Lewis G, Evans J. Are female children more vulnerable to the long-term effects of maternal depression during pregnancy? J Affect Disord [Internet]. 2016;189:329-35. Available from: http://dx.doi.org/10.1016/j.jad.2015.09.039.

33. Negri V, Odiot T. Protection et conservation des parcellaires antiques dans le paysage actuel. 2012;379(9820):117-30.

34. Pearson RM, Evans J, Kounali D, Lewis G, Heron J, Ramchandani PG, et al. Maternal depression during pregnancy and the postnatal period risks and possible mechanisms for offspring depression at age 18 years. JAMA Psychiatry [Internet]. 2013;70(12):1312-9. Available from: http://archpsyc.jamanetwork.com/data/Journals/PSYCH/929317/yoi130026.pdf%0Ahttp://ovidsp.ovid.com/ovidweb.cgi?T=JS&PAGE=reference&D=emed15&NEWS=N&AN=370447104.

35. Lépine JP, Briley M. The increasing burden of depression. Neuropsychiatr Dis Treat. 2011;7(Suppl):3-7.

36. Imrie R. of Disability. 2001;240.

37. Demografia Médica no Brasil 2018. [Internet]. V. 58. 2014. 7250-7257p. Disponível em: https://jornal.usp.br/wp-content/uploads/DemografiaMedica2018.pdf.

38. Stolov CA, Galatzer-Levy IR, Bonanno GA. Emergence of depression following job loss prospectively predicts lower rates of reemployment. Psychiatry Res [Internet]. 2017;253(Mar):79-83. Available from: http://dx.doi.org/10.1016/j.psychres.2017.03.036.

39. Fitz-gibbon S, Tomida S, Chiu B, Nguyen L, Du C, Miller JF, et al. Employment characteristics, work enviroment, and the course of depression over 23 years: Does employmente help foster resilience? [Internet]. 2014;133(9):2152-60. Available from: http://dx.doi.org/10.1002/da.22782.

40. Faramarzi M, Cheraghi M, Zamani M, Kheirkhah F, Bijani A, Hosseini SR. Gender-specific predictors of depressive symptoms among community elderly. J Res Health Sci [Internet]. 2017;17(2):1-6. Available from: http://search.ebscohost.com/login.aspx?direct=true&db=jlh&AN=124097715&lang=es&site=ehost-live.

41. Almomani FA, Wegdan B-I. The incidence of depression among residents of assisted living: prevalence and related risk factors. Clin Interv Aging [Internet]. 2017;12:1645-53. Available

from: http://www.embase.com/search/results?subaction=viewrecord&from=export&id=L618724511%0Ahttp://dx.doi.org/10.2147/CIA.S147436.

42. Kim HR, Kim SM, Hong JS, Han DH, Yoo SK, Min KJ, et al. Character strengths as protective factors against depression and suicidality among male and female employees. BMC Public Health 2018;18(1):1-11.

43. Hanna MH, Askenazi DJ, Selewski DT, Diseases C, Mott CS, Arbor A. Employment characteristics, work environment, and the course of depression over 23 years: Does employment help foster resilience? Depress Anxiety 2017;28(2):180-7.

44. Breton JJ, Labelle R, Berthiaume C, Royer C, St-Georges M, Ricard D, et al. Protective factors against depression and suicidal behaviour in adolescence. Can J Psychiatry: Rev Can Psychiatr 2015;60(Feb).

45. Fahy AE, Stansfeld SA, Smuk M, Smith NR, Cummins S, Clark C. Longitudinal associations between cyberbullying involvement and adolescent mental health. J Adolesc Heal 2016;59(5):502-9.

46. Yap MBH, Mahtani S, Rapee RM, Nicolas C, Lawrence KA, MacKinnon A, et al. A tailored web-based intervention to improve parenting risk and protective factors for adolescent depression and anxiety problems: postintervention findings from a randomized controlled trial. J Med Internet Res 2018;20(1):1-28.

47. Schuch FB, Vancampfort D, Rosenbaum S, Richards J, Ward PB, Veronese N, et al. Exercise for depression in older adults: a meta-analysis of randomized controlled trials adjusting for publication bias. Rev Bras Psiquiatr 2016;38(3):247-54.

48. Sukhato K, Lotrakul M, Dellow A, Ittasakul P, Thakkinstian A, Anothaisintawee T. Efficacy of home-based non-pharmacological interventions for treating depression: a systematic review and network meta-analysis of randomised controlled trials. BMJ Open 2017;7(7):1-15.

49. Greer T, Trombello J, Rethorst C, Carmody T, Jha M, Liao A, et al. Improvements in psychosocial functioning and health-related quality of life following exercise augmentation in patients with treatment response but non-remitted major depressive disorder: results from the TREAD study. Depress Anxiety 2017;33(9):870-81.

50. Suterwala A, Rethorst C, Carmod T, Greer T, Grannemann B, Manish J, et al. Affect following first exercise session as a predictor of treatment response in depression. J Clin Psychiatry 2016;77(8):1036-42.

51. Carneiro LSR, Mota MP, Schuch F, Deslandes A, Vasconcelos-Raposo J. Portuguese and Brazilian guidelines for the treatment of depression: exercise as medicine. Rev Bras Psiquiatr 2018;40(2):210-1.

52. Hallam KT, Bilsborough S, De Courten M. "Happy feet": evaluating the benefits of a 100-day 10,000 step challenge on mental health and wellbeing. BMC Psychiatry 2018;18(1):1-7.

53. Siqueira CC, Valiengo LL, Carvalho AF, Santos-Silva PR, Missio G, De Sousa RT, et al. Antidepressant efficacy of adjunctive aerobic activity and associated biomarkers in major depression: a 4-week, randomized, single-blind, controlled clinical trial. PLoS One 2016;11(5):1-11.

54. Services. USD of H and H. Physical activity guidelines for Americans. 2nd ed. 2018.

55. Helgadóttir B, Forsell Y, Ekblom Ö. Physical activity patterns of people affected by depressive and anxiety disorders as measured by accelerometers: a cross-sectional study. PLoS One 2015;10(1):1-10.

56. Wang J, Um P, Dickerman BA, Liu J. Zinc, magnesium, selenium and depression: a review of the evidence, potential mechanisms and implications. Nutrients 2018;10(5):1-19.

57. Lima-Ojeda JM, Rupprecht R, Baghai TC. "I am I and my bacterial circumstances": linking gut microbiome, neurodevelopment, and depression. Front Psychiatry 2017;8(Aug):1-13.

58. Lang UE, Beglinger C, Schweinfurth N, Walter M, Borgwardt S. Nutritional aspects of depression. Cell Physiol Biochem 2015;37(3):1029-43.

59. Martínez-Cengotitabengoa M, González-Pinto A. Nutritional supplements in depressive disorders. Actas Esp Psiquiatr [Internet]. 2017;45(Supp):8-15. Available from: http://www.ncbi.nlm.nih.gov/pubmed/29171639.

60. Lindseth G, Helland B, Caspers J. The effects of dietary tryptophan on affective disorders. Arch Psychiatr Nurs 2015;29(2):102-7.

61. Bozzatello P, Brignolo E, De Grandi E, Bellino S. Supplementation with omega-3 fatty acids in psychiatric disorders: a review of literature data. J Clin Med [Internet]. 2016;5(8):67.

62. Mocking RJT, Harmsen I, Assies J, Koeter MWJ, Ruhé HG, Schene AH. Meta-analysis and meta-regression of omega-3 polyunsaturated fatty acid supplementation for major depressive disorder. Transl Psychiatry 2016;6(Dec 2015):e756.

63. Larrieu T, Layé S. Food for mood: relevance of nutritional omega-3 fatty acids for depression and anxiety. Front Physiol 2018;9(Aug):1-15.

64. Chanpimol S, Seamon B, Hernandez H, Harris-love M, Blackman MR. Fish oil and depression: the skinny on fats. J Integr Neurosci 2017;16(Suppl 1):1-13.

65. Schefft C, Kilarski LL, Bschor T, Köhler S. Efficacy of adding nutritional supplements in unipolar depression: a systematic review and meta-analysis. Eur Neuropsychopharmacol 2017;27(11):1090-109.

66. Beloso C, Souto J, Fábregat M, Romanelli G, Javiel G MA. Antidepressant foods: an evidence-based nutrient profiling system for depression. World J Diabetes 2018;9(9):157-64.

67. Atlantis E, Fahey P, Cochrane B, Smith S. Bidirectional associations between clinically relevant depression or anxiety and COPD: a systematic review and meta-analysis. Chest 2013 Sep;144(3):766-777. DOI: 10.1378/chest.12-1911.

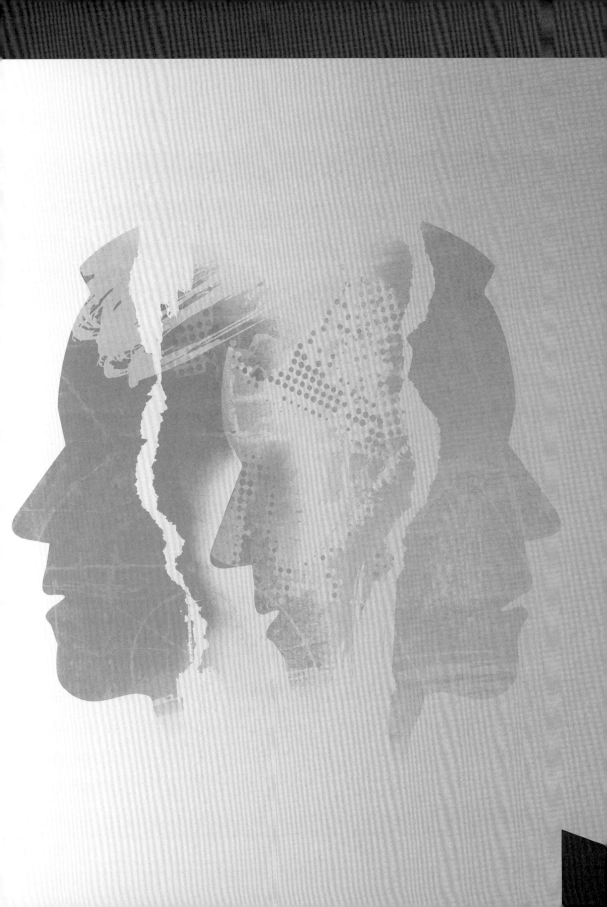

Capítulo 11
PRÁTICAS INTEGRATIVAS E COMPLEMENTARES E O CUIDADO À PESSOA COM DEPRESSÃO

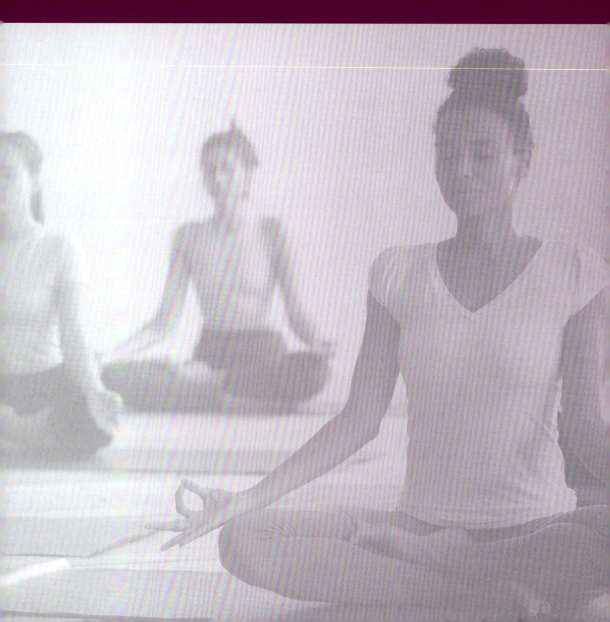

Heloísa dos Santos Camargo
João Carlos de Carvalho Meiga
Mariana Gonçalves Macedo
Clara Kubelka Fernandes
Débora Silva Teixeira

Objetivos do capítulo:

1. Apresentar conceitos referentes às práticas integrativas e complementares (PICs), suas particularidades e influências sobre os processos saúde-doença-cuidado no âmbito da saúde mental.

2. Descrever a utilização das práticas integrativas para o cuidado integral à pessoa com sintomas depressivos/depressão.

3. Refletir sobre estratégias para auxiliar a aplicação prática das práticas integrativas e complementares no cuidado à pessoa com depressão.

Tempo
25 minutos
de leitura

TÓPICO 1: IMPORTÂNCIA DO TEMA

Os processos de adoecimento mental são estimados como alguns dos problemas de saúde que mais afetam a vida da população ao redor do mundo.[1-2] Acredita-se que a prevalência de depressão possa ocorrer em torno de 15% ao longo da vida de uma pessoa. Nesse sentido, o sofrimento mental é uma questão bastante comum na população brasileira, apresentando-se em cerca de 50 a 60% das consultas de APS em todo o país. A maior proporção dos problemas observados, em torno de 40% dos casos, se apresenta como transtornos depressivos e de ansiedade.[3]

O acesso insuficiente ao cuidado em saúde mental no contexto mundial, e também no brasileiro, propicia o surgimento de uma lacuna de 56% no cuidado, que tende a se agravar nos países de baixa e média renda, principalmente em casos de depressão.[4]

No Brasil, os dados da Pesquisa Nacional de Saúde de 2013 revelam que 7,6% tiveram diagnóstico de depressão.[5] É um problema de saúde que afeta principalmente mulheres, sendo mais frequente que o início dos sintomas se manifeste na adolescência e no início da idade adulta.[5] O transtorno depressivo maior é incapacitante e eleva a mortalidade tanto por aumentar o risco de doença arterial coronariana e diabetes *mellitus* como por suicídio.[6]

A depressão tem grande impacto social e econômico. Analisando o custo total, os custos diretos referentes ao consumo de medicamentos são responsáveis por 45%, o impacto com a perda de produtividade corresponde a 50% e os custos relacionados ao suicídio, 5%.[7] As graves repercussões da depressão afetam o indivíduo, sua família, seu trabalho e o sistema de saúde.[7] A pessoa lida com desequilíbrio "mental, físico, emocional e funcional".[8] Além disso, o contexto de falta de acesso ao tratamento relacionado às condições em saúde mental é alarmante em todo o mundo, sendo mais grave nos países de baixa e média renda, uma vez que, nesses países, os recursos para lidar com os transtornos mentais são distribuídos de maneira desigual e ineficiente, o que compromete o acesso ao sistema de saúde e a qualidade do cuidado. A falta de acesso ao sistema de saúde, a existência de políticas públicas que não respondem às necessidades de saúde e a falta de profissionais de saúde contribuem para agravar a falta de acesso aos cuidados básicos em saúde mental.[9,10,11]

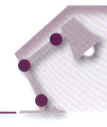

LEITOR(A)

Veja também o Capítulo 1, sobre Transtornos depressivos.

No cotidiano das práticas clínicas dos serviços de saúde, em geral, quando o indivíduo com sintomas depressivos consegue acesso, o cuidado ofertado está direcionado para a prescrição de medicamentos e, quando disponível, a psicoterapia. Sendo a depressão um transtorno crônico, prevalente, multifatorial, com episódios de recorrência, e com consequências graves, torna-se essencial para os sistemas de saúde elaborar e desenvolver estratégias para ampliar o acesso e a qualidade do cuidado e mitigar as repercussões individuais, sociais e econômicas dos transtornos depressivos.[12]

Nesse sentido, a utilização de práticas integrativas e complementares (PICs), em particular em serviços de atenção primária, surge como uma estratégia de cuidados para pessoas com sintomas depressivos. As práticas integrativas abrangem diferentes técnicas e abordagens à saúde, sendo possível, dessa maneira, associar diversas racionalidades no cuidado em saúde mental, englobando aspectos relacionados ao corpo, mente e espiritualidade. Esse é um campo bastante vasto, em que a pesquisa tem avançado e apresentado algumas evidências importantes.[13] Pode apoiar o autocuidado a pessoas com depressão, ser inseridas na promoção e prevenção da saúde da população em geral e também atuar na prevenção de recorrência.

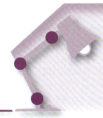

LEITOR(A)

Veja também o Capítulo 4, sobre O método clínico centrado na pessoa (MCCP) e o cuidado à pessoa com depressão.

No Sistema Único de Saúde (SUS) essas práticas já são incorporadas e foram institucionalizadas por meio da Política Nacional de Práticas Integrativas e

Complementares no SUS (PNPIC), em 2006. Desde 2017, o SUS oferece 19 práticas, dentre as quais: meditação, reflexoterapia e ioga. Assim, o Brasil se configura como país pioneiro das PICs em sistemas universais de saúde, estando em concordância com o que é preconizado pela Organização Mundial da Saúde.[14]

TÓPICO 2: CONCEITOS E DEFINIÇÕES

As práticas integrativas fazem parte de uma abordagem de cuidado centrada no paciente, e consideram que os aspectos físicos, emocionais, mentais, sociais, espirituais e do meio ambiente influenciam e afetam a saúde das pessoas. Esse conjunto de práticas emprega estratégias individualizadas que consideram as condições, as necessidades e as circunstâncias únicas em que se encontra cada pessoa, o que é feito com a utilização de intervenções apropriadas dentro de uma variedade de disciplinas científicas para tratar doenças e dar suporte para que as pessoas recuperem e mantenham seu melhor estado de saúde.[15]

É milenar a presença de inúmeras terapias que, na medicina contemporânea, passamos a chamar de práticas integrativas. Sendo assim, é importante que se tenha critérios para guiar os pacientes nesse universo, apresentando terapias que estejam de acordo com os interesses deste e também tenham fundamentação científica disponível.[16]

A partir do final da década de 1990 e início da década de 2000, médicos e profissionais da saúde passaram a perceber a grande influência dessas terapias na vida das pessoas em geral. A OMS passou a incentivar o uso das práticas integrativas com a publicação "Estratégia da OMS sobre medicina tradicional 2002-2005".[17] Estudos começaram a mostrar que uma parcela muito grande da população fazia uso de práticas integrativas como acupuntura, ioga, homeopatia, entre outros, e na maioria dos casos não informava a seus médicos. Dados dos Estados Unidos em 2002 mostraram que 75% das pessoas acima dos 18 anos já haviam utilizado alguma forma de terapia complementar, e as técnicas mais utilizadas eram intervenções mente-corpo.[18]

Com todo o crescimento no uso dessas terapias, em 2006 o Brasil criou a Política Nacional de Práticas Integrativas e Complementares (PNPIC) no Sistema Único de Saúde.[19] A partir do 1º Congresso Internacional de Práticas Integrativas e Saúde Pública ocorrido no Brasil, 29 práticas foram propostas na perspectiva da integralidade do cuidado.[20]

Atualmente, algumas das PICs disponíveis no SUS são a homeopatia, a medicina tradicional chinesa, a biodança, a meditação, a musicoterapia, a ioga, a terapia de florais e a constelação familiar. As PICs garantem a ampliação do acesso às ações de saúde do ponto de vista da integralidade do cuidado, oferecendo procedimentos não medicamentosos na prevenção e no tratamento de comorbidades.

A meditação é uma das práticas integrativas mais difundidas e praticadas. Por se tratar de uma observação de si mesmo, a prática pode ser realizada em qualquer lugar e por qualquer indivíduo minimamente treinado, por isso beneficia uma infinidade de pessoas. Existem inúmeras modalidades meditativas. Algumas delas são a transcendental, o raja ioga, o vipassana e o zazen. Por meio do estudo dessas práticas, John Kabat-Zinn elaborou o conceito de *mindfulness*, que diz respeito à "consciência ou estado mental que surge ao se prestar atenção, de forma intencional, à experiência ou fenômeno presente, sem julgá-la, criticá-la, ou reagir a ela". Para desenvolver a atenção plena ou *mindfulness*, leva-se a atenção ao corpo e à respiração, sem a necessidade de repetir mantras, orações ou usar qualquer outro artifício, não havendo, assim, associação com aspectos religiosos.[21]

Após trazer o conceito de *mindfulness* para o ocidente, Jon Kabat-Zinn, juntamente com colaboradores da Universidade de Massachusetts, criou o *mindfulness based stress reduction* (MBSR). O MBSR é um programa sistematizado com duração de oito semanas que visa à redução do estresse por meio da meditação, em que se pratica a atenção plena em atividades presenciais e a distância. Com o objetivo de reduzir o estresse, o MBSR pode auxiliar pacientes com condições como depressão, câncer e cardiopatias.[21]

No Gráfico 11.1, observamos o crescimento intenso das publicações sobre intervenções baseadas em mindfulness (MBIs, do inglês *mindfulness-based interventions*).

A medicina atual começa a mostrar que a meditação não é apenas um processo mental: ela também influencia processos fisiológicos, e estudos diferentes mostram que os efeitos da meditação podem modificar diversas áreas cerebrais, incluindo o córtex cerebral, substância cinzenta e substância branca subcorticais, tronco cerebral e cerebelo. Isso sugere que os efeitos da meditação provavelmente envolvem redes cerebrais em larga escala, o que não é surpreendente, pois as práticas que envolvem atenção plena utilizam múltiplos aspectos da função mental, que estimulam inúmeras redes cerebrais de maneira complexa e interativa.[22]

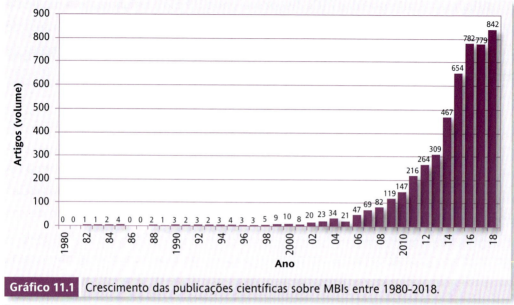

Gráfico 11.1 Crescimento das publicações científicas sobre MBIs entre 1980-2018.

Fonte: American Mindfulness Research Association, 2019. Disponível em: https://goamra.org/resources/.

Herbert Benson e colaboradores explicam que, ao estimular a resposta de relaxamento, há a ativação de uma cascata coordenada de mudanças bioquímicas, caracterizada pela diminuição do consumo de oxigênio e eliminação de dióxido de carbono, diminuição da pressão arterial, da frequência cardíaca e da frequência respiratória, assim como aumento da variabilidade da frequência cardíaca e alteração em regiões corticais e subcorticais do cérebro.[23]

Processos epigenéticos com alteração da expressão gênica parecem ser a base para as mudanças fisiológicas percebidas no eixo hipotálamo-hipófise-adrenal, no cérebro, no sistema imunológico e no sistema nervoso autônomo. Práticas de ioga e meditação parecem afetar de maneira positiva os perfis de expressão gênica em células do sistema imunológico, demonstrando que essas práticas podem trazer benefícios fisiológicos que têm origem em níveis bioquímicos fundamentais. Estudos sugerem que a expressão de genes envolvidos em vias de metabolismo celular e estresse oxidativo é modulada por meio de treinamento em técnicas mente-corpo e resposta de relaxamento.[24-25]

Tópico 3: Perspectivas das PICs na prática clínica

A implantação das PICs nas práticas clínicas vincula-se a uma perspectiva de abordagem holística do indivíduo,[8] do cuidado integral e à reflexão ampliada do processo saúde-doença-cuidado.

Segundo o National Center for Complementary and Integrative Health (NCCIH), as PICs podem ser divididas em produtos naturais, como ácidos graxos ômega-3 e S-adenosilmetionina (SAM-e), e as práticas mente-corpo, como meditação e exercícios físicos.[8] Nahas e Sheikh[26] realizaram uma revisão sistemática de ensaios clínicos para avaliar o uso das PICs no tratamento de depressão maior. Esses autores concluíram que os produtos naturais incluem os que apresentaram um efeito de melhora sobre sintomas depressivos leves, sobretudo quando usados em associação a agentes antidepressivos; o uso da S-adenosilmethionine (SAM-e) como monoterapia foi efetivo para reduzir os níveis de sintomas depressivos quando os participantes que receberam a SAM-e foram comparados aos participantes do grupo que recebeu placebo. O uso por curto prazo de tempo da erva de St. John foi tão efetivo quanto a terapia medicamentosa para depressão, e com a vantagem de apresentar menos efeitos colaterais.

Em relação às práticas mente-corpo, estudos encontraram que a prática de exercício físico melhora a depressão. Ela está associada a uma observação feita após uso prolongado de antidepressivo: o crescimento do hipocampo.[26]

Cabe destacar os movimentos meditativos, como tai chi, ioga e qigong, que são reconhecidos como a prática complementar mais popularmente utilizada para aliviar dores musculoesqueléticas, melhorar o sono e reduzir a pressão sanguínea. Mostraram-se também efetivos para o tratamento de depressão maior, melhorando a taxa de remissão, e sem a ocorrência de efeitos adversos significativos. Deve-se evidenciar que modos mistos de treino (alternando práticas individuais e práticas em grupo) apresentaram melhores resultados do que a prática exclusivamente em grupo conduzida por instrutor ou apenas práticas individuais.[7]

Embora não haja um completo entendimento de como esses movimentos meditativos melhoram a depressão maior, existem hipóteses para esse fenômeno, uma vez que a respiração abdominal, que integra as práticas de tai chi, qigong e ioga, seria capaz de reduzir os níveis de cortisol e agir na relação entre o sistema nervoso autônomo e o sistema nervoso central para que ocorra a ativação vagal das vias do

GABA (ácido gama-aminobutírico) no córtex pré-frontal e ínsula, além de inibir a hiperatividade da amígdala.[7]

Considera-se que o transtorno depressivo maior corresponde a uma desregulação afetiva, e formas de regular esse desequilíbrio podem ser úteis no tratamento dos sintomas. A reavaliação do estímulo afetivo no cérebro é uma delas. Isso se dá ao reinterpretar o que normalmente geraria um afeto negativo no paciente. Estudos de neuroimagem demonstram que esse fato está articulado à diminuição de respostas neuronais na amígdala e ínsula e à acentuação da ativação neural no córtex pré-frontal, que envolve o controle cognitivo da emoção.[27]

Outra estratégia que se mostrou efetiva foi a postura de não julgamento diante da experiência presente, comportamento sugerido pela meditação. Foi demonstrado que a prática da meditação *mindfulness* condiciona a pessoa a adotar os mesmos princípios em sua rotina, o que favorece sua saúde mental.[27] O treino dessa meditação por 40 dias é capaz de atuar na neuroplasticidade, reduzindo a intensa conexão cerebral em certas áreas no paciente com transtorno depressivo maior.[28] Assim, as intervenções baseadas em *mindfulness* afetam a regulação emocional e consciência de si mesmo, e alteram as respostas inflamatória e epigenética.[29]

Outra prática mente-corpo existente é o hata-ioga. Foi realizado um ensaio clínico cuja intervenção foi a prática de hata-ioga por oito semanas. Observou-se redução dos sintomas depressivos. A remissão dos sintomas ocorreu em 60% dos participantes do grupo que recebeu a intervenção, e em apenas 10% dos indivíduos do grupo controle.[6]

Entre as práticas integrativas que foram estudadas para tratamento de sintomas depressivos maiores estão o uso de folato e a acupuntura. O uso do folato não se mostrou efetivo para reduzir sintomas depressivos.[26] Com relação à acupuntura, há estudos que descrevem que não há impacto do seu uso para tratamento de depressão.[8,26]

Como vimos, algumas PICs foram estudadas e configuram uma forma de tratamento efetiva para sintomas depressivos. A equipe de saúde deve procurar ampliar seus conhecimentos sobre essas práticas, enquanto opções terapêuticas existentes, acessíveis, com pouco ou nenhum efeito adverso. É fundamental que os profissionais saibam quais são os pré-requisitos básicos necessários para aplicar as PICs.[8]

Tópico 4: Potencialidades das PICS na atenção primária

O tratamento medicamentoso usado isoladamente pode não ser suficiente para a integralidade do cuidado à saúde mental, o que gera cronificação dos sintomas, com pouca melhora dos sintomas e alta taxa de recidiva do quadro. As diversas abordagens psicossociais, que têm eficácia comprovada por evidências científicas, são fundamentais para o cuidado à pessoa com depressão. A efetividade de tais práticas revela-se por meio da potencialização do tratamento medicamentoso, além de serem úteis na promoção da saúde e diminuição da incidência de recorrência e recaída dos problemas de saúde mental, inclusive a depressão. O cenário da prática da APS (atenção primária à saúde) é potencial para a realização de tais práticas devido a seus fundamentos de acesso e de longitudinalidade do cuidado.[30-32]

Dentre as mais diversas técnicas e estratégias de cuidado mencionadas na Política Nacional de Práticas Integrativas, existem inúmeras possibilidades que podem ser desenvolvidas, e neste capítulo iremos mencionar algumas delas.

Mindfulness é uma palavra de origem inglesa que pode ser definida como a habilidade de manter intencionalmente a atenção no momento presente, com abertura e curiosidade.[33] No Brasil tem sido traduzida como atenção plena ou consciência plena. Existem hoje inúmeras intervenções baseadas em *mindfulness* com diferentes modelagens, mas no campo da saúde os trabalhos desenvolvidos envolvem atividades em grupo, com encontros semanais cujo objetivo é vivenciar as práticas formais. Dessa maneira, aos poucos os participantes ganham autonomia e desenvolvem as habilidades necessárias para incorporar o *mindfulness* a sua vida diária.

Inúmeras pesquisas têm demonstrado que a participação em grupos de *mindfulness* pode apresentar efeitos benéficos na saúde, como controle da dor e de sintomas de ansiedade, e também pode evitar a recorrência de depressão maior em pacientes com acompanhamento regular.[34-35] A participação em grupos de *mindfulness* parece trazer uma atitude menos crítica e mais compassiva para o fluxo de pensamentos, sentimentos e sensações que são experimentados durante o quadro depressivo.[36]

A auriculoterapia é composta por técnicas que podem ser aplicadas cotidianamente pela equipe profissional da APS com o intuito de aprimorar a eficácia do manejo da dor, fomentar o bem-estar dos usuários da unidade de saúde, reduzir a busca constante por atendimento e diminuir a ingestão de anti-inflamatórios não esteroidais (AINE), analgésicos e miorrelaxantes.[37-38]

Essa prática revela-se potencialmente analgésica e anti-inflamatória e eficaz no tratamento da dor e outros sintomas de algumas doenças, apresentando potenciais benefícios no tratamento de depressão e sintomas somáticos.[38]

A execução dessa técnica na APS pelos profissionais ainda é recente, embora já existam diversos estudos sobre práticas complementares no Brasil, sendo necessário ampliá-la e ser estimulada pelos gestores das unidades, além da necessidade da educação continuada para os profissionais aperfeiçoarem sua competência.[38]

No que se refere às práticas corporais, tai chi e qigong são exercícios físicos chineses tradicionais amplamente utilizados por seus benefícios à saúde. São considerados artes marciais e foram desenvolvidos há milhares de anos. Ambos envolvem sequências de movimentos fluidos associados a mudanças no foco da mente, respiração, coordenação e relaxamento. Essas práticas são, portanto, caracterizadas como intervenções mente-corpo e "movimentos meditativos", apresentando-se como práticas seguras, que podem ser utilizadas como tratamento ou prevenção de desordens psicossomáticas, com poucos efeitos adversos.[39]

Pesquisadores começam a demonstrar os mecanismos neurofisiológicos envolvidos na prática do tai chi e a melhora dos sintomas depressivos por meio da análise dos parâmetros de variabilidade da frequência cardíaca. Achados positivos indicam que o tai chi tem a propriedade de modular a variabilidade cardíaca, o que parece contribuir para o equilíbrio do sistema nervoso autônomo e diminuir sintomas depressivos.[40]

Revisões sistemáticas revelam que os movimentos lentos associados à concentração mental do tai chi podem se opor a movimentos e pensamentos erráticos por meio do cultivo da atenção plena, além de modificar quadros de tensão muscular e as emoções relacionadas a esses padrões causados por estresse. Os efeitos benéficos do tai chi podem ser observados em populações diversas e em diferentes escalas de bem-estar psicológico, incluindo as medidas de depressão, ansiedade, manejo do estresse e em exercícios de autoeficácia.[41]

O tai chi é uma técnica de muito valor na atenção primária pela possibilidade de ser praticado em grupo, podendo atingir um maior número de pessoas de uma só vez, além de promover a socialização entre os indivíduos. Por compreender movimentos lentos, leves e fluidos, é uma atividade que se encaixa muito bem para a população idosa, promovendo o aumento de suas capacidades físicas, reduzindo o isolamento social e o medo da morte, além da manutenção de conexões sociais com outros indivíduos. Por meio do tai chi também é possível atenuar o declínio cognitivo associado ao envelhecimento. Portanto, é uma prática completa, que contempla diversos aspectos da saúde do indivíduo.[40]

TÓPICO 5: ESTRATÉGIAS PARA MELHORAR A EFETIVIDADE DO CUIDADO

Considerando que hoje temos uma lacuna entre as necessidades da população no que se refere ao acesso a essas terapias e os recursos materiais e humanos, principalmente no que tange à capacitação e formação dos profissionais de saúde, é interessante pensar no conceito de *stepped care* ou cuidado escalonado na atenção primária e na estratégia saúde da família.[42] A proposta nesse sentido seria a incorporação de práticas com menor intensidade e aprofundamento para a população geral, reservando as intervenções mais complexas para grupos com maior carga de doença ou complexidade no processo de adoecimento.[43]

Para incorporação de práticas de cuidado a pessoas com depressão é importante considerar os recursos físicos, a gestão do tempo, os aspectos culturais da população atendida e também as habilidades da equipe.[44]

SUGESTÃO PARA INCORPORAÇÃO DE PRÁTICAS INTEGRATIVAS E COMPLEMENTARES NOS CONTATOS INDIVIDUAIS

A APS tem como um de seus atributos essenciais a longitudinalidade, de forma que é possível ao profissional construir uma relação com a pessoa ao longo do tempo, em inúmeros contatos.[45] Dessa forma, práticas podem ser sugeridas em diferentes momentos da vida, do processo de adoecimento e com objetivos diversos.

A incorporação de práticas e orientações na consulta individual, tais como práticas curtas de atenção plena centradas na respiração e práticas informais, chamadas de *mindfulness* da vida diária, cujo objetivo é realizar atividades cotidianas como comer, dirigir, com plena atenção.

Oferta de recursos de leitura/vídeos/áudios/*sites*/aplicativos para a prática autodirigida e também para informação e conhecimento da pessoa a respeito da prática de interesse.[46,47] Nesse sentido, contamos hoje com vários *sites* e aplicativos desenvolvidos por instituições confiáveis e que podem apoiar o autocuidado dos usuários dos serviços de saúde.

Muitos dos pacientes com sintomas depressivos e transtornos mentais utilizam os serviços de saúde para o seguimento de outras comorbidades e doenças crônicas. Essas consultas também são oportunidades de inserir práticas e oferecer orientações para o manejo e prevenção dos sintomas.

Sugestões para a equipe de saúde (práticas em grupo)

Incorporação das práticas integrativas e complementares aos grupos e atividades já existentes na unidade básica de saúde para facilitar o acesso e adesão dos pacientes. Por exemplo, ao final do grupo de gestantes, um profissional capacitado seria responsável por uma meditação guiada com as participantes.

A difusão de informações sobre as PICS nos serviços de saúde, em locais de ampla visualização, como na entrada do estabelecimento, na recepção, nos corredores e nas salas de espera seria uma forma de expor ao público que já estão no serviço os benefícios dessas práticas. Esse tipo de informação possibilita que o paciente considere as PICs como possibilidades em seu plano de cuidado e eventualmente traga para o espaço da consulta essas questões e propostas. Além dos benefícios das práticas em si, abre um leque de construção de autonomia e decisão compartilhada.

Desenvolver grupos terapêuticos com utilização de PICs com foco nos pacientes usuários de medicações psicotrópicas e que estejam estáveis é uma maneira de captação que também ajuda no acompanhamento de seguimento desses pacientes.

Os grupos de práticas corporais com frequência são os mais procurados nas unidades de saúde. Sendo assim, seria interessante disponibilizar mais de um horário para sua realização, a fim de que uma quantidade maior de usuários da UBS pudesse participar. Práticas como Tai chi, ioga e qigong apresentam grande potencial para despertar o interesse das pessoas em diferentes faixas etárias e trazem, comprovadamente, benefícios importantes à saúde, com destaque para a população idosa. Em alguns locais da atenção primária esse tipo de atividade já é realizado com sucesso.

SUGESTÕES PARA MUDANÇAS NAS INSTITUIÇÕES DE ENSINO E SAÚDE

1) Mudança do currículo de formação dos profissionais de saúde

Hoje o cenário da atenção primária à saúde traz inúmeras oportunidades de cenários de aprendizagem para os estudantes das áreas da saúde, e seria muito interessante incorporar as PICS da grade curricular comum aos cursos relacionados à saúde, como Medicina, Enfermagem, Fisioterapia, Psicologia e Terapia Ocupacional. Assim, esses profissionais teriam contato desde o início de suas formações com diferentes práticas integrativas e a possibilidade de utilizá-las tanto em seu autocuidado quanto no âmbito do exercício profissional.[48-49]

2) Treinamento dos profissionais de saúde para mudanças nas práticas

Mudanças no modelo de atuação profissional não acontecem apenas com treinamento, mas a possibilidade de um profissional de saúde articular conhecimentos e práticas integrativas a seu exercício profissional parece estar relacionada à possibilidade de treinamento ou capacitação nessas técnicas e racionalidades.[50] Nesse caminho, aumentar as oportunidades para que os profissionais da APS possam ter contato com diferentes práticas, tanto de maneira presencial quanto a distância, usando possibilidades de matriciamento e treinamento direto, são uma maneira de ampliar o escopo de atuação e provavelmente da resolubilidade das equipes.[51]

TÓPICO 6: PONTOS-CHAVE

- Desde 2006, o Brasil conta com uma Política Nacional de Práticas integrativas e Complementares no Sistema Único de Saúde.

- As PICs podem ser divididas em "produtos naturais e as práticas mente-corpo".

- A inclusão das PICs visa garantir os princípios do acesso e da integralidade à saúde, oferecendo suporte e atendendo à necessidade de cada indivíduo.

- Os processos de adoecimento mental são estimados como alguns dos problemas de saúde que mais afetam a vida da população ao redor do mundo, e necessitam de uma abordagem mais ampla e próxima dos profissionais de saúde.

- As diversas abordagens psicossociais são fundamentais para complementar o cuidado à saúde.

- As bases fisiológicas das práticas integrativas atualmente são mais bem entendidas e mostram que se trata de processos com bases fisiológicas e moleculares que envolvem expressão gênica, neuroplasticidade, modulação de variabilidade cardíaca, equilíbrio neurovegetativo, entre outros.

- As PICs atendem à necessidade do tratamento do transtorno depressivo maior por serem "seguras, acessíveis e bem-aceitas" por meio da potencialização do tratamento medicamentoso, além de serem úteis na promoção de saúde e redução da incidência de recorrência e recaída dos problemas de saúde mental.

- Dentre as técnicas e estratégias mencionadas na Política Nacional de Práticas Integrativas e Complementares, existem inúmeras possibilidades que podem ser desenvolvidas, com criação de grupos e capacitação de profissionais. As intervenções baseadas em *mindfulness* (habilidade de manter intencionalmente a atenção no momento presente) podem apresentar efeitos benéficos na saúde, como controle da dor e de sintomas de ansiedade, além de evitar a recorrência de depressão maior em pacientes com acompanhamento regular.

- As práticas integrativas e complementares podem ser incorporadas tanto nos grupos já existentes na UBS como nas consultas individuais, sempre ressaltando o conceito de *stepped care*, no qual a incorporação das práticas deve ser feita com menor intensidade para a população geral, reservando as intervenções mais complexas para grupos de maior carga de doença e complexidade no processo de adoecimento.

TÓPICO 7: *LINKS* ÚTEIS

Série de reportagens que mostram os benefícios das PICs na atenção básica.

http://dab.saude.gov.br/portaldab/ape_pic.php

Site **do 1º Congresso Internacional de Práticas Integrativas e Complementares e Saúde Pública ocorrido no Rio de Janeiro.**

http://congrepics.saude.gov.br/

Site que apresenta PICS, infográficos e a relação da terapia ocupacional e da fisioterapia com as PICS.

https://coffito.gov.br/campanha/pics/index.php?nome=principal

Site de centro de pesquisa que realiza ensaios clínicos de ioga.

http://svyasa.edu.in/#

Site de centro de pesquisa que realiza ensaios clínicos de ioga.

http://www.nimhans.ac.in/nimhans-integrated-centre-yoga

Projeto desenvolvido na rede de APS da cidade do Rio de Janeiro, envolvendo cuidado em saúde mental com fitoterapia e *mindfulness.*

https://www.instagram.com/semearplantasmedicinais/

Centro brasileiro de *mindfulness* da UNIFESP, que realiza pesquisa e formação profissional na área.

https://www.mindfulnessbrasil.com/

Centro de formação em MBCT da Universidade de Oxford.

http://oxfordmindfulness.org/about-us/research/

Canal *Mente Aberta* do YouTube.

https://www.youtube.com/channel/UCRlnguvitPAOAAMsyeVfqFQ

REFERÊNCIAS

1. Organização Mundial da Saúde. Global Status Report on Non-Communicable Diseases 2010. Geneva: OMS; 2011.

2. Kessler RC, Aguilar-Gaxiola S, Alonso J, Chatterji S, Lee S, Ormel J, et al. The global burden of mental disorders: an update from the WHO World Mental Health (WMH) surveys. Epidemiol Psichiatr Soc 2009;18:23-33.

3. Gonçalves DA, et al. Brazilian multicentre study of common mental disorders in primary care: rates and related social and demographic factors. Cadernos de Saúde Pública 2014;30:623-632, 2014. ISSN 0102-311X. Available from: http://www.scielo.br/scielo.php?script=sci_arttext&pid=S0102-311X2014000300623&nrm=iso.

4. De Silva, MJ, et al. Estimating the coverage of mental health programmes: a systematic review. Int J Epidemiol 2014 Apr; 43(2):341-53. ISSN 1464-3685. Available from: https://http://www.ncbi.nlm.nih.gov/pubmed/24760874.

5. Stopa SR, Malta DC, Oliveira MM, Lopes CS, Menezes PR, Kinoshita RT. Prevalência do autorrelato de depressão no Brasil: resultados da Pesquisa Nacional de Saúde, 2013. Rev Bras Epidemiol 2015;18(Supp)2:170-180. DOI:10.1590/1980-5497201500060015.

6. Prathikanti S, Rivera R, Cochran A, Tungol JG, Fayazmanesh N, Weinmann E. Treating major depression with yoga: a prospective, randomized, controlled pilot trial. PLos One 2017;12:1-33.

7. Zou L, Yeung A, Li C, Wei G-X, Chen K, Kinser P, et al. Effects of meditative movements on major depressive disorder: a systematic review and meta-analysis of randomized controlled trials. J Clin Med [Internet]. 2018;7(8):195. Available from: http://www.mdpi.com/2077-0383/7/8/195.

8. Haefner J. Complementary and integrative health practices for depression. J Psychosoc Nurs [Internet]. 2017; v. 55 (n. 12). Available from: https://www.researchgate.net/publication/319634202_Complementary_and_Integrative_Health_Practices_for_Depression.

9. Saxena S, Thornicroft G, Knapp M, et al. Resources for mental health: scarcity, inequity, and inefficiency. Lancet 2007;370:878-89. DOI:10.1016/S0140-6736(07)61239-2.

10. Patel V, Araya R, Chatterjee S, et al. Treatment and prevention of mental disorders in low-income and middle-income countries. Lancet 2007;370:991-1005. DOI:10.1016/S0140-6736(07)61240-9.

11. Saraceno B, Van Ommeren M, Batniji R, et al. Barriers to improvement of mental health services in low-income and middle-income countries. Lancet (London, England) 2007;370:1164-74. DOI:10.1016/S0140-6736(07)61263-X.

12. Eaton W, Shao H, Nestadt G, Lee B, Bievenu O, Zandip. Population-based study of first onset and chronicity in major depressive disorder. Arch Gen Psychiatry 2008;65(5):513-20.

13. Van Weel-Baumgarten EM, Schers HJ, Van den Bosch WJ, Van den Hoogen HJ, Zitman FG. Long-term follow-up of depression among patients in the community and in family practice settings: a systematic review. J Fam Pract [Internet]. 2000 Dec [cited 2019 Jan 28];49(12):1113-20. Available from: http://www.ncbi.nlm.nih.gov/pubmed/11132061.

14. Brasil. Ministério da Saúde. Secretaria de Atenção à Saúde. Glossário temático práticas integrativas e complementares de saúde [Internet]. Ministério da Saúde. 2018. Disponível em: http://portalarquivos2.saude.gov.br/images/pdf/2018/marco/12/glossario-tematico.pdf.

15. Horrigan B, Lewis S, Donald Abrams M, Constance Pechura P for the BC. Integrative medicine in America: how integrative medicine is being practiced in clinical centers across the United States: Bravewell Collab [Internet]. 2012;1-116. Available from: http://www.bravewell.org/content/Downlaods/IMinAm.pdf.

16. Burgess A, Shah K, Hough O, Hynynen K. HHS Public Access. 2016;15(5):477-91.

17. WHO. Traditional Medicine Strategy. World Heal Organ [Internet]. 2005.Available from: http://whqlibdoc.who.int/hq/2002/WHO_EDM_TRM_2002.1.PDF%0Ahttp://apps.who.int/medicinedocs/en/d/Js2297e/.

18. Barnes PM, Powell-Griner E, McFann K, Nahin RL. Complementary and alternative medicine use among adults: United States, 2002. Semin Integr Med [Internet]. 2004;2(2):54-71. Available from: http://linkinghub.elsevier.com/retrieve/pii/S1543115004000389.

19. Ministério da Saúde. 2015.

20. Barros R. Ministério da Saúde. 2019;1-6.

21. Demarzo M. Meditação aplicada à saúde [Meditation for health]. 2016;(Jan. 2011).

22. Yi-Yuan Tang, Britta K. Hölzel MIP. The neuroscience of mindfulness [Internet]. 2012. V. 16. Neuroscience 2012;p. 213-25. Available from: http://dx.doi.org/10.1038/nrn3916.

23. Kuo B, Bhasin M, Jacquart J, Scult MA, Slipp L, Riklin EIK, et al. Genomic and clinical effects associated with a relaxation response mind-body intervention in patients with irritable bowel syndrome and inflammatory bowel disease. PLoS One 2015;10(4):1-26.

24. Black DS, Cole SW, Irwin MR, Breen E, St. Cyr NM, Nazarian N, et al. Yogic meditation reverses NF-κB and IRF-related transcriptome dynamics in leukocytes of family dementia caregivers in a randomized controlled trial. Psychoneuroendocrinology [Internet]. Elsevier Ltd; 2013;38(3):348-55. Available from: http://dx.doi.org/10.1016/j.psyneuen.2012.06.011.

25. Saatcioglu F. Regulation of gene expression by yoga, meditation and related practices: a review of recent studies. Asian J Psychiatr [Internet]. Elsevier B.V.; 2013;6(1):74-7. Available from: http://dx.doi.org/10.1016/j.ajp.2012.10.002.

26. Nahas R, Sheikh O. Complementary and alternative medicine for the treatment of major depressive disorder. Can Fam Physician: Le Médecin Fam Can [Internet]. 2011; 57(Jun):659-63. Available from: https://www.ncbi.nlm.nih.gov/pmc/articles/PMC3114664/.

27. Leung NTY, Lo MM, Lee TMC. Potential therapeutic effects of meditation for treating affective dysregulation. Evidence-based complementary and alternative medicine [Internet]. 2014;2014. Available from: http://dx.doi.org/10.1155/2014/402718.

28. Yang C-C, Barrós-Loscertales A, Pinazo D, Ventura-Campos N, Borchardt V, Bustamante J-C, et al. State and training effects of mindfulness meditation on brain networks reflect neuronal mechanisms of its antidepressant effect. Neural Plast [Internet]. 2016;2016:14. Available from: https://www.ncbi.nlm.nih.gov/pmc/articles/PMC4779536/.

29. Paulus MP. Neural basis of mindfulness interventions that moderate the impact of stress on the brain. Neuropsychopharmacology [Internet]. 2016;41(1):373-373. Available from: http://www.nature.com/doifinder/10.1038/npp.2015.239.

30. Wenceslau LD, Ortega F. Saúde mental na atenção primária e saúde mental global: perspectivas internacionais e cenário brasileiro. Interface (Botucatu), Botucatu, 2015 Mar; 30(3):623-632.

31. Demarzo MM, et al. The efficacy of mindfulness-based interventions in primary care: a meta-analytic review. Ann Fam Med 2015 Nov;13(6):573-82. ISSN 1544-1717. Available from: https://http://www.ncbi.nlm.nih.gov/pubmed/26553897.

32. Ivbijaro G, Funk M. No mental health without primary care. Ment Health Fam Med 2008 Sep 5(3):127-8. ISSN 1756-834X. Available from: https://http://www.ncbi.nlm.nih.gov/pubmed/22477859.

33. Demarzo MMP, J G-C. manual prático mindfulness: curiosidade e aceitação. São Paulo: Palas Athena; 2015.

34. Kabat-Zinn, J. et al. Effectiveness of a meditation-based stress reduction program in the treatment of anxiety disorders. Am J Psychiatry 1992 Jul;149(7):936-43,. ISSN 0002-953X. Available from: https://http://www.ncbi.nlm.nih.gov/pubmed/1609875.

35. Miller JJ, Fletcher K, Kabat-Zinn J. Three-year follow-up and clinical implications of a mindfulness meditation-based stress reduction intervention in the treatment of anxiety disorders. Gen Hosp Psychiatry 1995 May;17(3):192-200. ISSN 0163-8343. Available from: https://http://www.ncbi.nlm.nih.gov/pubmed/7649463.

36. Segal ZV, et al. MBCT for depression. 2nd ed. [s.l.]: The Guilford Press; [2018].

37. World Health Organization. Acupuncture review and analysis of reports on controlled clinical trials. WHO 2003.p. 1-83. Available from: http://apps.who.int.

38. Kaptchuk TJ. Acupuncture: theory, efficacy, and practice. Annals of Internal Medicine 2002 Mar;136(5):374-83.

39. Abbott R, Lavretsky H. Tai chi and qigong for the treatment and prevention o f mental disorders. 2013;36:109-19.

40. Liu J, Xie H, Liu M, Wang Z, Zou L, Yeung AS, et al. The effects of tai chi on heart rate variability in older Chinese individuals with depression. Int J Environ Res Public Health 2018;15(12).

41. Wang F, Lee EKO, Wu T, Benson H, Fricchione G, Wang W, et al. The effects of tai chi on depression, anxiety, and psychological well-being: a systematic review and meta-analysis. Int J Behav Med 2014;21(4):605-17.

42. Galvanese ATC, Barros NF, D. Oliveira AFPL. Práticas corporais e meditativas na promoção da saúde: um desafio interdisciplinar, multiprofissional e intersetorial. Cadernos De Saúde Pública 2018;34:1-3.

43. Demarzo MMP, Cebolla A., Garcia-Campayo J. The implementation of mindfulness in healthcare systems: a theoretical analysis. General Hospital Psychiatry 2015; v. 37, issue 2,p. 166-171. ISSN 0163-8343.

44. Benson J. Model for working in mental health across cultures In: Benson J. Mental health across cultures. UK: Radcliffe Publishing; 2009. ISBN 9781846192197.

45. Starfield B. Profissionais de atenção primária, especialistas e outros profissionais não médicos. In: Atenção primária. Brasília: UNESCO Brasil, Ministério da Saúde; 2002. 710p.

46. Ma Y, She Z, Siu AF, Zeng X, Liu X. Effectiveness of online mindfulness-based interventions on psychological distress and the mediating role of emotion regulation. Front Psychol 2018;9:2090. Published 2018 Oct 31. DOI:10.3389/fpsyg.2018.02090. Available from: http://search.ebscohost.com/login.aspx?direct=true&db=mdc&AN=30429816&lang=pt=-br&site-ehost-live.

47. Kivi M, Eriksson MC, Hange D, Petersson EL, Vernmark K, Johansson B, Björkelund C. Internet-based therapy for mild to moderate depression in Swedish primary care: short term results from the PRIM-NET randomized controlled trial. Cogn Behav Ther 2014;43(4):289-98. DOI:10.1080/16506073.2014.921834. Epub 2014 Jun 9. PubMed PMID: 24911260; PubMed Central PMCID: PMC4260664. Available from: http://search.ebscohost.com/login.aspx?direct=true&db=mdc&AN=24911260&lang=pt-br&site=ehost-live.

48. Esser CD, Suosa IMC, Nascimento MC. Práticas integrativas e complementares na atenção primária à saúde brasileira. Saúde em Debate 2018;42:174-188.

49. Ben-Arye E, Frenkel M, Klein A, Scharf M. Attitudes toward integration of complementary and alternative medicine in primary care: perspectives of patients, physicians and complementary practitioners. Patient Educ Couns 2008 Mar;70(3):395-402. DOI:10.1016/j.pec.2007.11.019. Epub 2008 Jan 16. PubMed PMID:18201857.

50. Ben-Arye E. The role of dual-trained conventional/complementary physicians as mediators of integration in primary care. Evid Based Complement Alternat Med 2010 Dec;7(4):487-91. DOI:10.1093/ecam/nen033. Epub 2008 May 7. PubMed PMID:18955339; PubMed Central PMCID: PMC2892352.

51. Sousa IMC, Tesser CD. Medicina tradicional e complementar no Brasil: inserção no Sistema Único de Saúde e integração com a atenção primária. Cad Saúde Pública 2017; Rio de Janeiro, v. 33, n. 1, e00150215,2017. Disponível em: http://www.scielo.br/scielo.php?script=sci_arttext&pid=S0102-311X2017000105006&lng=en&nrm=iso.

Capítulo 12

O USO DAS MÍDIAS SOCIAIS E OS TRANSTORNOS DEPRESSIVOS

EXISTE ASSOCIAÇÃO?

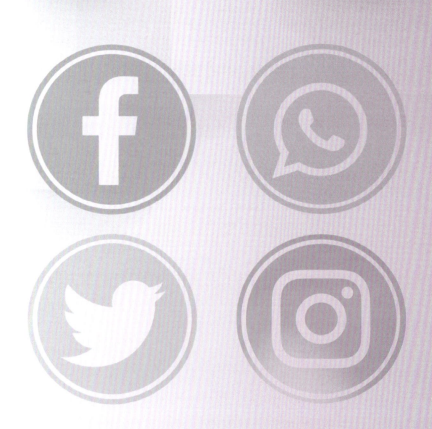

Lais Leiko Batista Azuma
Márcio Veras de Paula Junior
Rafael de Almeida Macedo
Andréa Tenório Correia da Silva

Objetivos do capítulo:

1. Descrever como o uso das mídias sociais afetam a saúde mental, em particular como estão associadas aos sintomas depressivos.

2. Descrever características do uso das mídias sociais que podem identificar o uso abusivo.

3. Descrever a importância do tema para os profissionais de saúde que cuidam de pessoas com depressão e incentivar a inserção da investigação sobre o uso das mídias sociais.

Tempo
18 minutos
de leitura

Tópico 1: Importância do tema

Os transtornos depressivos constituem um grave problema de saúde pública, acometendo mais de 300 milhões de pessoas no mundo, segundo dados da Organização Mundial da Saúde (OMS) (Gráfico 12.1).[1] Esses transtornos trazem grande preocupação por se tratar de uma das principais causas de incapacidade no mundo e por estar associado a outras comorbidades psiquiátricas, como a ansiedade e o abuso de substâncias. Frequentemente, a depressão começa durante o início da vida adulta. Por se tratar de uma doença multifatorial, muitos pesquisadores têm se dedicado a investigar variáveis, condições ou características que interferem no risco de depressão. Seja no sentido de proteger o indivíduo de desenvolvimento de depressão, seja na perspectiva de identificar fatores que podem aumentar o risco da doença. Um desses fatores que vem sendo investigado em diversos países do mundo, particularmente nos Estados Unidos, é a utilização de mídias sociais como o Facebook, o Twitter, o Instagram, o YouTube, o LinkedIn e o Snapchat.

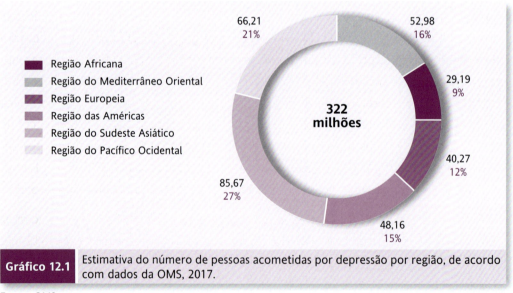

Gráfico 12.1 Estimativa do número de pessoas acometidas por depressão por região, de acordo com dados da OMS, 2017.

Fonte: OMS.

Com a popularização da Internet, a partir dos anos 2000, surgiram novos tipos de entretenimento e meios de comunicação entre eles, as denominadas mídias sociais. O desenvolvimento da tecnologia possibilitou que a Internet chegasse aos dispositivos móveis. Segundo dados do relatório da GSMA, que é um órgão comercial e representa os interesses das operadoras de redes de telefonia celular em todo o mundo, o número de usuários únicos de telefone celular chegou a 5 bilhões no mundo em 2017 e a estimativa é que sejam 5,9 bilhões de usuários em 2025, correspondendo a 71% da população mundial.[2] O Brasil possui 220 milhões de *smartphones*. Somando os *notebooks* e *tablets*, são 306 milhões de dispositivos portáteis, ou seja, 1,5 dispositivo portátil por habitante,[3] o que demonstra que cada vez mais os indivíduos estão conectados e utilizando as mídias sociais.

A relação entre o uso abusivo e o aparecimento de problemas para a saúde do indivíduo tem sido investigada.[4] Recentemente, o uso abusivo das mídias sociais foi inserido no Manual de Diagnóstico e Estatístico de Transtornos Mentais (DSM 5), evidenciando a relevância do tema para a população mundial e para os profissionais da saúde.

Alguns estudos encontraram que o uso excessivo das mídias sociais está relacionado com o declínio do humor, a satisfação com a vida e a sensação de bem-estar.[5] O perfil dos usuários das mídias sociais é dividido entre os que possuem comunicação/ interação ativa e os que consomem passivamente os conteúdos. Os consumidores passivos estão ligados ao aumento da solidão e à diminuição de vínculos e consequentemente ao maior risco de sintomas depressivos.[6-7] Também é possível que o aumento da exposição às mídias sociais eleve o risco de *cyberbullying*, o que pode aumentar o risco de aparecimento de depressão.[3] Outro aspecto importante no uso das mídias sociais é a relação pessoal com os contatos das redes sociais. A ausência de contato pessoal está associada ao aumento dos sintomas depressivos.[8] A experiência do indivíduo com as redes sociais pode afetar a saúde mental. Indivíduos com experiências negativas possuem maior risco de desenvolver sintomas depressivos.[9]

As mídias sociais e plataformas digitais permitem as mais diversas atividades. Desde entretenimento à interação entre "amigos online", assumiram importância inquestionável, diante de seu uso disseminado entre a população mundial. Estima-se que até 2021 chegue a mais de 3 bilhões o número de usuários de mídias sociais (Gráfico 12.2).[10]

O uso pode trazer uma série de oportunidades, ganhos ou vantagens nas possibilidades de comunicação e ajudar a vencer barreiras geográficas, como contatar conhecidos que moram longe, anunciar produtos e empregos, participar de grupos com interesses em comum, buscar conhecimentos específicos e ampliar o *networking*.

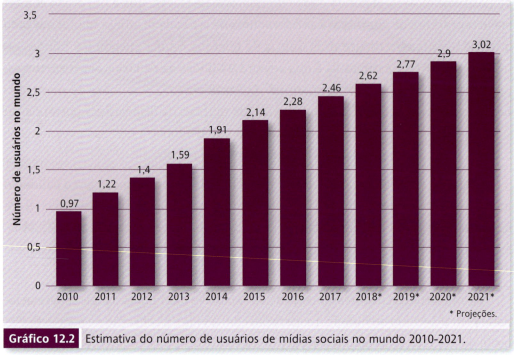

Gráfico 12.2 Estimativa do número de usuários de mídias sociais no mundo 2010-2021.
Fonte: eMarketer. © Statista 2018. Informação adicional: Worldwide; eMarketer; 2010 a 2017.

Pode aumentar, assim, o capital social individual ou o capital social coletivo. Por outro lado, alguns estudos mostraram associações entre o uso de mídias sociais e transtornos mentais, com destaque para ansiedade e depressão.[9]

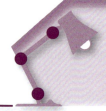

LEITOR(A)

Veja também o Capítulo 13, sobre O capital social e o cuidado à pessoa com depressão.

Breve história das mídias sociais

A primeira mídia social foi lançada em 1997: a SixDegrees.com.[13] Tal *site* permitia a "criação de perfis *online*, convidar e aceitar amigos e até navegar por suas contas digitais". Apesar de outros *sites* e plataformas possibilitarem algumas dessas atividades, foi essa a primeira mídia social que reuniu interação entre usuários *online* de forma efetiva. No entanto, por falta de desenvolvimento em outras atividades e falha em se manter como um negócio sustentável, a empresa fechou em 2000. A partir de então, várias plataformas de mídias sociais foram criadas com investimentos crescentes, visto ser um mercado em ascensão.

Todavia, algumas destacaram-se por terem reformulado áreas como os negócios e até mesmo a cultura. My Space, Orkut, LinkedIn e principalmente Facebook tornaram-se marcos na história por terem expandido experiências baseadas na demanda dos usuários, permitindo assim a maior personalização de seus perfis. O My Space tornou-se popular entre os jovens porque a plataforma permitia, por exemplo, a divulgação de características e turnês de bandas, além da entrada de amigos menores de idade sem restrição, inclusive sendo encorajados pela plataforma para convidar mais amigos para participar da rede social. O Orkut, criado pela Google e similar ao MySpace, chegou a ser muito utilizado no Brasil. Em 2004 surgiu o Facebook, que começou como uma rede social exclusiva da Universidade de Harvard, sendo necessário ter um *e-mail* cadastrado na instituição para participar. Como outras pessoas podiam adentrar a rede social, a plataforma, diferentemente de outras, possibilitou que seus usuários deixassem seus perfis totalmente públicos para outros usuários caso quisessem, aumentando a interação entre eles. Além disso, viabilizou que aplicativos desenvolvidos por empresas externas fossem adicionados, tornando-a mais interativa e singularizada para cada usuário, comparando, por exemplo, atividades e interesses em comum entre perfis e concedendo um contato maior ainda entre usuários. O Facebook virou um fenômeno que globalizou a interação *online* entre perfis, e, atualmente, é a rede social com mais usuários ativos, chegando a mais de 2,2 bilhões de pessoas (Gráfico 12.3).[14]

Várias atualizações foram feitas desde então, e outras mídias sociais ganharam espaço entre pessoas do mundo inteiro, elevando ainda mais o contato entre utilitários das plataformas de diversas formas. É importante destacar que, além do maior número de utilizadores de redes sociais, a frequência com que eles se conectam aumentou exponencialmente com a chegada dos *smartphones*. Até 2020, quase 3 bilhões de pessoas possuirão um celular inteligente.[15] A facilidade de estabelecer conexões a qualquer momento causa impactos nos comportamentos e padrões sociais, podendo afetar a saúde mental dos indivíduos e ocasionar ou agravar problemas psíquicos.

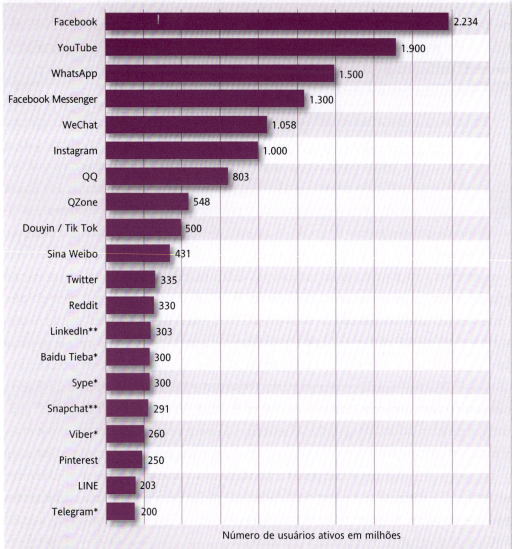

Gráfico 12.3 Mídias sociais mais populares no mundo.

Fontes: We Are Social; Keplos; várias fontes. © Statista 2018. Informação adicional: Worldwide; We Are Social; Keplos; várias fontes; a partir de 10 de outubro de 2018; incluindo mídias sociais e aplicativos de mensagem/bate-papo/VOIP.

Tópico 2: Conceitos e definições
O que são mídias sociais?

Mídias sociais são serviços acessados através da Internet que possibilitam a criação, publicação e troca de conteúdos entre os usuários.[4] Nessas plataformas são criados perfis, podendo ser compostos por múltiplas informações exibidas por diversas mídias (fotos, texto, imagens, animações, arquivos), publicadas a critério e gosto do usuário. Os perfis podem vincular-se entre si, permitindo a troca de informações e mensagens. Por essa capacidade de troca intensa, as mídias sociais transformaram-se em importante ferramenta de comunicação interpessoal, podendo ser também usadas para obtenção de informação e entretenimento. Desse modo, exercem função na formação do indivíduo moderno, com influência na construção da identidade e dos relacionamentos.[16] São exemplos o Facebook, o Instagram, o WhatsApp e o YouTube.

O QUE SÃO O USO ATIVO E O USO PASSIVO DAS MÍDIAS SOCIAIS?

Dentro desse universo, estabelecem-se dois tipos de comportamento: o uso ativo e o uso passivo das mídias. O uso ativo ocorre quando há a criação de conteúdo e a busca por interação entre os usuários. A postagem de um vídeo, texto ou imagem em alguma plataforma e a resposta em comentários ou *chats* de conversa configuram uso ativo da mídia. Em contrapartida, o principal uso das mídias é feito de modo passivo, em que há pobreza de interação entre os usuários, sem a criação de conteúdo. Um exemplo é a visualização das postagens dos demais perfis, sem respostas a elas. No intermédio desses dois comportamentos estão as *interações rápidas com as postagens, representadas com o "curtir" do* Facebook e do Instagram e o "gostar" do YouTube, que não implicam uma comunicação significativa com o autor da postagem e nem mesmo criam um novo conteúdo.[6]

Independentemente do uso prevalente, o usuário detém poder sobre todo o conteúdo que é exibido de si, inclusive comentários de demais perfis. A comunicação digital estabelecida nesses serviços é, então, resultado de uma seleção criteriosa sobre o que se quer expor, no tempo em que deseja se expor e a quem quer se expor, desprovida da dinâmica da comunicação pessoal. Apesar de todos os recursos digitais, não há, como é imperativo da interação presencial, a interação não verbal e física.[17]

Com a popularização das mídias sociais, identificou-se que alguns indivíduos passaram a usá-las em excesso, caracterizando o uso abusivo. Ele tende a se posicionar próximo aos demais transtornos aditivos, apesar de não estar descrito ainda na 5ª edição do Manual Diagnóstico e Estatístico de Transtornos Mentais (DSM-5) pela falta de instrumentos padrão ouro para determinação desse transtorno.[18] O uso abusivo se configura pelo uso persistente e recorrente das mídias sociais, acompanhado de preocupação intensa envolvendo as plataformas. O tempo de uso é tão grande que pode causar prejuízos nas atividades sociais, estudo, trabalho, relações interpessoais e/ou bem-estar. Os usuários apresentam, normalmente, falha nos mecanismos de regulação do tempo de uso, mesmo com as consequências negativas. O emprego de muitas horas nas mídias sociais isoladamente não configura necessariamente um uso abusivo, uma vez que a motivação pode ser outra além da vontade intensa, como trabalho, estudo ou pesquisa.[16]

Junto ao termo "uso abusivo", começou-se a falar também sobre o uso abusivo do Facebook, a mídia social mais popular do mundo, contando com 2,3 bilhões de usuários em outubro de 2018.[19] O uso abusivo do Facebook nada mais é que um subtipo do uso abusivo de mídias sociais, contando com as mesmas características, porém com o enfoque todo especificamente para essa plataforma.

Tópico 3: Repercussões/consequências para a pessoa

Adolescentes e adultos jovens (16 até 34 anos) são os grupos que mais utilizam as mídias sociais (Gráfico 12.4).[20] Por outro lado, além de essa faixa etária

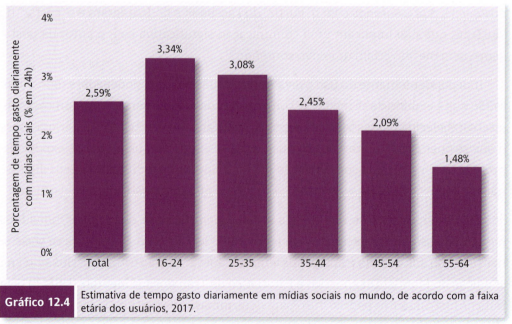

Gráfico 12.4 Estimativa de tempo gasto diariamente em mídias sociais no mundo, de acordo com a faixa etária dos usuários, 2017.

Fontes: Global Web Index © Statista 2018; Informação adicional: Worldwide; GlobalWebIndex; Q2 20 17; 39, 395 respondentes; 16 a 64 anos; espectadores de vídeos sociais; excluindo a China.

possuir mais pessoas expostas aos efeitos da mídia social, ocorre que é nessa fase, principalmente na adolescência e na juventude, que há a consolidação de identidade, na qual jovens, em sua maioria inexperientes, procuram modelos para basear suas atitudes e relacionamentos para ajudar na construção do que desejam ser no futuro.

A comparação de perfil próprio com perfis "desejáveis", idealizados, é comum entre jovens, e pode despertar sentimentos de inveja, de inferioridade, de baixa autoestima.[4,5,21] A inveja perpetua a situação por criar um círculo vicioso competitivo, no qual os invejosos publicam material nos seus *feeds* e perfis para se sentirem pertencentes ao grupo de amigos *online* com perfis desejáveis.[17]

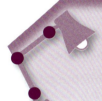

LEITOR(A)

Veja também o Capítulo 3, sobre A cultura contemporânea e a depressão.

Indiretamente, o uso de mídias sociais afeta outras áreas que podem prejudicar um usuário e diminuir seu bem-estar social. Por exemplo, o uso intenso de redes sociais entre adolescentes, sobretudo o uso noturno, pode perturbar a qualidade e quantidade do sono, que é sabido contribuir para depressão e ansiedade;[21] afetar o desempenho acadêmico: usuários do Facebook, por exemplo, passam menos tempo estudando e possuem menores médias no geral.[22] Não somente: a troca da comunicação presencial pela digital pode causar isolamento social, que pode levar à depressão.[23]

Outrossim, dentro das mídias sociais é possível ocorrer o *cyberbullying:* "ato ou comportamento intencional e agressivo praticado por indivíduo ou grupo por meios eletrônicos de contato, repetidas vezes ao longo do tempo contra uma vítima que não consegue se defender facilmente".[24] Tal atitude está agregada a "maiores níveis de depressão, baixa autoestima, problemas de comportamento, abuso de substâncias, pensamentos e tentativas suicidas tanto para a vítima quanto para o autor".[12]

Por outro lado, pessoas com depressão tendem a usar mais as redes sociais. Elas podem buscar grupos/perfis que possam validar seus sentimentos de baixa autoestima.[18,22] Porém, o que pode ocorrer é a piora do sentimento de solidão e não pertencimento, uma vez que se deparam com perfis que dão ideia de uma vida "sem problemas e de constante alegria". Podem entrar, então, em um ciclo vicioso de negatividade e autodepreciação.[5]

Lin L, et al. investigaram o uso das mídias sociais por adultos jovens (entre 19 e 32 anos) e sua relação com depressão. Responderam ao questionário 1.787 indivíduos. O tempo médio de uso diário das mídias sociais foi de 61 minutos. Foi investigado se havia relação entre o tempo gasto diariamente em mídias sociais e o risco de depressão. Aqueles que passaram mais tempo nas mídias sociais tiveram um risco mais elevado de ter depressão do que aqueles que passaram menos tempo. Além disso, o número de *sites* visitados por semana também foi um fator associado a quadros depressivos. Quanto maior o número de *sites* visitados, maior o risco de depressão. Assim, o maior uso das mídias sociais esteve fortemente associado com maior risco para depressão, mostrando uma relação do tipo dose-resposta.[5]

Além do sofrimento para o usuário, a situação repercute negativamente nas famílias, nas instituições de ensino e até mesmo na economia. O isolamento social afeta o contato dos familiares com a pessoa depressiva, diminuindo vínculo e confiança, tão importantes para um bom relacionamento entre parentes. Para entidades acadêmicas, o mau desempenho escolar repercute em maior investimento por parte da instituição para "recuperar" o funcionamento escolar/universitário normal do aluno, o que exige tempo, dinheiro e paciência dos discentes envolvidos. Além dos acadêmicos, indivíduos depressivos que possuem um trabalho e fazem parte da população economicamente ativa acabam por render menos em seus ofícios por uma diminuição da funcionalidade consequente da doença. Tal situação gera menor produção, menos faturamento e gastos pessoais, menor arrecadação de impostos etc., prejudicando a economia de maneira geral.

O uso das mídias sociais promove uma substituição de tarefas, e não uma facilitação das atividades. Atualizar o "*feed* de notícias" a todo momento, usar as mídias sociais em situações de convívio social (como em um jantar em família), dormir com o celular embaixo do travesseiro, interrupções constantes de momentos de estudo ou trabalho para verificar uma rede social são exemplos de uso das mídias sociais que pode afetar a saúde mental.

Vivemos em um tempo em que o uso das mídias/redes sociais com o objetivo de aprimorar o *networking* e os relacionamentos,[22] para divertimento e busca de ampliação de conhecimentos sem afetar a saúde mental de seus usuários tem se tornado um desafio.

Tópico 4: O USO ABUSIVO DE MÍDIAS SOCIAIS: POSSIBILIDADES DE CUIDADO

O uso da terapia cognitivo-comportamental pode ser uma ferramenta para mudança dos esquemas cognitivos disfuncionais no uso abusivo de mídias sociais, ou seja, mudança de um pensamento por meio da racionalização com o intuito de mudar padrões de comportamento. O pensamento disfuncional é reestruturado para que seja mais funcional e não cause mais prejuízos comportamentais. Assim, a causa do uso abusivo é abordada e trabalhada. Em adição a isso, são ensinadas técnicas de relaxamento e controle e exercitadas habilidades sociais.[4]

Outros tipos de psicoterapia, que envolvem pares (grupos de apoio) e a família, são alternativas. O paciente é o protagonista de seu tratamento, realizando autoavaliações, traçando estratégias, enquanto o terapeuta e o grupo fornecem suporte, encorajam as mudanças e fornecem estratégias para lidar com as impulsividades.[4]

Outras intervenções podem partir das próprias instituições, como ocorre com o Tumblr, uma mídia social que detecta pesquisas com conteúdo de sofrimento psicológico (depressão, suicídio, desesperança) e redireciona para uma página que contém *links* com redes de apoio.[5] Outra opção é restringir os acessos às mídias sociais em instituições de trabalho ou ensino por motivações pessoais, limitando o uso pelo menos nessas áreas, ao mesmo tempo que se oferecem tarefas significativas e estimulantes.

Tópico 5: ESTRATÉGIAS PARA MELHORAR A EFETIVIDADE DO CUIDADO

Falaremos neste tópico sobre possibilidades de cuidado para indivíduos com depressão associada ao uso abusivo das mídias sociais. Indicamos a você, leitor(a), que leia também o Capítulo 1 (Transtornos depressivos), o Capítulo 4 (O método clínico centrado na pessoa (MCCP) e o cuidado à pessoa com depressão) e o Capítulo 3 (A cultura contemporânea e a depressão), que trarão uma visão ampliada de cuidado e tratamento para indivíduos com depressão associada ao uso das mídias sociais.

Em casos mais leves de mal-estar mental por uso excessivo das redes sociais, os estudos apontam que a redução para 30 minutos por dia pode reduzir os sintomas depressivos.[25] Associada à participação em grupos de apoio, à terapia familiar visando fortalecer o vínculo do indivíduo com sua família, encontros motivacionais e terapia cognitivo-comportamental, articulando também a perspectiva de reduzir os efeitos da abstinência e o isolamento social.[26] Reduzir as oportunidades de comparação social e estabelecer limites caso tenha acesso às redes sociais auxiliam no sucesso do tratamento.[22] O Instituto de Psiquiatria do Hospital das Clínicas da USP oferece um serviço assistencial para pessoas que fazem uso abusivo das mídias sociais. A pessoa é acompanhada por um psiquiatra e participa de reuniões quinzenais por 18 semanas, além do grupo de orientação continuada para os pais e familiares. Outros serviços que oferecem assistência são o Centro Terapêutico de Araçoiaba, que fica localizado em Araçoiaba da Serra-SP, e a Santa Casa da Misericórdia do Rio de Janeiro-RJ. Outro meio de auxílio para o tratamento é o PRO-AMITI (Ambulatório Integrado dos Transtornos do Impulso), situado em São Paulo-SP.

É importante lembrarmos a você, leitor(a), que o tratamento dos transtornos depressivos é discutido no Capítulo 1, no Capítulo 11, sobre práticas integrativas e complementares, e no capítulo 11, sobre promoção da saúde.

TÓPICO 6: PONTOS-CHAVE

- ▰ As mídias sociais já são parte da vida de grande parte da população mundial e brasileira. Podem ser ferramentas de comunicação, de entretenimento e até mesmo de trabalho.

- ▰ O uso abusivo das mídias sociais está relacionado à diminuição da autoestima e ao aumento do risco de ansiedade e depressão.

- ▰ O uso abusivo das mídias sociais deve ser identificado e um plano de cuidado deve ser elaborado em conjunto com a pessoa assistida para aumentar o sucesso do tratamento.

TÓPICO 7: LINKS ÚTEIS

Instituto de Psiquiatria do Hospital das Clínicas da USP

http://ipqhc.org.br/.

Santa Casa da Misericórdia no Rio de Janeiro

http://www.hospitalgeralsantacasario.com.br/,

PRO-AMITI

https://www.proamiti.com.br/.

REFERÊNCIAS

1. OPAS/OMS Brasil. Folha informativa. Depressão [Internet]. [cited 2019 Jan 17]. Disponível em: https://www.paho.org/bra/index.php?option=com_content&view=article&id=5635:folha-informativa-depressao&Itemid=822.

2. GSMA Annual Review 2018 [Internet] [cited 2019 Jan 18]. Available from: https://annualreport.gsma.com/2018/index.html.

3. O'Keeffe GS, Clarke-Pearson K, Council on Communications and Media C on C and. The impact of social media on children, adolescents, and families. Pediatrics [Internet]. American Academy of Pediatrics; 2011 Apr 1 [cited 2019 Jan 18];127(4):800-4. Available from: http://www.ncbi.nlm.nih.gov/pubmed/21444588.

4. Barman L, Mukhopadhyay DK, Bandyopadhyay GK. Use of social networking site and mental disorders among medical students in Kolkata, West Bengal. Indian J Psychiatry [Internet]. 2017 Mar;60(3):340-5. Available from: http://www.ncbi.nlm.nih.gov/pubmed/27794468.

5. Lin LY, Sidani JE, Shensa A, Radovic A, Miller E, Colditz JB, et al. Association between social media use and depression among U.S. young adults. Depress Anxiety [Internet]. NIH Public Access; 2016 Apr [cited 2019 Jan 18];33(4):323-31. Available from: http://www.ncbi.nlm.nih.gov/pubmed/26783723.

6. Escobar-Viera CG, Shensa A, Bowman ND, Sidani JE, Knight J, James AE, et al. Passive and active social media use and depressive symptoms among United States adults. Cyberpsychol Behav Soc Netw [Internet]. 2018 Jul;21(7):437-43. Available from: http://www.liebertpub.com/doi/10.1089/cyber.2017.0668.

7. Burke M, Marlow C, Lento T. Social network activity and social well-being. Proc 28th Int Conf Hum Factors Comput Syst – CHI '10 [Internet]. 2010;(July):1909. Available from: http://portal.acm.org/citation.cfm?doid=1753326.1753613.

8. Shensa A, Sidani JE, Escobar-Viera CG, Chu K-H, Bowman ND, Knight JM, et al. Real-life closeness of social media contacts and depressive symptoms among university students. J Am Coll Health [Internet]. Taylor & Francis; 2018 Feb 16;0(0):1-8. Available from: https://doi.org/10.1080/07448481.2018.1440575.

9. Primack BA, Bisbey MA, Shensa A, Bowman ND, Karim SA, Knight JM, et al. The association between valence of social media experiences and depressive symptoms. Depress Anxiety [Internet]. 2018;35(8):784-94. Available from: http://www.ncbi.nlm.nih.gov/pubmed/29877002.

10. Statista. (2018). Number of social media users worldwide 2010-2021. Statista. [online] Available at: https://www.statista.com/statistics/278414/number-of-worldwide-social-network-users/.

11. World Health Organization. (2017). Depression and other common mental disorders. WHO, 24. Disponível em: https://doi.org/CC BY-NC-SA 3.0 IGO.

12. Memon AM, Sharma SG, Mohite SS, Jain S. (2018). The role of online social networking on deliberate self-harm and suicidality in adolescents: a systematized review of literature. Indian Journal of Psychiatry 60(4):384-392. Available from: https://doi.org/10.4103/psychiatry. IndianJPsychiatry_414_17.

13. Boid DM, Ellison NB. Social network sites: definition, history, and scholarship. Journal of Computer-Mediated Communication 2007 Oct 1; v. 13, issue 1,p. 210-230. Disponível em: https://doi.org/10.1111/j.1083-6101.2007.00393.x.

14. Statista. (2018). Global social media ranking 2018. Statistic. [online] Available at: https://www.statista.com/statistics/272014/global-social-networks-ranked-by-number-of-users/.

15. Statista. (2015). Number of smartphone users worldwide 2014-2020. Statista. [online] Available at: https://www.statista.com/statistics/330695/number-of-smartphone-users-worldwide/.

16. Andreassen CS, Pallesen S. Social network site addiction: an overview. 2014;1:1-9. Available from: http://freepsychologypdf.com/wp-content/uploads/2018/07/Andreassen-2014-Social-network-site-addiction-An-overview.pdf.

17. Pera A. Psychopathological processes involved in social comparison, depression, and envy on Facebook. 2018;9(Jan):1-5.

18. Ryan T, Chester A, Reece J, Xenos S. The uses and abuses of Facebook : a review of Facebook addiction. 2014;3(3):133-48.

19. Rothp. Nutzerzahlen: Facebook, Instagram und WhatsApp, highlights, Umsätze, uvm. Available from: https://allfacebook.de/toll/state-of-facebook.

20. Statista. (2014). Average age of social media users. Statista. [online] Available at: https://www.statista.com/statistics/274829/age-distribution-of-active-social-media-users-worldwide-by-platform.

21. Woods HC, Scott H. (2016). #Sleepyteens: social media use in adolescence is associated with poor sleep quality, anxiety, depression and low self-esteem. Journal of Adolescence 51:41-49. Available from: https://doi.org/10.1016/j.adolescence.2016.05.008.

22. Chakraborty, A. (2016). Facebook addiction: an emerging problem. American Journal of Psychiatry Residents' Journal 11(12):7-9. Available from: https://doi.org/10.1176/appi.ajp-rj.2016.111203.

23. Hoge E, Bickham J, Cantor J. Digital media, anxiety, and depression in children. Pediatrics 2017 Nov., v. 140, Issue Supplement 2.

24. Smith PK, Mahdavi J, Carvalho M, Fisher S, Russell S, Tippett N. (2008). Cyberbullying: its nature and impact in secondary school pupils. Journal of Child Psychology and Psychiatry and Allied Disciplines 49(4):376-385. Disponível em: https://doi.org/10.1111/j.1469-7610.2007.01846. x.

25. Hunt MG, Marx R, Lipson C, Young J. No more FOMO: limiting social media decreases loneliness and depression. J Soc Clin Psychol [Internet]. Guilford Publications Inc.; 2018 Dec 5 [cited 2019 Jan 17];37(10):751-68. Available from: https://guilfordjournals.com/doi/10.1521/jscp.2018.37.10.751.

26. Abreu CN, Karam RG, Góes DS, Spritzer DT. Dependência de Internet e de jogos eletrônicos: uma revisão. Rev Bras Psiquiatr [Internet]. Associação Brasileira de Psiquiatria 2008 Jun [cited 2019 Jan 18];30(2):156-67. Available from: http://www.scielo.br/scielo.php?script=sci_arttext&pid=S1516-44462008000200014&lng=pt&tlng=pt.

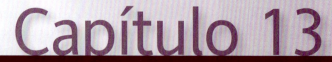

Capítulo 13

O CAPITAL SOCIAL E O CUIDADO À PESSOA COM DEPRESSÃO

O QUE PODERÍAMOS INCLUIR NAS PRÁTICAS DE SAÚDE?

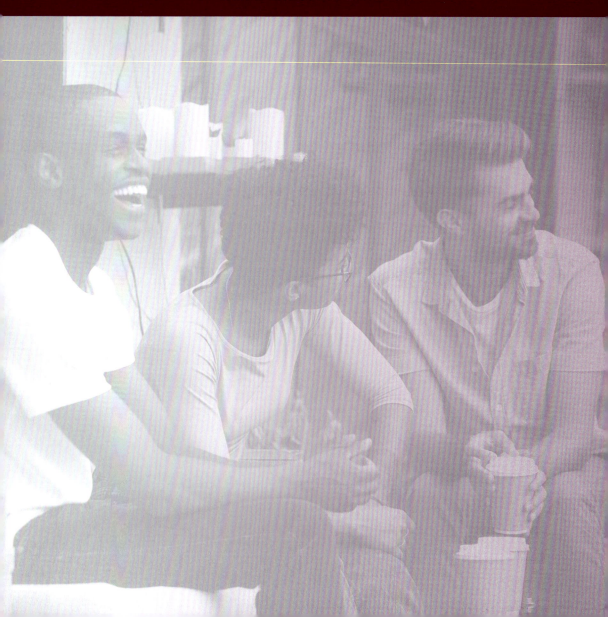

Daniel Fiks
Aline Bicalho Matias
Júlia Pereira de Sousa
Breno Pimentel Sampaio
Andréa Tenório Correia da Silva

Objetivos do capítulo:

1. Descrever aspectos do capital social, o que é, quais são os tipos e como eles afetam a saúde mental das populações.

2. Apresentar a importância do capital social como um dos componentes da integralidade do cuidado a pessoas com sintomas depressivos.

3. Refletir sobre os tipos de capital social como parte das ações de cuidado integral à pessoa com depressão, como um recurso a ser incorporado à prática clínica dos profissionais de saúde.

Tempo
18 minutos
de leitura

Tópico 1: Importância do tema

Tem-se observado um crescente aumento na prevalência dos transtornos mentais, que acarretam impactos significativos na saúde, nas relações sociais e econômicas dos indivíduos. Dentre os transtornos mentais, a depressão é um dos mais comuns, afetando mais as mulheres do que os homens e sendo umas das principais causas de incapacidade em todo o mundo.[1-2]

A distribuição dos transtornos mentais nas populações é influenciada por aspectos do ambiente social, econômico e físico em que o indivíduo está inserido. Os determinantes estruturais afetam a distribuição de recursos e têm potencial para influenciar as inequidades de acesso ao cuidado em saúde mental, em particular em países de baixa e média renda.[3-4]

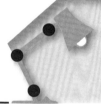

LEITOR(A)

Veja também o Capítulo 9, sobre Determinantes sociais da saúde e transtornos depressivos.

Recentemente, observamos na literatura científica internacional diversas pesquisas que investigaram as associações entre sintomas depressivos e capital social.[5-6] Alguns aspectos do capital social contribuem para proteger o indivíduo contra a depressão. Por outro lado, determinados tipos de capital social podem compor a rede de causalidade, contribuindo para o desenvolvimento de sintomas depressivos.

O ser humano é um ser essencialmente social. Todas as nossas relações e a maneira como enxergamos o mundo estão intrinsecamente relacionados ao nosso papel social e às nossas relações sociais. Vamos pensar na seguinte pergunta: *"Quem é você? Como você se descreveria?"*. Provavelmente, uma das primeiras expressões do seu pensamento para responder será o seu nome. Em um segundo momento, a resposta inevitavelmente levará a sua profissão, seu papel produtivo na sociedade ou a outras relações sociais, como filha(o) de... ou parceiro(a) de..., ou seja, a essência de cada ser humano está intimamente relacionada às relações sociais que o circundam. Assim como as relações sociais influenciam na identidade do ser humano, têm grande influência em sua saúde.

Enquanto na área da sociologia o capital social vem sendo estudado há muito tempo, na área das ciências biológicas, em particular no campo da saúde o capital social e seus impactos sobre o processo saúde-doença, repercutindo nos desfechos na saúde dos indivíduos, é um tema que apenas recentemente vem sendo estudado. O capital social e seus impactos nos processos de saúde-doença-cuidado tem recebido atenção de pesquisadores em todo o mundo. Assim, não é de estranhar que esse tema seja pouco conhecido por muitos profissionais da área, o que limita o uso desse conhecimento/recurso na prática clínica.

Nesse contexto, as investigações sobre capital social têm despertado o interesse de pesquisadores em todo o mundo e alcançado outras ciências, como as ciências biológicas, em particular no campo da saúde. Pergunta-se: que impactos determinados aspectos do capital social poderiam gerar sobre os desfechos em saúde? Entre os tipos de capital social, qual deles teria maior probabilidade de melhorar as condições de saúde dos indivíduos? Por outro lado, quais seriam os efeitos não benéficos do capital social? Seria possível elaborar intervenções no sentido de potencializarmos os efeitos benéficos e mitigarmos os efeitos indesejáveis?

Neste capítulo, apresentaremos alguns aspectos fundamentais do capital social, os achados de estudos que investigaram as relações entre saúde mental e capital social e sua importância enquanto ferramenta para a prática clínica e para pensar políticas públicas em saúde mental, com vistas à integralidade do cuidado.

Tópico 2: Conceitos e definições

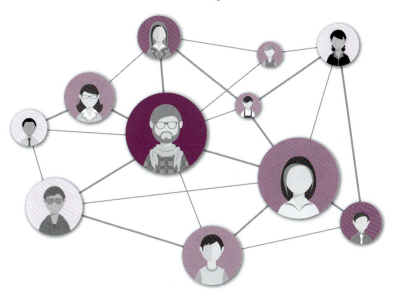

Então, o que é o capital social?

Para melhor compreendermos a relação entre o capital social e os transtornos mentais, em particular a depressão, faz-se necessário conceituá-lo, e é crucial compreender suas definições ao longo do tempo.

O capital social começou a ser estudado mais intensamente no final da década de 1970 e início da década de 1980, quando sociólogos e economistas tentavam explicar o porquê de países e culturas diferentes estarem em etapas de industrialização e desenvolvimento descompassados, mesmo com acesso semelhante a tecnologias, capital humano e financeiro. A primeira análise sistemática contemporânea do capital social foi produzida por Pierre Bourdieu, que o definiu como "agregado dos recursos efetivos ou potenciais ligados à posse de uma rede durável de relações mais ou menos institucionalizadas de conhecimento ou reconhecimento mútuo".[7] E mais, "os benefícios inerentes ao sentimento de pertencimento a um grupo são a própria base que assenta a solidariedade que os torna possíveis". Para Bourdieu, o capital social é composto por duas dimensões: a relação social, que permite aos indivíduos solicitar acesso aos recursos de membros do grupo, e a quantidade e qualidade de tais recursos.

Outra referência para a discussão do capital social presente na sociologia contemporânea é James Coleman, que definiu capital social como "uma variedade de entidades com dois elementos em comum: todas elas consistem num certo aspecto das estruturas sociais e facilitam determinadas ações de pessoas ou de coletivos no interior da estrutura",[8] sendo esta considerada uma definição a partir da função do capital social. Mais recentemente, em 1992, Burt descreveu o capital social como "os amigos, colegas e contatos mais gerais através dos quais alcança-se oportunidades de utilização do próprio capital financeiro ou humano".[9]

Portes destaca que, diferentemente do capital econômico, que concretamente corresponde aos recursos financeiros disponíveis em contas bancárias, o capital social, para ser alcançado, necessita que o indivíduo estabeleça relações com outros; estes é que são a verdadeira fonte de capital social.[10]

Na perspectiva dos aspectos que envolvem a construção do conceito de capital social, cabe falarmos aqui sobre a ideia de laços sociais e de fato social, base das investigações sociológicas de Émile Durkheim[11]. A obra desse autor tem como base a ideia de que o comportamento dos indivíduos pode ser explicado pelas características da sociedade em que vivem, isto é, o indivíduo tem sua ação condicionada pela sociedade. Assim, a intensidade com que esses indivíduos interagem é essencial para

CAPÍTULO 13 – O CAPITAL SOCIAL E O CUIDADO À PESSOA COM DEPRESSÃO

a integração social. Em seu estudo sobre suicídio, Durkheim descreve que um dos fatores que determinam a ação suicida é o social. Nos casos de suicídio o que ocorre é o excesso ou o afrouxamento dos laços sociais entre a pessoa e a coletividade.[12] Essa dicotomia tem sido pesquisada e debatida por estudiosos da área.[13-14]

Mais recentemente, o conceito de capital social que tem sido frequentemente utilizado é aquele que o propõe como um ativo coletivo ou um bem não material coletivo que tem como constituinte um conjunto de valores, normas, crenças, confiança mútua, relações sociais, instituições governamentais e não governamentais que facilitam o beneficiamento mútuo entre os indivíduos inseridos nesse sistema. Essa definição pode ser compreendida de acordo com três abordagens distintas: abordagem micro, abordagem macro e abordagem meso.[15,16]

- A abordagem **micro** tem como foco a natureza e a forma do comportamento cooperativo das pessoas. Nessa abordagem, a teoria dos jogos ganha força. Usando o mesmo princípio, indivíduos que cooperam uns com os outros recebem benefícios mútuos. Surge assim o termo **capital social cognitivo**, criado para designar a capacidade dos indivíduos de captar questões coletivas.

- A abordagem **macro** enfatiza as condições colaborativas. Os conceitos de integração e coesão social são os pilares para compreender essa abordagem. Assim, quanto mais os indivíduos acreditam e confiam nas instituições, mais facilmente o capital social floresce e se desenvolve.

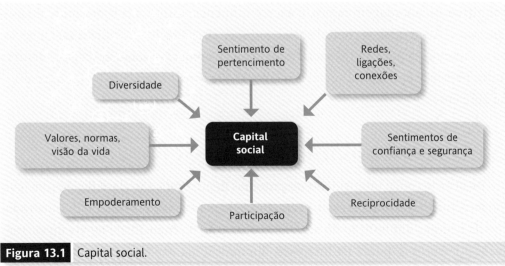

Figura 13.1 Capital social.
Fonte: Disponível em: https://marketbusinessnews.com/financial-glossary/social-capital/.

- A abordagem **meso**, também denominada **capital social estrutural**, analisa as estruturas que permitem que a cooperação aconteça, compreendendo o capital social como fruto tanto de fatores individuais como do grupo. Permite-se expandir o conceito para compreender que o indivíduo, dentro de certa posição na rede social, recebe diferentes interações e condições de outros indivíduos, dependendo de onde ele se localiza nessa teia social complexa. Dessa forma, os recursos produzidos por essas estruturas sociais fluem de acordo com a abrangência e a força entre os indivíduos inseridos nelas.

O QUE É REDE SOCIAL?

Cabe ressaltar que "rede social" e "capital social" são termos distintos, mas estão conectados e se complementam. Enquanto as redes são sistemas constituídos pelo indivíduo e suas conexões e relações com o outro, o capital social consiste em normas, valores, instituições e relacionamentos compartilhados e que permitem a cooperação entre os indivíduos ou grupos.[17-18]

Assim, podemos observar que o capital social possui natureza e definições multidimensionais e pode ser definido como um conjunto de normas e redes sociais que afetam e influenciam o bem-estar do indivíduo e da comunidade e que podem favorecer a cooperação mútua entre os indivíduos. O envolvimento em redes está associado ao capital social estrutural, ou abordagem **meso**. Já o grau de expectativas e de confiança entre os indivíduos da rede está relacionado com o **capital social cognitivo**, ou abordagem **micro**, e exerce influência direta nas ações individuais e coletivas.[17] Além disso, o capital social pode ser classificado em individual ou ecológico. Entende-se por capital social aquele que é analisado sob a percepção de uma única pessoa, e por capital social ecológico o que é visto como um atributo coletivo do ambiente.

CAPITAL SOCIAL E SINTOMAS DEPRESSIVOS/DEPRESSÃO

De acordo com a intensidade, os sintomas depressivos são classificados em leve, moderado e grave. A depressão é caracterizada pelo rebaixamento do humor, redução da energia, diminuição da atividade, alteração da capacidade de vivenciar sensações prazerosas, perda de interesse, diminuição da capacidade de concentração e fadiga. Podem, ainda, estar presentes problemas do sono (insônia ou hipersonia), diminuição do apetite, diminuição da autoestima e da autoconfiança e sentimento de culpa e/ou indignidade.[2,19]

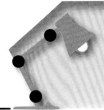

LEITOR(A)

Veja também o Capítulo 1, sobre Transtornos depressivos.

O transtorno depressivo e os sintomas de depressão podem desencadear prejuízos na qualidade de vida e no desempenho pessoal e profissional dos indivíduos, sendo frequentemente observada uma queda na produtividade laboral, absenteísmo, aumento de uso de serviços de saúde e aumento do uso de substâncias. A alta prevalência e os impactos dos transtornos depressivos são importantes questões de saúde pública, e o desenvolvimento de políticas públicas para garantir acesso aos cuidados em saúde e reduzir seus impactos mental tem sido priorizado pela OMS. Um exemplo disso são os programas *Mental Health Gap Action Programme* (mhGAP) e *Global Mental Health Action Plan*,[20-21] que descrevem estratégias para melhorar o acesso e a qualidade do cuidado a pessoas com problemas mentais.

Alguns estudos analisaram as relações entre características do capital social e sintomas depressivos. Determinados tipos de capital social podem funcionar como um fator de proteção, enquanto outros tipos podem desencadear sintomas depressivos. Assim, é importante que os profissionais de saúde conheçam os conceitos e os aspectos relacionados ao capital social que podem afetar a saúde mental de seus pacientes, e possam utilizar tipos específicos de capital social como ferramenta para o cuidado integral e para a promoção da saúde.[5,22-23]

As conexões sociais que desenvolvemos podem promover maior vinculação, suporte emocional, aspectos informativos e instrumentais, por meio de valores compartilhados, e esses aspectos podem atuar como fatores protetores sobre a incidência de transtornos depressivos.[18] Nesse sentido, Murayama e cols.[6] estudaram as relações entre características da vizinhança, capital social e a prevalência de sintomas depressivos/depressão. Esses autores concluíram que, quanto maior o capital social, menor a chance de o indivíduo apresentar sintomas depressivos, tanto em homens com em mulheres.

Do ponto de vista individual, o capital social influencia a saúde de diversas formas, podendo atuar de modo positivo ou negativo. Por um lado, aspectos que integram o capital social e influenciam positivamente a saúde, tais como o apoio social, que faz o indivíduo sentir-se cuidado, valorizado e ter o sentimento de pertencimento de grupo; a influência social, permitindo o compartilhamento de normas; o engajamento e participação social, que resultam da representação dos papéis sociais; e os contatos pessoa a pessoa. Por outro lado, outros aspectos relacionados ao capital social podem trazer impactos não benéficos para a saúde dos indivíduos, por exemplo, a disseminação de informações não comprovadas cientificamente, maior propensão a comportamentos nocivos, como beber e fumar, apresentados por jovens inseridos em redes nas quais os membros fumam e bebem.[16]

Para os pesquisadores que analisam o capital social e suas relações com a saúde mental das populações, o fato de existirem vários instrumentos de mensuração dificulta a comparação dos achados e a interpretação dos resultados.

Como já pontuado, o capital social pode ser intrínseco ao indivíduo, ao coletivo ou a ambos, sendo cognitivo ou estrutural e possuindo resultados diferentes na saúde de cada indivíduo, às vezes de caráter antagônico. Apesar de termos disponíveis diversos estudos de corte transversal, que observaram as associações entre sintomas depressivos e capital social, a literatura carece de estudos longitudinais e de ensaios clínicos.

Ehsan e Silva (2015) realizaram uma revisão sistemática para estudar as associações entre transtorno mental comum e capital social, incluindo estudos longitudinais e transversais.[24] Ao analisar o capital social cognitivo individual e capital social cognitivo ecológico, observaram que os indivíduos classificados como tendo esses tipos de capital social elevados apresentaram menor prevalência de transtornos mentais comuns. Por outro lado, não encontraram associação entre elevado capital social estrutural individual e os transtornos mentais comuns em países de alta renda. Já nos países de baixa renda, ter elevado capital social estrutural individual foi associado a um aumento da chance de apresentar depressão e ansiedade.

Os resultados de um estudo que investigou a depressão e o capital social em uma amostra de gêmeos monozigóticos nos Estados Unidos corroborou os achados dos autores citados no parágrafo anterior. Quanto maior o capital social cognitivo individual, menor a chance de apresentar sintomas depressivos. O capital social estrutural individual não afetou o risco de apresentar sintomas depressivos.[5]

Kawachi e cols.[25] e Pickett e Wilkinson[26] destacam que as desigualdades de renda podem causar uma diminuição no capital social. Além disso, proporcionar maior participação social para idosos, em especial das mulheres, pode colaborar para a melhoria de sua saúde mental, devido a fatores como o sentimento de pertencimento.[23]

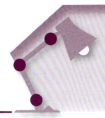

LEITOR(A)

Veja também o Capítulo 9, sobre Determinantes sociais da saúde e transtornos depressivos.

Os efeitos do capital social sobre os membros de uma mesma comunidade podem ser diferentes.[27] Assim, é essencial buscar compreender as inter-relações entre os tipos de capital social, as intersecções entre o cognitivo e o estrutural, entre o individual e o ecológico, e as características dos grupos sociais, a fim de contribuir com o entendimento de como o capital social impacta nos processos causais de determinados desfechos em saúde, compondo a rede de causalidade.

Tópico 3: Estratégias para melhorar a efetividade do cuidado

O modo de interação individual caracterizado por interações com uma rede de apoio social deficitária e as vivências de insegurança e baixa autoestima podem levar a um nível de capital social baixo e estar relacionados a comportamentos que afetam negativamente desfechos em saúde. A combinação desses comportamentos com o modo de interação individual pode desencadear transtornos mentais, como a ansiedade e a depressão, além de interferir negativamente na adesão aos tratamentos propostos. Identificar grupos e/ou indivíduos vulneráveis e intervir na promoção de habilidades sociais efetivas e no desenvolvimento de suas redes pode melhorar seu nível de capital social e promover impactos positivos na sua saúde mental.[5,22]

As condições que contribuem com a cadeia causal dos transtornos depressivos são diversas, individuais, familiares, ambientais, sociais, evidenciando-se a necessidade de abordagem multifatorial dos indivíduos que apresentam tais transtornos, que está para além do tratamento farmacológico. Assim, a Organização Mundial da

Saúde preconiza que o cuidado à pessoa com sintomas depressivos deve incluir a identificação de eventos de vida relacionados ao estresse, como problemas financeiros, morte de parente próximo, exposição a episódio de violência, dificuldades no trabalho e a identificação e fortalecimento das redes de apoio, favorecendo a manutenção ou reativação de redes e atividades sociais. Para elaboração das estratégias de cuidado, o contexto de vida dos indivíduos, suas características individuais, suas vulnerabilidades, devem ser compreendidas e respeitadas.[28]

Espera-se que, quanto maior o capital social, maior será o acesso aos recursos disponíveis na sociedade e a realização de ações coletivas em prol da comunidade, aumentando os sentimentos de confiança, vínculo e pertencimento. Além disso, por proporcionar trocas de informações e de apoio entre os membros da rede, o capital social pode ser uma estratégia para o desenvolvimento de ações ou programas voltados à qualidade de vida e à promoção de saúde.[18] Cabe ressaltar que a inserção de ações relacionadas ao desenvolvimento de aspectos relacionados ao capital social na prática clínica pode ter efeitos concretos na melhora dos sintomas depressivos. Nesse sentido, os profissionais de saúde que estão inseridos em equipes da atenção primária à saúde encontram-se em um ponto estratégico do sistema de saúde por possuírem um vínculo diferenciado com a população assistida, conhecimento aprofundado dos contextos de vida das pessoas, dos aspectos culturais, das dinâmicas relacionais entre os membros da comunidade. Eles possuem mais ferramentas para elaborar e implantar estratégias de cuidado a partir desses contextos específicos, direcionadas ao capital social de pessoas com sintomas depressivos.

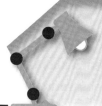

LEITOR(A)

Veja também o Capítulo 4, sobre o Método clínico centrado na pessoa (MCPP) e o cuidado à pessoa com depressão.

Podemos pensar em como a elaboração de políticas públicas poderia utilizar conhecimentos disponíveis referentes ao desenvolvimento de capital social para serem implementadas nas práticas de saúde de serviços que atendem pessoas com sintomas depressivos/depressão. No que se refere à integralidade do cuidado, princípio estruturante do Sistema Único de Saúde (SUS), pensar, por exemplo, na inserção de discussões referentes ao capital social poderia ser pautado nas reuniões dos conselhos de saúde, uma vez que têm como pressuposto ser um espaço de conversa entre gestores, os trabalhadores da saúde e a comunidade para que possam discutir e elaborar estratégias para lidar com as problemáticas cotidianas das populações. Tais discussões poderiam fazer emergir dinâmicas do cuidado ampliadas e diferenciadas, gerando espaços privilegiados de intervenções em saúde na perspectiva da efetividade do cuidado, empoderando os indivíduos e promovendo ação coletiva no âmbito das políticas de saúde.[29]

No cuidado ao paciente com depressão, o capital social pode favorecer o fortalecimento de suporte mútuo e o hábito de uma participação mais ativa nas instituições de saúde, aspectos que podem contribuir na elevação da autonomia e autoestima, sentimento de pertencimento e senso de comunidade, refletindo em melhora de sua saúde mental.

TÓPICO 4: PONTOS-CHAVE

O capital social é definido como um bem não material coletivo que tem como constituinte um conjunto de valores, normas, crenças, confiança mútua, relações sociais, instituições governamentais e não governamentais que facilitam o beneficiamento mútuo entre os indivíduos que estão inseridos nesse sistema.

O capital social foi inicialmente estudado na Sociologia, em particular no final da década de 1970 e início da década de 1980, com destaque para os postulados de Pierre Bourdieu, James Coleman e Émile Durkheim. Apenas recentemente vem sendo investigado na área das ciências biológicas, especialmente no campo da saúde, o capital social e seus impactos sobre o processo saúde-doença, com repercussões nos desfechos na saúde dos indivíduos.

O capital social pode ser classificado do seguinte modo: capital social cognitivo e capital social estrutural. Cada um deles pode ainda ser classificado como individual e ecológico.

O aumento do capital social pode contribuir para a redução dos sintomas depressivos tanto em homens como em mulheres. Assim, constitui uma estratégia a ser implementada na prática clínica dos profissionais de saúde para o cuidado às pessoas com transtornos depressivos na perspectiva da integralidade.

A elaboração de políticas públicas fundamentadas nos conhecimentos disponíveis sobre os impactos do capital social nos processos saúde-doença-cuidado, em particular dos indivíduos com sintomas depressivos/depressão, constitui uma estratégia de ação importante para a efetividade do cuidado.

Tópico 5: *LINKS* ÚTEIS

Organização Mundial da Saúde. Is social capital good for health? A European perspective.

http://www.euro.who.int/en/publications/abstracts/is-social-capital-good-for-health-a-european-perspective.

CDC. Healthy places. Social capital.

https://www.cdc.gov/healthyplaces/healthtopics/social.htm

Capital social. *Dicionário da educação profissional em saúde.* **FIOCRUZ.**

http://www.sites.epsjv.fiocruz.br/dicionario/verbetes/capsoc.html

REFERÊNCIAS

1. Whiteford HA, Degenhardt L, Rehm J, et al. Global burden of disease attributable to mental and substance use disorders: findings from the Global Burden of Disease Study 2010. Lancet 2013;382:1575-86.

2. World Health Organization. Depression. 2018. Available from: https://www.who.int/news-room/fact-sheets/detail/depression.

3. Marmot M, Wilkinson R. Social determinants of health, Second. New York: Oxford University Press; 2006.

4. Mcallister A, Fritzell S, Almroth M, Harber-Aschan L, Larsson S, Burström B. How do macro-level structural determinants affect inequalities in mental health?-a systematic review of the literature. DOI:10.1186/s12939-018-0879-9.

5. Cohen-Cline H, Beresford SA, Barrington W, Matsueda R, Wakefield J, Duncan GE. Associations between social capital and depression: a study of adult twins. Heal Place 2018. DOI:10.1016/j.healthplace.2018.02.002.

6. Murayama H, Nofuji Y, Matsuo E, et al. Are neighborhood bonding and bridging social capital protective against depressive mood in old age? A multilevel analysis in Japan. Soc Sci Med 2015;124:171-9.

7. Bourdieup. The forms of capital. In: JG Richardson, editor. Handbook of theory and research for the sociology of education. New York: Greenwood Press; 1986. p. 401.

8. Coleman JS. Social capital in the creation of human capital. Am J Sociol 1988;94:S95-120.

9. Burt RS. Structural holes: the social structure of competition. Cambridge: Harvard University Press; 1992.

10. Portes A. Capital social: origens e aplicações na sociologia contemporânea. Sociol Probl e Prat 2000;33:133-58.

11. Durkheim É. Da divisão do trabalho. 4th ed. São Paulo: Martins Fontes; 2010.

12. Durkheim É. Suicide, a study in sociology. New York: The Free Press; 1979.

13. Kushner HI, Sterk CE. The limits of social capital: Durkheim, suicide, and social cohesion. Am J Public Health 2005;95:1139-43.

14. Lester D. The regional variation of suicide by different methods: a problem for Durkheim's theory of suicide. Crisis 1990;11:32-7.

15. Bhandari H, Yasunobu K. What is social capital? A comprehensive review of the concept. Asian J Soc Sci 2009;37.

16. Flap H, Völker V, editors. Creation and returns of social capital: a new research program. London: Routledge; 2004.

17. Marteleto RM, Silva ABO. Redes e capital social: o enfoque da informação para o desenvolvimento local. Ciência da Informação 2004;33:41-9.

18. Carrillo Álvarez E, Riera Romaní J. Measuring social capital: further insights. Gac Sanit 2017;31:57-61.

19. American Psychiatric Association. Manual Diagnóstico e Estatístico de Transtornos Mentais-DSM-5. Porto Alegre: Artmed; 2015.

20. Keynejad RC, Dua T, Barbui C, Thornicroft G. WHO. Mental Health Gap Action Programme (mhGAP) Intervention Guide: a systematic review of evidence from low and middle-income countries. Evid Based Ment Heal 2018;21:30-4.

21. World Health Organization (WHO). Mental Health Action Plan 2013-2020. Geneva: WHO Press; 2013.

22. Han K-M, Han C, Shin C, et al. Social capital, socioeconomic status, and depression in community-living elderly. J Psychiatr Res 2018;98:133-40.

23. Nieminen T, Prättälä R, Martelin T, et al. Social capital, health behaviours and health: a population-based associational study. BMC Public Health 2013. DOI:10.1186/1471-2458-13-613.

24. Ehsan AM, De Silva MJ. Social capital and common mental disorder: a systematic review. J Epidemiol Community Health 2015;69:1021-8.

25. Kawachi I, Kennedy BP, Lochner K, Prothrow-Stith D. Social capital, income inequality, and mortality. Am J Public Health 1997;87:1491-8.

26. Pickett KE, Wilkinson RG. Income inequality and health: a causal review. Soc Sci Med 2015;128:316-26.

27. Villalonga-Olives E, Kawachi I. The dark side of social capital: a systematic review of the negative health effects of social capital. Soc Sci Med 2017;194:105-27.

28. Prince M, Patel V, Saxena S, et al. No health without mental health. Lancet (London, England) 2007;370:859-77.

29. Franco SC, Hernaez AM. Social capital and quality of healthcare: the experiences of Brazil and Catalonia. Cien Saúde Colet 2013;18:1871-80.

Capítulo 14

INTERVENÇÕES PARA DEPRESSÃO VIA *SMARTPHONE*
O USO DA *MOBILE HEALTH* É EFETIVO?

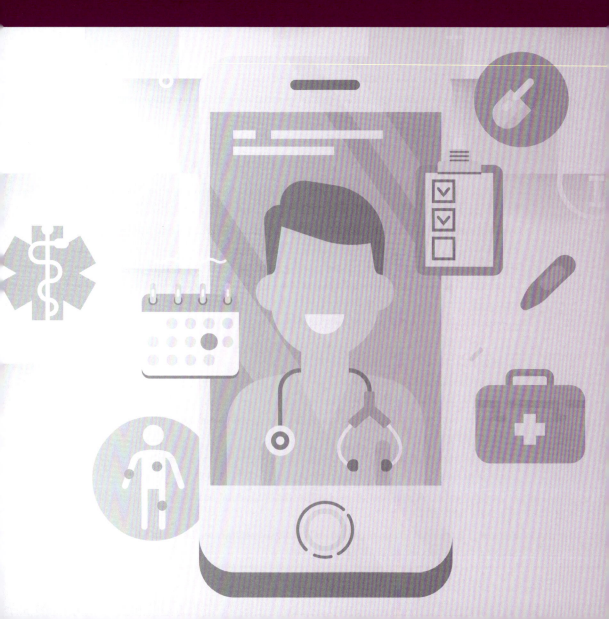

Ammar Al Husin
Kelvin Hiromiti Albuquerque Yokota
Letícia Arnesto Snege
Paulo Rossi Menezes
Andréa Tenório da Correia Silva

Objetivos do capítulo:

1. Apresentar conceitos referentes à *mobile health* e suas possibilidades e limitações de uso em saúde pública.

2. Descrever os resultados de estudos que avaliaram o uso de intervenções via *smartphone* por pessoas com sintomas depressivos.

3. Refletir sobre a aplicação dessa tecnologia, em especial em regiões com inequidade de acesso a serviços de saúde.

Tempo
20 minutos
de leitura

Tópico 1: Importância do tema

Segundo a Organização Mundial da Saúde (OMS),[1] a depressão é uma doença prevalente em todo o mundo, atingindo mais de 300 milhões de pessoas. Ela pode trazer sérias consequências para os indivíduos acometidos, principalmente quando a intensidade dos sintomas é moderada ou grave, e de longa duração, podendo levar à queda da produtividade, afastamento do trabalho, não conseguir estabelecer relações sociais e, em alguns casos, ter como desfecho o suicídio, que é responsável por cerca de 800 mil mortes todos os anos, sendo considerado a segunda principal causa de morte entre jovens de 15 a 29 anos.

Embora existam tratamentos eficazes para a depressão, como o uso de medicamentos e psicoterapia, menos da metade das pessoas afetadas no mundo recebe esses tratamentos. Algumas barreiras para o atendimento efetivo incluem:

- Falta de investimentos: em média, apenas 3% dos orçamentos governamentais de saúde são investidos em saúde mental, variando de 1% em países de baixa renda a 5% em países de alta renda.
- Falta de acesso ao sistema de saúde.
- Estigma relacionado aos transtornos mentais.

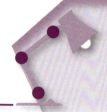

LEITOR(A)

Veja também o Capítulo 5, sobre O estigma social, o autoestigma e seus impactos para o cuidado às pessoas com transtornos depressivos.

- Falta de profissionais de saúde.
- Diagnóstico incorreto.

De acordo com o estudo sobre a carga global de doenças, *Global Burden of Disease Study* (GBD) de 2010,[2-8] o crescimento populacional, bem como seu envelhecimento, refletiu em uma mudança no quadro das principais doenças que acometem a população global.[3,6,7] Nesse estudo de 2010 foi usada uma abordagem para quantificar o ônus global atribuível às doenças e às lesões, sendo denominado ano perdido de vida saudável (DALYs)[2]. Segundo a OMS,[9] os DALYs se referem aos anos de vida vividos com deficiência (YLD), somados aos anos de vida perdidos devido à mortalidade prematura (YLL).

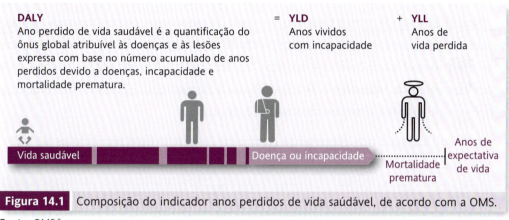

Figura 14.1 Composição do indicador anos perdidos de vida saúdável, de acordo com a OMS.
Fonte: OMS.[9]

Os transtornos mentais e o uso de substâncias corresponderam a 7,4% do valor total DALYs em 2010. Os transtornos depressivos representaram 3,0% (o transtorno depressivo maior foi responsável por 2,5%, e a distimia, por 0,5%).[10] O transtorno depressivo maior (TDM) foi classificado como a 11ª principal causa de DALYs globais. Os anos de vida vividos com deficiência são maiores para o TDM do que para distimia e em mulheres.[10]

Existe uma grande proporção de pessoas com transtornos mentais que não tem acesso ao cuidado e ao tratamento. Essa proporção pode alcançar mais que 75% em países de baixa e média renda, onde os recursos destinados ao cuidado a essas pessoas são insuficientes, desigualmente distribuídos e utilizados de maneira ineficiente.[11]

A OMS tem realizado vários esforços para reduzir a proporção de pessoas com problemas de saúde mental sem acesso ao tratamento. Os programas *Mental Health Gap Action Programme* (mhGAP)[12] e *Global Mental Health Action Plan*[13] são exemplos desses esforços, e possuem como diretriz elaborar e implementar ações para aumentar o acesso aos cuidados em saúde.

Neste capítulo iremos descrever o uso de uma inovação tecnológica que recentemente vem sendo utilizada e estudada em diversos países, a *mobile health*. Além disso, buscamos refletir sobre os efeitos dessa tecnologia no âmbito do cuidado à pessoa com sintomas depressivos.

Tópico 2: Conceitos e definições

Nos últimos anos, com o desenvolvimento da tecnologia de comunicação, observamos o crescimento de pesquisas que estudam os impactos dos usos de intervenções via Internet para diversas doenças. Assim, cabe falarmos sobre os seguintes conceitos: *eHealth*, *mHealth* e *TeleHealth* (ou Telemedicina). Embora tenham concepções semelhantes, esses termos não são sinônimos.

A *eHealth,* termo que representa *electronic health*, utiliza tecnologias de informação ou comunicação como ferramentas no processo de cuidado ou educação continuada.[14,15] Sendo assim, a *eHealth* compreende todos os tipos de intervenções via Internet, sejam aquelas realizadas por meio de teleconferências, ligações, mensagens de texto, *e-mails* ou aplicativos para celulares.

O termo *mHealth* significa *mobile health*, remetendo à prática de *eHealth* que se utiliza de aparelhos celulares, *personal digital assistants* (PDA) e outros dispositivos sem fio.[16-17] Seja por meio de aplicativos de mensagens ou aplicativos desenvolvidos com fins específicos, as intervenções em *mHealth* têm sido foco de estudo e investimento em diversas áreas, tais como oncologia,[18] HIV/SIDA,[19] diabetes,[16,20] saúde pública,[19] saúde sexual e reprodutiva[21] e saúde mental.[22-24]

São diversas as formas de intervenção via *mHealth*, tais como o uso de aplicativos para coleta de dados de pacientes com retenção em banco de dados, permitindo o seguimento dos participantes, a promoção de autocuidado por meio de aplicativos, por exemplo, com orientações dietéticas e comportamentais.[17,23-24]

A *TeleHealth*, ou Telemedicina, embora seja um tipo de *eHealth*, difere das intervenções por *mHealth*. As intervenções por *mHealth* têm mostrado uma tendência a empoderar a pessoa, fortalecendo o autocuidado e procurando incentivar a adesão e o controle de seu tratamento.[24] Já a *TeleHealth* tem um conceito diferente, pois busca aproximar o profissional de saúde de seu paciente por meio da tecnologia.[15] Desse modo, a *TeleHealth* busca levar o serviço de saúde ao usuário, promovendo uma via segura de informações, assim como a possibilidade de diagnóstico e manejo direto de doenças, vencendo as barreiras de acesso.[15] Além disso, a *TeleHealth* também visa realizar educação continuada dos profissionais de saúde em relação ao manejo de doenças, uma vez que as discussões de casos com outros especialistas podem contribuir para nova abordagem desses casos e aprimoramento da qualidade do cuidado. Um exemplo de estudo que investigou os efeitos da telemedicina na comunicação entre serviços de saúde foi a implantação do *Telestroke*, uma intervenção para melhorar a comunicação entre os centros de referência para o tratamento a pessoas vítimas de acidente vascular cerebral e os serviços de saúde com menos recursos para o tratamento agudo desse quadro. A avaliação da implantação do *Telestroke* mostrou que a intervenção teve impacto na melhora da qualidade do cuidado a pacientes vítimas de AVC agudo em regiões rurais.[30] Nos Estados Unidos houve a implantação do tele-SUD, um sistema de telemedicina criado para ser usado no tratamento dos transtornos por uso de opiáceos e narcóticos. O foco da tecnologia é facilitar o acesso em áreas com poucos provedores SUD ou para pacientes que não têm transporte ou enfrentam barreiras físicas, além de garantir maior privacidade aos aderidos ao tratamento.[31] Os efeitos do tele-SUD estão em programação de avaliação.

Embora existam poucos estudos que realizaram análise de custo-efetividade para tais tecnologias,[25] parece haver um potencial de economia de recursos por meio do uso dessas tecnologias, em particular em regiões com rede de serviços de saúde deficitária e áreas de difícil acesso.[24,26-27]

O uso de *mHealth* para tratamento de condições de saúde e seus impactos individuais, sociais e econômicos vem recebido destaque na literatura científica nos últimos dez anos. Sarno e cols.[28] realizaram uma revisão sistemática para avaliar estudos que investigaram os impactos de intervenções via *mHealth* para prevenção e tratamento de excesso de peso e obesidade. A maioria dos estudos incluídos na revisão mostrou redução no índice de massa corpórea ou na circunferência abdominal. Uma revisão sistemática analisou o uso de intervenções via *mHealth* para apoiar o autogerenciamento do tratamento de dor, da fadiga, de distúrbios de sono e do sofrimento psicológico em pacientes sobreviventes ao câncer,[29] e os achados foram positivos para os desfechos referentes à dor e para os distúrbios do sono.

TÓPICO 3: VANTAGENS E DESVANTAGENS DO USO DA *MOBILE HEALTH*

Uma vantagem relacionada ao uso da *mHealth* em saúde pública inclui facilitar o acesso ao sistema de saúde, atingindo um grande número de pessoas, e também, muitas vezes, um menor custo, principalmente quando se fala a respeito de países de renda média e baixa. Um estudo avaliou a viabilidade e aceitação de uma intervenção de saúde móvel entre portadores de HIV na China,[32] que incluía o envio de lembretes semanais aos participantes por meio de mensagens de texto (SMS) e artigos sobre o autogerenciamento do HIV três vezes por semana pelo popular aplicativo de mídia social WeChat®. Foram escolhidos, aleatoriamente, 62 portadores de HIV recrutados de um ambulatório de HIV para intervenção ou grupo controle. A intervenção durou três meses, e todos os participantes foram avaliados quanto à adesão à medicação, presença de sintomas depressivos, qualidade de vida e contagem de CD4. Cerca de 85% dos participantes completaram a intervenção e deram um retorno sobre a forma e o conteúdo da intervenção. Os participantes preferiram o WeChat® como plataforma para receber informações e comunicação interativa para facilitar o acesso. Os dados indicaram que a intervenção via *mHealth* foi efetiva para essa população.[32]

Além disso, existem outras vantagens na utilização da *mHealth*, como a atualização de conhecimentos, tanto dos profissionais de saúde quanto dos pacientes, o contato facilitado com outros profissionais de saúde, a rentabilização de recursos (econômicos, humanos, materiais) e a melhoria da qualidade dos serviços prestados.[33]

O uso da *mHealth* traz algumas reflexões, dentre elas os efeitos sobre a relação médico/paciente, vínculo, confiança, intervenção específica focada geralmente em um único problema de saúde, não considera os contextos de vida familiar, social e de trabalho do indivíduo, essenciais para o cuidado integral. Além disso, há necessidade de disponibilidade de aparelhos celulares e de que o paciente conheça a forma de utilizá-lo.[33] Entretanto, em regiões nas quais o acesso aos serviços de saúde é muito escasso, a *mHealth* pode ser considerada uma alternativa de redução da inequidade de acesso.

TÓPICO 4: EVIDÊNCIAS SOBRE AS INTERVENÇÕES *MHEALTH* PARA DEPRESSÃO

Alguns estudos analisaram o uso da *mHealth* para transtornos mentais. Um ensaio clínico controlado e randomizado encontrou que portadores de transtornos mentais graves foram mais receptivos a iniciar tratamento utilizando um aplicativo para *smartphone* do que iniciar sessões de tratamento no consultório. O estudo incluiu 163 pacientes com doença mental grave de longa data, incluindo esquizofrenia ou transtorno esquizoafetivo (49%), transtorno bipolar (28%) e transtorno depressivo maior (23%). Dos participantes, 81 foram escolhidos aleatoriamente para receber o "plano de ação para recuperação e bem-estar" (WRAP, do inglês *Wellness Recovery Action Plan*), uma intervenção em grupo amplamente utilizada, feita em consultório; e 82 receberam a intervenção feita por meio de um *smartphone*, sendo denominada *FOCUS*. Ela consiste em uma intervenção multimodal por meio de *smartphones* compreendendo três componentes: o aplicativo, o painel de controle por um médico e o suporte por um especialista *mHealth*. De maneira geral, trata-se de um aplicativo de automonitoramento, disponível 24 horas por dia, que compreende atividades em cinco grandes setores: vozes (adaptação a alucinações auditivas), humor (intervenção comportamental para depressão e ansiedade), sono (higiene do sono e relaxamento), funcionamento social (reestruturação adaptativa de ideação persecutória, controle de raiva e outros) e, por fim, medicamentos (avisos, habilidades comportamentais e outros). Os desfechos clínicos do estudo foram adesão ao tratamento em todas as 12 semanas de intervenção; satisfação três meses após a intervenção; e melhora nos sintomas clínicos, recuperação e qualidade de vida avaliados no início e aos três e seis meses após o tratamento. Os pacientes que utilizaram a ferramenta *FOCUS mHealth* apresentaram maior probabilidade de iniciar o tratamento (90% *vs.* 58%; $p < 0,001$) e de permanecer em total adesão ao tratamento por pelo menos oito semanas (56% *vs.* 40%; $p = 0,03$) quando comparados aos que receberam sessões *WRAP*.[34]

Por fim, em meta-análise realizada com estudos clínicos randomizados, avaliando o uso de 22 aplicativos para celular, foi evidenciado que as pessoas com sintomas de depressão apresentaram redução significativa de seus sintomas quando utilizaram aplicativos de suporte e automonitoramento ($g = 0,38$, $p < 0,001$). Os maiores benefícios foram para pessoas com depressão de leve a moderada. O uso de aplicativo, cujas bases são a terapia cognitivo-comportamental, monitoramento de humor, habilidades cognitivas e técnica de meditação (*mindfulness*), mostra-se promissor para pessoas com sintomas depressivos leves a moderados.[35]

Tópico 5: Barreiras e facilitadores para o uso da mHealth

O uso de tecnologias de comunicação por dispositivos móveis tem sido cada vez mais estudado em todo o mundo, desde sistemas de informação mais completos e alimentados em tempo real a aplicativos de automonitoramento. No entanto, a implantação de estratégias *eHealth* não é simples, de modo que há uma série de barreiras para seu funcionamento. Por se tratar de tecnologias que surgiram recentemente, os países e suas leis não estão estruturados de modo a organizar a forma de funcionamento e uso dessa tecnologia. Por exemplo, não há ainda padrão ou regra requerendo uma consulta médica prévia antes do uso de determinadas ferramentas, o que poderia auxiliar na avaliação e prevenção de eventuais riscos.[15]

Outra dificuldade é o fato de que muitos aplicativos e ferramentas baseiam-se na difusão de informações comportamentais; não há meios de garantir que o usuário tenha entendido as informações ou se elas foram passadas de maneira clara para que sejam seguidas.[15,17,23]

A princípio, a proposta central dos investimentos em tecnologias *eHealth* é reduzir a inequidade de acesso aos cuidados. Todavia, a implantação dessas intervenções tem ocorrido em regiões com recursos necessários para acesso aos serviços de saúde. O que acontece é que as regiões com escassez de recursos não possuem nem mesmo as mínimas condições estruturais e logísticas necessárias para acessar as intervenções via *mHealth*.[19,21,26,36]

Outra preocupação é que o ambiente virtual que torna possível realizar a *eHealth* armazena informações pessoais e dados dos indivíduos para sua utilização, sendo que algumas ferramentas têm como objetivo principal o armazenamento de dados. Tal fluxo de dados pode acarretar violações diretas ou indiretas à privacidade e confidencialidade do indivíduo, e isso pode se configurar como uma barreira ao uso.[15,25,37-38]

Por fim, a própria falta de conhecimento ou habilidade em manusear tecnologia, tal qual a tecnologia móvel de última geração e alguns modelos de *smartphones*, podem também se mostrar como um entrave à implantação da *eHealth*, considerando alguns segmentos da população.[15,36]

Atualmente o uso de aparelhos celulares e *smartphones* vem sendo difundido em todo o mundo. Acredita-se que a própria experiência com o uso de *smartphones* possa tornar a experiência com ferramentas *eHealth* mais fácil e intuitiva.[36,38]

O maior desenvolvimento e acessibilidade a tecnologias móveis provocam aumento no número de seus consumidores. Estudos apontam que há um movimento dos consumidores de tecnologia quanto à valorização e ao uso de ferramentas *mHealth*, seja por autovalorização ou empoderamento perante a pessoa sob os cuidados, mas também por características como melhora da qualidade de vida.[15,37-39]

O rígido controle do fluxo de dados, com melhores definições a respeito de criptografia e segurança no uso desse tipo de ferramenta em especial, seria benéfico não somente para apaziguar eventuais preocupações ao utilizá-lo, mas também para garantir a segurança e o sigilo de informações. Também, investimentos em empreendedorismo digital, mais precisamente via agências de fomento para *startups* digitais e outras empresas nesse segmento, poderiam diminuir o custo real para acesso e distribuição dessa tecnologia, fundamentar novas estratégias de abordagem e melhorar a qualidade das ferramentas desenvolvidas, com menos problemas técnicos e maior acessibilidade.

Quanto ao engajamento e adesão, Simblett e cols.[41] realizaram um estudo qualitativo com pessoas com sintomas depressivos que utilizaram *mHealth*. As barreiras e facilitadores puderam ser categorizados em fatores relacionados à saúde, ao usuário e à própria tecnologia. No estudo, realizado em três países por meio de grupos focais, os principais temas levantados incluíam motivação do usuário, potencial de impacto no humor e ansiedade, aspectos de inconveniência e facilidade de uso do aplicativo.

O uso de tecnologias de comunicação via *smartphone*, em especial os aplicativos via *mobile health*, parece ser uma ferramenta promissora no cuidado a pessoas com sintomas depressivos, em particular nos quadros de depressão leve a moderada, e em regiões nas quais o acesso aos profissionais de saúde é muito limitado. O desenvolvimento de estudos que verifiquem aspectos de confidencialidade dos dados, que avaliem o custo-efetividade de implantação dessas tecnologias, poderia contribuir para a redução das barreiras para o uso dessas intervenções estruturadas via *smartphones*.

Tópico 6: Pontos-chave

- Embora existam tratamentos eficazes para a depressão, menos da metade das pessoas afetadas no mundo os recebe. Essa proporção pode alcançar mais que 75% em países de baixa e média renda.

- As estratégias em *eHealth*, *mHealth* e *TeleHealth* mostram-se úteis para diminuir esse *gap* de tratamento.

- Meta-análise realizada com 18 estudos clínicos randomizados mostrou que aplicativos para celular voltados à depressão mostraram significativa redução de sintomas.

- As barreiras para sua implantação são: falta de regularização específica, falta recursos/infraestrutura em regiões que mais precisam dessas tecnologias; falta de garantia de sigilo e segurança das informações; e dependência da destreza do usuário com tecnologias.

- Entre os fatores que são facilitadores para o uso estão: a difusão global do uso de *smartphones*; aplicabilidade e custo-benefício; portabilidade de aplicativos.

- Perspectivas para a implantação e expansão do uso dessas tecnologias estão vinculadas ao baixo custo, à facilidade de acesso e aos desfechos relacionados aos sintomas.

Tópico 7: *Links* úteis

Organização Mundial da Saúde. Digital Health.

https://www.who.int/reproductivehealth/publications/mhealth/en/

Telessaúde RS (apoio ao diagnóstico de depressão e avaliação de risco de suicídio). Aplicativo para IOS e Android Prevenção de Suicídio – Facebook CVV (Centro de Valorização da Vida).

https://www.cvv.org.br/ADDS

Suicide Awareness Voices of Education (SAVE).

http://www.save.org

National Center for Injury Prevention and Control (NCIPC).

http://www.cdc.gov/ViolencePrevention/suicide/index.html

National Institute of Mental Health (NIMH).

http://www.nimh.nih.gov/health/topics/suicide-prevention/index.shtml

U.S. Substance Abuse and Mental Health Services Administration (SAMHSA).

http://www.samhsa.gov

American Foundation for Suicide Prevention (AFSP).

http://www.afsp.org

National Suicide Prevention Lifeline.

http://www.suicidepreventionlifeline.org

Children's Safety Network (CSN).

http://www.childrenssafetynetwork.org

Injury Control Research Center for Suicide Prevention (ICRCS).

http://suicideprevention-icrc-s.org/

REFERÊNCIAS

1. WHO. Depression. Data Sheet [Internet]. Depression. Data Sheet. 2018 [cited 2018 Dec 21]. Available from: https://www.who.int/news-room/fact-sheets/detail/depression.

2. Murray CJL, Vos T, Lozano R, Naghavi M, Flaxman AD, Michaud C, et al. Disability-adjusted life years (DALYs) for 291 diseases and injuries in 21 regions, 1990-2010: a systematic analysis for the Global Burden of Disease Study 2010. Lancet [Internet]. 2012 Dec;380(9859):2197-223. Available from: https://linkinghub.elsevier.com/retrieve/pii/S0140673612616894.

3. Lim SS, Vos T, Flaxman AD, Danaei G, Shibuya K, Adair-Rohani H, et al. A comparative risk assessment of burden of disease and injury attributable to 67 risk factors and risk factor clusters in 21 regions, 1990-2010: a systematic analysis for the Global Burden of Disease Study 2010. Lancet [Internet]. 2012 Dec;380(9859):2224-60. Available from: https://linkinghub. elsevier.com/retrieve/pii/S0140673612617668.

4. Vos T, Flaxman AD, Naghavi M, Lozano R, Michaud C, Ezzati M, et al. Years lived with disability (YLDs) for 1160 sequelae of 289 diseases and injuries 1990-2010: a systematic analysis for the Global Burden of Disease Study 2010. Lancet [Internet]. 2012 Dec;380(9859):2163-96. Available from: https://linkinghub.elsevier.com/retrieve/pii/S0140673612617292.

5. Salomon JA, Vos T, Hogan DR, Gagnon M, Naghavi M, Mokdad A, et al. Common values in assessing health outcomes from disease and injury: disability weights measurement study for the Global Burden of Disease Study 2010. Lancet [Internet]. 2012 Dec;380(9859):2129-43. Available from: https://linkinghub.elsevier.com/retrieve/pii/S0140673612616808.

6. Wang H, Dwyer-Lindgren L, Lofgren KT, Rajaratnam JK, Marcus JR, Levin-Rector A, et al. Age-specific and sex-specific mortality in 187 countries, 1970-2010: a systematic analysis for the Global Burden of Disease Study 2010. Lancet [Internet]. 2012 Dec;380(9859):2071-94. Available from: https://linkinghub.elsevier.com/retrieve/pii/S014067361261719X.

7. Lozano R, Naghavi M, Foreman K, Lim S, Shibuya K, Aboyans V, et al. Global and regional mortality from 235 causes of death for 20 age groups in 1990 and 2010: a systematic analysis for the Global Burden of Disease Study 2010. Lancet [Internet]. 2012 Dec;380(9859):2095-128. Available from: https://linkinghub.elsevier.com/retrieve/pii/S0140673612617280.

8. Salomon JA, Wang H, Freeman MK, Vos T, Flaxman AD, Lopez AD, et al. Healthy life expectancy for 187 countries, 1990-2010: a systematic analysis for the Global Burden Disease Study 2010. Lancet [Internet]. 2012 Dec;380(9859):2144-62. Available from: https://linkinghub.elsevier.com/retrieve/pii/S0140673612616900.

9. WHO. Global Burden Disease Metrics – DALY [Internet]. [cited 2019 Mar 4]. Available from: https://www.who.int/healthinfo/global_burden_disease/metrics_daly/en/.

10. Ferrari AJ, Charlson FJ, Norman RE, Patten SB, Freedman G, Murray CJL, et al. Burden of depressive disorders by country, sex, age, and year: findings from the global burden of disease study 2010. PLoS Med [Internet]. 2013 Nov;10(11):e1001547. Available from: http://www.ncbi.nlm.nih.gov/pubmed/24223526.

11. Patel V, Araya R, Chatterjee S, Chisholm D, Cohen A, De Silva M, et al. Treatment and prevention of mental disorders in low-income and middle-income countries. Lancet [Internet]. 2007 Sep;370(9591):991-1005. Available from: https://linkinghub.elsevier.com/retrieve/pii/S0140673607612409.

12. Keynejad RC, Dua T, Barbui C, Thornicroft G. WHO Mental Health Gap Action Programme (mhGAP) intervention guide: a systematic review of evidence from low and middle-income countries. Evid Based Ment Heal [Internet]. 2018 Feb;21(1):30-4. Available from: http://ebmh.bmj.com/lookup/doi/10.1136/eb-2017-102750.

13. WHO. World Health Organization Mental Health Action Plan 2013-2020. Geneva; 2013.

14. Catan G, Espanha R, Veloso Mendes R, Toren O, Chinitz D. The impact of eHealth and mHealth on doctor behavior and patient involvement: an Israeli and Portuguese comparative approach. Stud Health Technol Inform [Internet]. 2015;210:813-7. Available from: http://www.ncbi.nlm.nih.gov/pubmed/25991267.

15. Crico C, Renzi C, Graf N, Buyx A, Kondylakis H, Koumakis L, et al. mHealth and telemedicine apps: in search of a common regulation. Ecancermedicalscience [Internet]. 2018;12:853. Available from: http://www.ncbi.nlm.nih.gov/pubmed/30079115.

16. Martínez-Pérez B, De la Torre-Díez I, López-Coronado M. Mobile health applications for the most prevalent conditions by the World Health Organization: review and analysis. J Med Internet Res [Internet]. 2013 Jun 14;15(6):e120. Available from: http://www.ncbi.nlm.nih.gov/pubmed/23770578.

17. Park Y-T. Emerging New Era of Mobile Health Technologies. Healthc Inform Res [Internet]. 2016 Oct;22(4):253-4. Available from: http://www.ncbi.nlm.nih.gov/pubmed/27895955.

18. Lewis J, Ray P, Liaw S-T. Recent worldwide developments in eHealth and mHealth to more effectively manage cancer and other chronic diseases: a systematic review. Yearb Med Inform [Internet]. 2016 Nov 10;(1):93-108. Available from: http://www.ncbi.nlm.nih.gov/pubmed/27830236.

19. Njoroge M, Zurovac D, Ogara EAA, Chuma J, Kirigia D. Assessing the feasibility of eHealth and mHealth: a systematic review and analysis of initiatives implemented in Kenya. BMC Res Notes [Internet]. 2017 Feb 10;10(1):90. Available from: http://www.ncbi.nlm.nih.gov/pubmed/28183341.

20. Ayre J, Bonner C, Bramwell S, McClelland S, Jayaballa R, Maberly G, et al. Factors for supporting primary care physician engagement with patient apps for type 2 diabetes self-management that link to primary care: interview study. JMIR mHealth uHealth [Internet]. 2019 Jan 16;7(1):e11885. Available from: http://www.ncbi.nlm.nih.gov/pubmed/30664468.

21. Abaza H, Marschollek M. mHealth application areas and technology combinations: a comparison of literature from high and low/middle income countries. Methods Inf Med [Internet]. 2017;56(7):e105-22. Available from: http://www.ncbi.nlm.nih.gov/pubmed/28925418.

22. Gliddon E, Barnes SJ, Murray G, Michalak EE. Online and mobile technologies for self-management in bipolar disorder: a systematic review. Psychiatr Rehabil J [Internet]. 2017 Sep;40(3):309-19. Available from: http://www.ncbi.nlm.nih.gov/pubmed/28594196.

23. Naslund JA, Marsch LA, McHugo GJ, Bartels SJ. Emerging mHealth and eHealth interventions for serious mental illness: a review of the literature. J Ment Health [Internet]. 2015;24(5):321-32. Available from: http://www.ncbi.nlm.nih.gov/pubmed/26017625.

24. Firth J, Torous J, Nicholas J, Carney R, Pratap A, Rosenbaum S, et al. The efficacy of smartphone-based mental health interventions for depressive symptoms: a meta-analysis of randomized controlled trials. World Psychiatry [Internet]. 2017 Oct;16(3):287-98. Available from: http://www.ncbi.nlm.nih.gov/pubmed/28941113.

25. Eng TR. Population health technologies: emerging innovations for the health of the public. Am J Prev Med [Internet]. 2004 Apr;26(3):237-42. Available from: http://www.ncbi.nlm.nih.gov/pubmed/15026105.

26. De la Torre-Díez I, López-Coronado M, Vaca C, Aguado JS, De Castro C. Cost-utility and cost-effectiveness studies of telemedicine, electronic, and mobile health systems in the literature: a systematic review. Telemed J E Health [Internet]. 2015 Feb;21(2):81-5. Available from: http://www.ncbi.nlm.nih.gov/pubmed/25474190.

27. Williams AM, Bhatti UF, Alam HB, Nikolian VC. The role of telemedicine in postoperative care. mHealth [Internet]. 2018 May;4:11-11. Available from: http://mhealth.amegroups.com/article/view/19310/19390.

28. Sarno F, Canella DS, Bandoni DH. Mobile health e excesso de peso: uma revisão sistemática. Rev Panam Salud Publica. 2014;35(5/6):424-31.

29. Hernandez Silva E, Lawler S, Langbecker D. The effectiveness of mHealth for self-management in improving pain, psychological distress, fatigue, and sleep in cancer survivors: a systematic review. J Cancer Surviv [Internet]. 2019 Feb;13(1):97-107. Available from: http://www.ncbi.nlm.nih.gov/pubmed/30635865.

30. Zhang D, Wang G, Zhu W, Thapa JR, Switzer JA, Hess DC, et al. Expansion of Telestroke services improves quality of care provided in super rural areas. Health Aff [Internet]. 2018 Dec;37(12):2005-13. Available from: http://www.healthaffairs.org/doi/10.1377/hlthaff.2018.05089.

31. Huskamp HA, Busch AB, Souza J, Uscher-Pines L, Rose S, Wilcock A, et al. How Is Telemedicine being used in opioid and other substance use disorder treatment? Health Aff [Internet]. 2018 Dec;37(12):1940-7. Available from: http://www.healthaffairs.org/doi/10.1377/hlthaff.2018.05134.

32. Guo Y, Xu Z, Qiao J, Hong YA, Zhang H, Zeng C, et al. Development and feasibility testing of an mHealth (text message and WeChat): intervention to improve the medication adherence and quality of life of people living with HIV in China: pilot randomized controlled trial. JMIR mHealth uHealth [Internet]. 2018 Sep 4;6(9):e10274. Available from: http://www.ncbi.nlm.nih.gov/pubmed/30181109.

33. Moreirap. eHealth Inovação em Portugal 2012 [Internet]. Guess What PR. Lisboa. 2012 [cited 2019 Jan 17]. Available from: http://www.fundacao.telecom.pt/Portals/0/saude/e-health_inovacao-portugal_2012.pdf.

34. Ben-Zeev D, Brian RM, Jonathan G, Razzano L, Pashka N, Carpenter-Song E, et al. Mobile Health (mHealth) versus clinic-based group intervention for people with serious mental illness: a randomized controlled trial. Psychiatr Serv [Internet]. 2018 Sep 1;69(9):978-85. Available from: http://www.ncbi.nlm.nih.gov/pubmed/29793397.

35. Chandrashekarp. Do mental health mobile apps work: evidence and recommendations for designing high-efficacy mental health mobile apps. mHealth [Internet]. 2018 Mar;4:6-6. Available from: http://mhealth.amegroups.com/article/view/18848/18909.

36. Cajita MI, Hodgson NA, Lam KW, Yoo S, Han H-R. Facilitators of and barriers to mHealth adoption in older adults with heart failure. Comput Inform Nurs [Internet]. 2018 Aug;36(8):376-82. Available from: http://www.ncbi.nlm.nih.gov/pubmed/29742549.

37. Granja C, Janssen W, Johansen MA. Factors Determining the Success and Failure of eHealth interventions: systematic review of the literature. J Med Internet Res [Internet]. 2018 May 1;20(5):e10235. Available from: http://www.ncbi.nlm.nih.gov/pubmed/29716883.

38. Doades SJ, Winkelmann ZK. Facilitators and barriers to Mobile Health (mHealth) application adoption. Athl Train Sport Heal Care [Internet]. 2018 Nov 27; Available from: https://www.healio.com/doiresolver?doi=10.3928/19425864-20181101-02.

39. Somers C, Grieve E, Lennon M, Bouamrane M-M, Mair FS, McIntosh E. Valuing Mobile Health: an open-ended contingent valuation survey of a national digital health program. JMIR mHealth uHealth [Internet]. 2019 Jan 17;7(1):e3. Available from: http://www.ncbi.nlm.nih.gov/pubmed/30664488.

40. Iribarren SJ, Cato K, Falzon L, Stone PW. What is the economic evidence for mHealth? A systematic review of economic evaluations of mHealth solutions. Mihalopoulos C, editor. PLoS One [Internet]. 2017 Feb 2;12(2):e0170581. Available from: https://dx.plos.org/10.1371/journal.pone.0170581.

41. Simblett S, Matcham F, Siddi S, Bulgari V, Barattieri di San Pietro C, Hortas López J, et al. Barriers to and facilitators of engagement with mHealth technology for remote measurement and management of depression: qualitative analysis. JMIR mHealth uHealth [Internet]. 2019 Jan 30;7(1):e11325. Available from: http://mhealth.jmir.org/2019/1/e11325/.

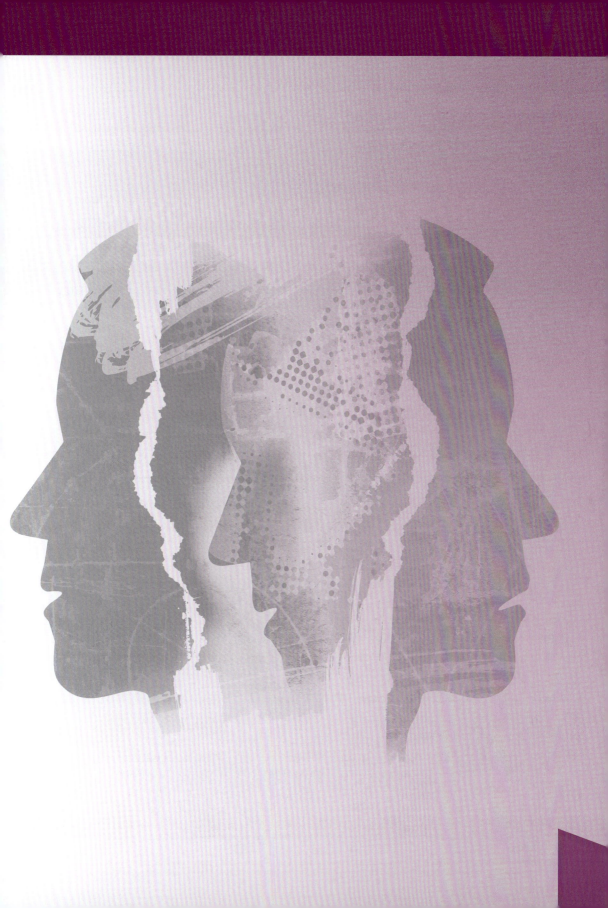

Capítulo 15

TRANSTORNO DEPRESSIVO NA INFÂNCIA E ADOLESCÊNCIA

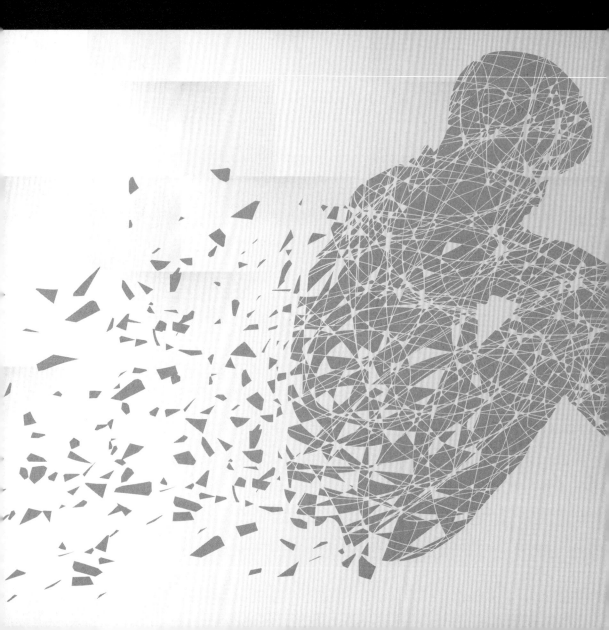

Cristiane Maria da Rocha
Rayane Maria Martins
Ana Claudia Almagro Alves de Souza
Luísa Gabriela Amantéa Cerqueira de Souza
Daniela Akemi Souza Saito
Joselita Batista Azuma
Elcio Gomes Mascarenhas

Objetivos do capítulo:

1. Descrever conceitos relacionados à depressão na infância e na adolescência e sinais clínicos de alerta.

2. Apresentar ferramentas de abordagem para um diagnóstico precoce.

3. Discutir estratégias de tratamento e seguimento.

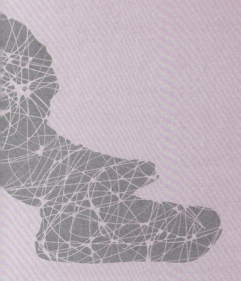

Tempo
20 minutos
de leitura

Tópico 1: Importância do tema

A Organização Mundial da Saúde estima que 300 milhões de pessoas no mundo tenham depressão, sendo esta a principal causa de incapacidade laboral em todas as atividades em nossa sociedade e a condição que mais contribuiu para as altas taxas de suicídio, cerca de 800 mil mortes por ano no mundo. No Brasil, aproximadamente 11 milhões de pessoas tiveram o diagnóstico de depressão, cuja incidência é de 5,8%, incluindo adultos e crianças.[1] Os transtornos depressivos ocorrem em crianças e adolescentes, sendo rara em pré-escolares e aumentando sua prevalência à medida que o indivíduo se aproxima da adolescência. O que se observa na prática clínica é a dificuldade para diferenciar os estados depressivos próprios do processo de crescimento e desenvolvimento e os transtornos depressivos maior ou depressão unipolar, que faz parte dos transtornos de humor e tem como característica não apresentar evento de mania, hipomania ou misto.[2] Essa doença acomete todas as faixas etárias e, no grupo etário da infância e adolescência, atinge principalmente os adolescentes.[3] Transtornos depressivos acometem pessoas em qualquer faixa etária. Ocorrem na infância e adolescência, e sua prevalência tende a aumentar com o avançar dos anos;[4] de 3 a 5 anos a prevalência é de 0,5%, de 6 a 11 anos, de 1,4%, e de 12 a 17 anos, de 3,5%.[5] As meninas são mais acometidas na adolescência, em uma razão de 2:1,[6,7] e são também mais suscetíveis ao transtorno depressivo maior durante as outras faixas etárias. Após o primeiro episódio, a prevalência de meninas adolescentes com depressão maior é de 18%, sendo a dos meninos de 8%.[5] O sexo masculino, na fase pré-puberal, tem uma prevalência 60% mais elevada do que o sexo feminino,[8] sendo que na idade pré-escolar e escolar os números são parecidos, um pouco maior nos meninos.[1] No geral, a depressão maior tem prevalência de 8% após um ano do primeiro episódio[5] e de 11% em algum momento da vida.[6] Por isso a avaliação da saúde mental de jovens se torna necessária e deve ser rotineira, já que a primeira apresentação da depressão frequentemente se dá na infância ou na adolescência.

Nos EUA, cerca de 12,8% da população com idade entre 12 e 17 anos já apresentou um episódio de depressão, e 8% dos diagnosticados com transtorno depressivo praticaram suicídio até a vida adulta. Assim, o suicídio é considerado a segunda causa de morte de adolescentes entre 12 e 17 anos.[9] No Canadá, um estudo encontrou prevalência de depressão de 3 a 8% entre adolescentes, e destes, 50% terão depressão maior, vivenciando 5 a 9 episódios depressivos ao longo da vida.[10] Perou e colaboradores,[11] em estudo multicêntrico sobre doenças mentais na infância entre 2005 e 2011, encontraram uma prevalência geral de depressão de 2,1% (2 a 12%) em pacientes entre 3 e 17anos de idade, sendo mais comum em meninas adolescentes (na proporção de 2:1), naqueles com menor escolaridade e de classes sociais mais baixas. Por outro lado, um estudo que avaliou 12 comunidades americanas (n >15.000 crianças menores de 12 anos) detectou prevalência de depressão em meninos na pré-adolescência 60% mais alta que nas meninas, diferentemente de estudos anteriores, que apontaram uma predominância no sexo feminino em todas as idades.[12]

O transtorno depressivo em crianças e adolescentes pode estar associado a outras comorbidades psiquiátricas.[13] Além disso, quando em menor idade, é possível haver maior dificuldade para detectar e elaborar planos de cuidado que abordem questões emocionais, que podem manifestar-se como sintoma de irritabilidade, o que, também, pode prejudicar o reconhecimento da depressão pelos pais.[3]

A etiologia exata ainda não é conhecida, no entanto há estudos que relatam influências genéticas, biológicas, ambientais, sociais, comportamentais.[1,5] Ademais, o capital social, que é a interligação social, na qual pessoas se conectam com a rede social, é um conceito muito relevante na área da saúde[6] e, segundo AWGU, et al.,[14] pode estar relacionado com a etiologia da depressão em jovens de 12 a 17 anos. Dessa forma, é evidente a dimensão de fatores que contribuem para a depressão pediátrica, o que, consequentemente, exige um cuidado amplo e integral com esses pacientes.

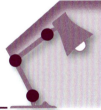

LEITOR(A)

Veja também o Capítulo 13, sobre O capital social e o cuidado à pessoa com depressão.

Já em relação ao tratamento, este pode ser conduzido por meio da classificação da depressão em leve, moderada ou grave, lembrando que sempre deve haver uma abordagem singular a cada caso. Todavia, com frequência a depressão pediátrica não é tratada corretamente:[3] cerca de 67% dos transtornos mentais pediátricos não têm um manejo terapêutico adequado. Observou-se que, após a advertência da Food and Drug Administration (FDA) sobre o risco de suicídio no início da terapêutica com antidepressivos, muitos médicos generalistas fazem menos diagnósticos de depressão na infância e adolescência e, consequentemente, os pacientes não recebem o tratamento adequado.[15] Assim, é necessária a mudança desse paradigma para melhoria da qualidade do cuidado às crianças e adolescentes que sofrem com a depressão, evitando as graves repercussões da doença para o desenvolvimento neuropsicomotor, cognitivo e comunicacional dessa população.

Tópico 2: COMORBIDADES

As principais comorbidades da depressão maior nessas idades são transtornos de conduta, de oposição desafiante e transtorno de déficit de atenção e hiperatividade. Frequentemente, transtornos de conduta se solucionam com o tratamento de depressão maior. A ansiedade pode predizer a depressão na infância, assim como a depressão pode predizer a ansiedade na adolescência.[16]

O indivíduo afetado pela depressão na infância e adolescência necessita de constante acesso à saúde pública. Seu tratamento gera um custo que a prevenção poderia evitar. Se a depressão se agrava, principalmente nos adolescentes, aumenta a relação entre depressão maior e abuso de substâncias, transtornos de conduta e oposição desafiante.[17] É necessário acionar o sistema de judicialização juvenil e de educação especial para esses jovens. Além disso, se a depressão perdura para além da faixa etária infanto-juvenil e chega à idade adulta, a sociedade perde um indivíduo em plena potencialidade.[17,18] Em decorrência da idade do paciente e consequentemente de seu desenvolvimento neuropsicomotor, alguns sintomas podem ser confundidos com outras doenças, e essas mesmas doenças podem ser comorbidades associadas. Por isso, é de especial relevância estar atento a quadros de ansiedade, que podem, na criança menor, tanto ser isolados como fazer parte dos sintomas de TD. As queixas de desatenção e hiperatividade também podem dificultar a separação entre o TDAH (transtorno do déficit de atenção e hiperatividade) e o transtorno depressivo, seja como condições isoladas ou como comorbidades. Recomendamos a leitura dos critérios para cada uma dessas condições no DSM5.[19]

No que diz respeito às doenças sistêmicas, foi observado que adolescentes com depressão apresentam vários fatores de risco cardiovascular (diabete, obesidade, sedentarismo, tabagismo etc.) em comparação com jovens sem depressão. Por isso, a Academia Americana de Cardiologia, em 2015, alertou para esses achados e incluiu a depressão como um desses fatores.

O cuidado efetivo à depressão deve prevenir os agravos e sua consequência mais dramática, que é o suicídio. Este é uma das causas mais frequentes de morte entre os jovens. Segundo a World Health Organization (WHO), em 2016, no Brasil, a taxa bruta de suicídio foi de 2,7 para cada 100.000 jovens entre 10 e 19 anos, sendo, curiosamente (uma vez que os transtornos depressivos na adolescência são mais prevalentes nas meninas), maior no sexo masculino. Entre os garotos, foi de 3,8/100.000, e entre as garotas, 1,6/100.000. As meninas sofrem mais de depressão e abusam mais do álcool; os meninos fumam mais cigarro e morrem mais pelo suicídio, mesmo que as ideações suicidas e tentativas de suicídio sejam mais frequentes no sexo feminino.[5]

A atenção primária é um espaço privilegiado do sistema de saúde para identificação de crianças e jovens em situação de risco para depressão e suicídio. Há, portanto, a necessidade de ampliar a rede de apoio especializada para acolhimento e cuidado.[20]

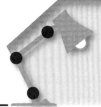

LEITOR(A)

Veja também o Capítulo 2, sobre O cuidado à pessoa com ideação suicida.

Tópico 3: Conceitos e definições

- **Humor:** é a descrição do estado emocional do indivíduo.[1] Pode ser irritado, triste, ansioso, entre outros; na depressão, que é um transtorno de humor, o indivíduo apresenta alteração muito pronunciada dessa função psíquica.[5,21]

- **Transtorno depressivo maior:** morbidade psiquiátrica na qual obrigatoriamente devem estar presentes humor deprimido (ou irritado, em crianças e adolescentes) e/ou perda total ou parcial de interesse ou prazer.[22]

- **Transtorno de déficit de atenção e hiperatividade (TDAH):** há duas formas, isoladas ou associadas. A primeira é a desatenção, identificada pela constante incapacidade do sujeito de atentar a detalhes simples nas atividades diárias, principalmente no trabalho e no ambiente escolar. A outra é a hiperatividade

– o indivíduo tem dificuldade em permanecer por muito tempo no mesmo lugar, não consegue esperar pela sua vez, fala excessivamente, entre outros.[22]

- **Transtorno de oposição desafiante:** possui características de humor irritável, comportamento argumentativo/desafiador e vingativo.[22]

- **Transtorno de conduta:** mais grave que o transtorno de oposição desafiante, o indivíduo desobedece às leis de fato. É um diagnóstico feito somente para menores de idade.[22]

- **Ideação suicida:** manifestação do desejo de morrer, ou ameaça de realizar tal ato.

- **Tentativa de suicídio:** o sujeito provoca uma autolesão com o intuito de provocar a própria morte, mas não consegue.[20,21]

- **Suicídio:** o indivíduo consegue provocar sua morte por meio da autolesão.

TÓPICO 4: REPERCUSSÕES E CONSEQUÊNCIAS

A depressão na população jovem é de difícil diagnóstico, pois os sintomas apresentados variam conforme cada indivíduo em conjunto com suas experiências vividas e sua forma de se expressar. Essa singularidade se traduz na forma como a família do jovem lida com a doença e pode retardar a busca por tratamento especializado, seja por subestimar os sintomas apresentados, em especial no caso de crianças, seja pelo estigma do psiquiatra e dos medicamentos utilizados.[23]

A gravidade dos sintomas está relacionada com o grau da depressão. A ideação e a intenção suicida são algumas das consequências mais graves, que têm a depressão como seu principal fator de risco, e, também, podem resultar no suicídio, um complexo e grave problema de saúde.[10]

É comum a comorbidade em crianças e adolescentes com depressão, conforme estudos recentes, podendo-se destacar o transtorno de bipolaridade,[10] a ansiedade e o transtorno de déficit de atenção hiperativo como os mais frequentes.[24] Essa situação clínica aumenta o risco de a criança ou adolescente apresentar ideação ou intenção suicida em comparação com aqueles que não apresentam comorbidade.[10]

Estudos mostram uma provável relação entre o baixo rendimento acadêmico e sintomas depressivos, sendo alguns deles a falta de iniciativa, a baixa autoestima, a irritabilidade, dentre outros,[25] sendo ainda um campo vasto a ser pesquisado devido à individualidade citada anteriormente e à crescente quantidade de trabalhos realizados. Nos adolescentes, os sintomas depressivos podem dificultar a entrada para o mercado de trabalho assim que terminam sua formação colegial,[26] aumentado os fatores de risco para o desenvolvimento da depressão e reduzindo os fatores de proteção, por exemplo, o uso excessivo da internet,[27] característica de nossa atualidade, podendo favorecer a duração dos episódios depressivos e suas recidivas, assim como o abuso de substâncias.[24]

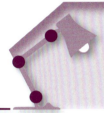

LEITOR(A)

Veja também o Capítulo 12, sobre O uso das mídias sociais e os transtornos depressivos.

Tópico 5: Condições e fatores que aumentam o risco para depressão

A depressão é um transtorno crescente na população jovem, seja ela formada por crianças ou adolescentes. Uma vez que suas causas são multifatoriais, a compreensão de fatores que contribuem ou reduzem a probabilidade de essa população apresentar tal condição torna-se complexa.[28] Recentes estudos proporcionaram a identificação de alguns dos principais fatores relacionados à depressão e podem ser fundamentais na intervenção e proteção da população jovem. É importante dizer que os fatores que contribuem para que uma pessoa apresente depressão são chamados fatores de risco.[10]

O *bullying* é um dos principais fatores de risco na infância e apresenta grande importância no desenvolvimento da depressão, como também outros distúrbios, tendo impactos negativos nas etapas do desenvolvimento que constituem a vida daquela criança.[29] Experiências de vida estressantes formam um fator de risco fundamental tanto em crianças quanto em adolescentes. O *bullying* pode ser incluído nessas experiências,[29] assim como relações familiares, a relação com colegas e professores, dentre outros.

Crianças expostas a situações de violência têm maior grau de vulnerabilidade e maior risco para desenvolver depressão.[10] Já para os adolescentes foram encontrados outros fatores de risco além dos já apresentados, em especial por se tratar de uma fase de muitas mudanças para o indivíduo em sua forma de ver o mundo e na maneira como passa a ser visto pela sociedade.[28]

A postura característica da adolescência ao lidar com problemas e situações, a solidão dos pensamentos e a desesperança, a quantidade e frequência do consumo de bebidas alcoólicas e o uso de substâncias lícitas e ilícitas, as dietas abusivas, a preocupação com o peso corporal,[28] o uso excessivo da internet e da redes sociais[27] são fatores que apresentaram importante contribuição no desenvolvimento e até no agravamento da depressão, de acordo com estudos realizados com adolescentes.[10,24,28]

TÓPICO 6: CONDIÇÕES E FATORES PROTETORES PARA DEPRESSÃO

Os fatores de proteção agem de maneira a contrabalançar os fatores de risco que estão presentes na vulnerabilidade das etapas da vida. Assim, são aqueles que promovem a resiliência, uma forma positiva e produtiva de lidar com situações desfavoráveis.[10]

Pode-se mencionar um ciclo de sono regular, uma dieta equilibrada,[26] a construção da autoestima, o suporte familiar, o capital social, o enfrentamento positivo de problemas e situações desfavoráveis, o temperamento e o autocontrole, o uso consciente de medicamentos, a promoção do autocuidado e a empatia.

Tabela 15.1	Fatores de risco e proteção individuais mais comuns
Fatores de risco	**Fatores de proteção**
Exposição à violência	Atividade física
Exposição ao *bullying*	Atividades divertidas, relaxantes
Família disfuncional	Estratégias de sobrevivência eficientes
Uso abusivo de mídias sociais	Foco em resolver problemas
Desesperança	Ter alguém em quem se espelhar
Falha nas estratégias de sobrevivência:	Ter suporte familiar
◗ preocupação excessiva	Suporte social
◗ falta de desejo	
◗ incapacidade de superação	
Baixa autoestima	
Sensação de não pertencimento	
Excessiva culpabilidade	

Fonte: Miranda Coelho, et al., 2008; Cairns, et al., 2014.

Tópico 7: Estratégias para melhorar a efetividade do cuidado

Existem muitos obstáculos que impedem o diagnóstico e tratamento adequado dos pacientes pediátricos que têm transtorno depressivo. Um deles é a falta de profissionais de saúde habilitados para o cuidado à saúde mental.[30] Entre as estratégias está a ampliação da discussão sobre o tema e a formação de profissionais para lidar com a complexidade e a mulitfatorialidade da doença. Na atenção primária, utilizam-se ferramentas importantes como o método clínico centrado na pessoa, o estudo do processo saúde-doença na perspectiva das vulnerabilidades individual, social e programática, a investigação dos determinantes sociais de saúde, a abordagem familiar utilizando genograma e o ecomapa.

A identificação dos fatores de risco pelos profissionais da saúde é uma das maneiras de tentar prevenir o transtorno depressivo.[31] De acordo com Ssegonja, et al.,[32] a terapia comportamental cognitiva (TCC) também pode ser utilizada como medida preventiva para o transtorno depressivo em crianças e adolescentes, no entanto perde a efetividade ao longo do tempo, o que pode ser causado pela retorno ao comportamento prévio ou pela presença dos fatores de risco individuais, tais como genética, ausência de apoio social e ambiente com estressores. Portanto, é uma medida que tem suas limitações, sendo necessário considerar outras formas de abordagem.

Além do cuidado na atenção primária, o ambiente escolar é um imprescindível meio para a prevenção, pois é onde a maioria das crianças e adolescentes passam a maior parte do tempo e sofrem influências em seu desenvolvimento intelectual, cognitivo e emocional. Programas universais, ou seja, que são para todos os estudantes, são indicados para a prevenção, pois nesses ambientes há barreiras para triagem das crianças e adolescentes com fatores de risco. A capacitação de professores e psicólogos nas escolas para uma abordagem sobre a saúde mental, como já é feito em alguns países, é um meio para introduzir esse programa de prevenção.[15]

A anamnese direcionada à investigação do quadro também pode contribuir para a qualidade do cuidado. Sugerem-se dez tópicos que devem ser abordados (com base em Simmons[33] e Scivoletto[4]):

1) Motivo da vinda:
   a) prejuízo funcional;
   b) fatores desencadeantes e perpetuantes.

2) Saúde geral, cuidados pessoais.

3) Desempenho escolar.

4) Desempenho social e amizades.

5) Relacionamento familiar.

6) Divertimento e interesses.

7) Fantasias e temores.

8) Abusos e traumas.

9) Consciência social.

10) Planos para o futuro:

    a) expectativas da família.

Em função da idade da criança, a entrevista com os pais costuma ocorrer no início da consulta, mas, com adolescentes, muitas vezes essa ordem pode se inverter. Em menores de 6 anos, a observação do comportamento, de forma livre, no primeiro contato é útil, bem como os relatórios de professores e terapeutas que acompanham a criança. De qualquer forma, o roteiro acima pode ajudar na elaboração da história, bem como da suspeita clínica.

TÓPICO 8: DIAGNÓSTICO E TRATAMENTO

A identificação e o tratamento precoce da depressão permitem o melhor prognóstico,[34] consolidando a necessidade de fazer o diagnóstico adequado e um tratamento individualizado.

O diagnóstico de transtorno depressivo maior é clínico e pode ser feito por meio do *Statistical Manual of Mental Disorders* (DSM-5),[19] segundo o qual o indivíduo deve ter, no mínimo, duas semanas de sintomas, os quais incluem: humor deprimido ou irritado, diminuição do prazer, alterações de apetite ou peso, distúrbios do sono, mudanças psicomotoras (agitação ou retardo), fadiga ou diminuição de energia, sentimento de culpa e inutilidade, concentração e tomada de decisão prejudicada e pensamentos recorrentes de suicídio. Cinco ou mais desses sintomas devem estar presentes, e pelo menos um deles deve ser humor deprimido ou irritado ou diminuição de prazer.

Também é importante estar atento aos diagnósticos diferenciais, tais como tristeza, depressão bipolar e transtorno de ajustamento com humor depressivo.

Segundo o DSM5, o transtorno depressivo (TD) é uma condição classificada como transtorno de humor, estando igualmente incluídos a distimia, a disforia pré-menstrual e a depressão induzida por abuso de substância/medicação ou decorrente de doença sistêmica. O quadro clínico comum a essas doenças é a presença de tristeza, sensação de vazio e irritabilidade, acompanhadas por alterações somáticas ou psíquicas que afetam a capacidade funcional do indivíduo. Na criança, ainda pode haver alteração comportamental e oscilação de humor, e, se repetitiva e intensa, é caracterizada como um quadro à parte ou como precedente do TD, conforme veremos a seguir. Queixas vagas de dores, indisposição para realizar atividades, fadiga, dificuldade de ganho de peso, ou se alimentar de forma excessiva, queda no desempenho escolar, sono excessivo ou insônia, redução da concentração e atenção nos estudos são elementos importantes que compõem a história de depressão. Por outro lado, a presença de comportamentos fora do padrão prévio da criança, de instabilidade de humor, choro imotivado, comportamento agressivo e de risco, atitudes desafiantes e opositoras também podem ocorrer, sejam como sinalizadoras do quadro depressivo atual, sejam decorrentes de comorbidades associadas. Fu e colaboradores[35] observaram diferenças na apresentação clínica conforme a idade. Crianças costumam ser mais irritáveis, agressivas e agitadas, o que pode levar à confusão com outras doenças. O adolescente costuma ter humor deprimido, baixa autoestima, dificuldade de concentração e inversão do padrão de sono, que se confundem com características emocionais da idade.

A duração do quadro costuma ser menor que 1 ano em crianças e adolescentes, com melhora clínica no primeiro grupo, de até 90%.

Quadros depressivos mais prolongados (maior que 2 anos no adulto e maior que 1 ano na criança) são denominados distimia e possuem uma evolução mais arrastada. Não os abordaremos aqui, assim como o transtorno bipolar, mais comum em adultos jovens.

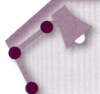

LEITOR(A)

Veja também o Capítulo 1, sobre Transtornos depressivos.

Transtorno disruptivo da desregulação do humor

Essa é uma condição típica da faixa etária pediátrica, descrita no DSM5, que acomete crianças maiores de 6 anos e se caracteriza por irritabilidade constante e desregulação abrupta comportamental extrema (critério A), comuns após frustrações. Precisam ser frequentes para ser reconhecidos como tais, ocorrendo em média três ou mais vezes por semana (critério C) por pelo menos 1 ano em pelo menos dois ambientes diferentes (critérios E e F), como em casa e na escola, e devem ser inapropriados para o desenvolvimento psíquico atual do paciente (critério B). Podem evoluir na adolescência com depressão unipolar e/ou transtorno de ansiedade generalizado e costumam ser mais comuns no sexo masculino (CID-10: 296.99 e DSM5: F34.8).

Depressão

A definição de depressão, bem como os critérios diagnósticos, é comum tanto nos adultos como nas crianças.

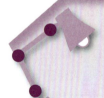

LEITOR(A)

Veja também o Capítulo 1, sobre Transtornos depressivos.

É caracterizada por humor deprimido (critério A1), quase todos os dias e o dia inteiro, apatia, anedonia (falta de prazer) (critério A2), sintomas físicos (insônia) (critério A4), anorexia, dores inespecíficas, fadiga (critério A6) etc. e alterações cognitivas: dificuldade de concentração (critério A8), lentificação do pensamento (critério A5) e pensamentos mórbidos recorrentes (critério A7), com duração de pelo menos 2 semanas. A tristeza pode não ser referida, mas é identificada pelo fácies do paciente e pela anamnese. Em crianças e adolescentes, o humor pode ser irritável em vez de triste. Os sintomas devem comprometer a funcionalidade social, escolar e laboral, levando a um real sofrimento, e, quando o funcionamento parecer normal, deve ser considerado relevante o enorme esforço que o paciente faz para realizá-lo. Pode haver perda (mais comum em crianças/adolescentes) ou ganho excessivo de peso (critério A3). Pensamentos sobre morte, forma de elaboração do suicídio e ou tentativas (critério A9) são comuns. Não querer acordar pela manhã, achar que é um problema para os outros ao redor e um intenso desejo de pôr fim a esse sentimento completam o quadro depressivo. Não é necessário que todos esses sintomas e sinais estejam presentes, bem como não há uma ordem obrigatória de aparecimento.

COMPROMETIMENTO FUNCIONAL

Crianças com transtorno disruptivo da desregulação do humor, bem como portadoras de transtorno depressivo, têm grandes dificuldades sociais, pelo comprometimento nas relações de amizade e a desregulação da dinâmica familiar em decorrência do quadro de base. Fora isso, pode haver transtorno de aprendizagem secundário e associação com ansiedade e comportamento desafiante e opositor, de expressão clínica variável conforme a idade de início. Todas essas condições impactam, muitas vezes de forma permanente, na qualidade de vida do paciente desde o momento do diagnóstico, bem como ao longo de toda a vida.

É importante lembrar alguns elementos dos antecedentes pessoais (segundo Caetano[36]):

- antecedente familiar de primeiro grau de depressão uni ou bipolar;
- morbidades pregressas: complicações neonatais, doenças crônicas, trauma cranioencefálico etc.;
- exposição a violência social e/ou familiar;
- estressores psicossociais: *bullying*, fracassos acadêmicos, condições socioeconômicas precárias, preocupação com o peso em meninas etc.;
- abuso de substâncias: maconha, cocaína, inalantes, álcool;
- uso excessivo de internet e redes sociais.

TÓPICO 9: TRATAMENTO

O tratamento do transtorno de humor na infância e adolescência, seja qual for o subtipo, deve ser iniciado o mais rápido possível e ter caráter multidisciplinar, com o objetivo de evitar prejuízos cognitivos, emocionais e sociais para esse paciente.

Além disso, considerando também a condição física, o tratamento precoce auxilia no tratamento e controle das doenças sistêmicas, caso estejam presentes.

A psicoterapia é o tratamento de primeira escolha para quadros leves e moderados recém-diagnosticados. Deve ainda ser adjuvante nos quadros graves e/ou refratários juntamente com a terapia medicamentosa, com o objetivo de fazer o paciente entender sua doença, os gatilhos de desencadeamento do quadro e desenvolver recursos internos de superação.

As diversas correntes em psicoterapia (psicanalítica, cognitiva, comportamental) podem ser aplicadas, com base nas características diagnosticadas pelo psicólogo e na idade do paciente. Psicoterapias de linha cognitiva, treino de habilidades sociais e interpessoais podem ser úteis, principalmente no adolescente.[6]

Para a criança e o adolescente, deve-se ainda proporcionar suporte psicopedagógico, naqueles casos de baixo desempenho escolar, e também terapia familiar, como forma de auxiliar pais e professores no processo de reabilitação terapêutica do paciente, para que haja uma integralização do cuidado e o tratamento tenha êxito.

A farmacoterapia não é um recurso de emergência, haja vista que o início do efeito medicamentoso ocorre após 2 semanas e atinge sua eficácia entre 6 e 8 semanas de uso.[7] A base do tratamento é a educação, no sentido de informar e reiterar ao paciente e à família a confirmação diagnóstica e a necessidade de suporte psicossocial no processo de superação da doença. Em um primeiro momento, é mais importante o contato pessoal frequente entre médico ou terapeuta e paciente do que a medicação em si. Naturalmente, situações de autolesão deliberada e heteroagressividade têm indicação de tratamento medicamentoso, mas são incomuns na TD da infância. O risco de suicídio e a ideação suicida são as verdadeiras emergências e não serão tratadas neste capítulo.

São poucos os fármacos atuais que conferem melhora ao quadro de TD da infância. Os antidepressivos tricíclicos foram usados por muitos, anos e nos últimos tempos os inibidores da recaptação da serotonina (ISRS) têm tido maior destaque em decorrência de menores efeitos colaterais tanto no adulto como na criança.[8]

No primeiro grupo está a clomipramina, que faz parte da política de distribuição gratuita de medicamentos no SUS ou no RENAME, do Ministério da Saúde. Seu uso pode causar arritmias cardíacas principalmente em portadores de cardiopatia. É recomendado para crianças maiores de 10 anos, e deve ser feito um ECG prévio para afastar doenças cardíacas. Sobre outras drogas desse grupo, não há estudos clínicos mostrando eficácia terapêutica.

A fluoxetina é a droga de primeira escolha no tratamento da TD em adultos e crianças, com baixos efeitos colaterais. A venlafaxina é uma escolha mais atual, e a paroxetina não se mostrou eficaz na faixa etária pediátrica.

Em uma meta-análise de 2015, Varigonda e colaboradores[37] compararam 13 estudos randomizados em mais de 3.000 crianças portadoras de TD que fizeram uso de ISRS (citalopram, escitalopram, fluoxetina, paroxetina e sertralina) e concluíram que o efeito se inicia após 4 semanas de uso, sendo menos eficaz que em adultos. Apenas os três últimos são distribuídos pelo governo brasileiro. O tratamento deve ser iniciado com a menor dose possível, com aumento lento a cada 7-14 dias. Existe previsão do início dos efeitos após 4 semanas de uso diário e recomendação de manutenção do tratamento por até 12 meses (Tabela 2). Ainda assim, faltam estudos longitudinais com amostras maiores nesse grupo para determinação da eficácia medicamentosa.

Efeitos colaterais podem surgir em qualquer fase da terapia, e médicos e familiares devem estar atentos caso a criança apresente algum dos sintomas abaixo, o que pode ser um indicativo para a suspensão da medicação:

- piora do quadro depressivo;
- acatisia (incapacidade de ficar sentado parado);
- irritabilidade, hostilidade;
- impulsividade.

Além disso, doses elevadas ou tomadas sem supervisão podem desencadear quadro de intoxicação serotoninérgica caracterizado por agitação, *delirium*, hipertensão, tremores, hipertermia, distúrbios gastrointestinais, podendo ser fatal.

Tabela 15.2	Drogas mais comuns no tratamento da depressão na infância e adolescência	
	Dose de início	**Dose máxima/dia**
Clomipramina	25 mg (na refeição)	3 mg/kg/dia 100-200 mg/dia (manutenção)
Fluoxetina (1ª escolha) 6-7 anos 8-18 anos	10 mg 10 mg	30 mg 40 mg
Venlafaxina 7-17 anos	37,5 mg (na refeição)	75 mg
Sertralina 6-12 anos 13-17 anos	25 mg 50 mg	200 mg 200 mg
Citalopram 7-11 anos >12 anos	10 mg 20 mg	40 mg 40 mg

Fonte: Varigonda, et al., 2015.

Já em relação ao tratamento do transtorno depressivo maior em crianças e adolescentes há controvérsias, principalmente quanto à eficácia e segurança dos antidepressivos.[38] Dessa forma, a primeira linha de tratamento é a psicoterapia, sendo a terapia comportamental cognitiva (TCC) e psicoterapia interpessoal (TIP) consideradas as mais indicadas.[8]

A terapêutica farmacológica é mais apropriada para depressão grave ou que não responde à psicoterapia ou quando estiver indisponível a psicoterapia. O medicamento mais indicado nesses casos é fluoxetina,[8] pois é o que apresenta mais eficácia,[39] e deve ser utilizado por pelo menos 6 meses após a remissão dos sintomas.[8,40] Porém, quando se indica o antidepressivo, deve-se fazer uma monitorização da criança ou adolescente devido aos efeitos colaterais, sendo o mais importante deles a ideação suicida, que aumenta, principalmente, no início da terapêutica.[39]

Os transtornos de humor, cada vez mais comuns em nossa sociedade, encontram-se associados a inúmeros fatores de risco e fatores precipitantes, sendo muitas vezes negligenciados na identificação pela família e pelo médico assistente, provavelmente por não estarem atentos a um quadro de múltiplas queixas e afastamento social da criança. Considerando que cada indivíduo é único, medidas preventivas devem ser individualizadas, mas, em termos de política pública, esse processo é impossível. No âmbito da comunidade, proporcionar ótimas condições de gestação e parto, acompanhamento integral da saúde da criança, condições favoráveis de bem-estar social, de educação e segurança, práticas esportivas durante toda a vida, redução da exposição a drogas e acessos limitados às redes sociais devem ser práticas constantes na integralidade do cuidado. Uma vez confirmado o diagnóstico, é importante que uma ampla rede de tratamento seja construída para o paciente acometido, envolvendo a equipe terapêutica, o próprio paciente, a família, a escola e as relações sociais de amizade, aliada a estratégias eficazes de superação.

TÓPICO 10: PONTOS-CHAVE

- Sinais de alerta: irritabilidade, humor deprimido ou irritado, diminuição do prazer, alteração comportamental e de hábitos rotineiros por no mínimo 2 semanas.

- A prevalência da depressão aumenta com a idade. Na fase pré-púbere o sexo masculino é mais afetado, enquanto na adolescência e na vida adulta o sexo feminino é mais acometido.

- O tratamento deve ser individualizado e o diagnóstico, preciso antes de se iniciar a terapia medicamentosa. A psicoterapia é um meio útil e eficaz para a maioria dos casos.

TÓPICO 11: LINKS ÚTEIS

Centro de Valorização da Vida (CVV)

https://www.cvv.org.br/

O Centro de Valorização da Vida realiza apoio emocional e prevenção do suicídio, atendendo voluntária e gratuitamente a todas as pessoas que querem e precisam conversar, sob total sigilo, por telefone (188), *e-mail* e *chat* 24 horas todos os dias.

ADDS – Apoio ao Diagnóstico de Depressão e na definição de risco de suicídio

Trata-se de um aplicativo para aparelhos Android e iOS criado através de um projeto de pesquisa, o TelessaúdeRS, desenvolvido pela Universidade Federal do Rio Grande do Sul para auxiliar as unidades básicas de saúde no diagnóstico de doenças depressivas e na identificação de risco de suicídio.

Prevenção de Suicídio – Facebook

A rede social com maior alcance mundial criou em 2016, em parceria com o CVV, uma ferramenta que auxilia na prevenção do suicídio, seja ajudando a própria pessoa ou um amigo. O usuário que precisar do auxílio pode acessar a página sobre o assunto "Prevenção do suicídio – Brasil" e enviar as informações para a equipe da rede. Se a preocupação for com um amigo, é possível denunciar uma publicação com conteúdo depressivo ou tendências suicidas para análise do Facebook. O responsável pelo *post* receberá uma mensagem da equipe da rede social informando que um amigo está preocupado. Todo o processo é feito de forma anônima. A equipe da rede social disponibiliza ainda opções de ajuda e algumas respostas e dicas em relação ao tema.

Rainy Day

https://thaisa.itch.io/rainy-day

Desenvolvido pela brasileira Thais Weiller e ilustrado por Amora B., o Rainy Day é um jogo interativo cuja proposta é mostrar como a ansiedade e a depressão podem interferir na vida das pessoas e dificultar a tomada de decisões corriqueiras. O jogo demonstra que levantar da cama, tomar banho e ir trabalhar não são atitudes tão simples como parecem.

ONG Afeto e Cidadania

Fundada em 2005, iniciou suas atividades na Rua Dr. Zuquim, em São Paulo, onde, duas vezes por semana, voluntários oferecem atendimento gratuito em terapia auricular, com cristais, meditação, massagem e ioga. Atualmente, a ONG Afeto e Cidadania faz parte da Rede Social Zona Norte e conta com a parceria do Grêmio Recreativo e Cultural Social Escola de Samba Império de Casa Verde, para que esse trabalho atenda à comunidade local. A ONG atua ainda com a divulgação de informações sobre a depressão na internet (portaldoafeto.com.br) e realiza palestras sobre o tema em escolas, empresas e entidades.

7cups – Ansiedade & Estresse

Aplicativo para aparelhos Android e iOS que oferece suporte emocional anônimo e aconselhamento por ouvintes treinados e prontos para auxiliar. São oferecidos vídeos sobre o tema, exercícios para controle da ansiedade e salas de conversa com fóruns de discussão para os usuários.

Pacifica

Este aplicativo para aparelhos Android e iOS está disponível somente em inglês, mas é considerado um dos mais completos no ramo. Auxilia no controle da ansiedade e depressão e demonstra a evolução dos usuários nesse processo. O *app* ajuda a promover a quebra do ciclo de pensamentos negativos, que acabam sendo um gatilho para o estresse, a ansiedade e a depressão. Dentre os diversos serviços oferecidos, há exercícios de relaxamento, registro de humor e pensamentos e metas diárias.

MindShift

Aplicativo para aparelhos Android e iOS disponível somente em inglês que visa auxiliar especialmente os pré-adolescentes e adolescentes, oferecendo explicações e conselhos sobre ansiedade. Criado pela ONG AnxietyBC com apoio do British Columbia Children's Hospital, o MindShift disponibiliza diversas ferramentas, como teste de ansiedade, controle do sono, um diário e inspirações.

REFERÊNCIAS

1. WHO (World Health Organization)? Depression and other common mental disorders. Global Health Estimates. WHO, 2017. Available from: http://apps.who.int/iris/bitstream/10665/254610/1/WHO-MSD-MER-2017.2eng.pdf?utm_source=WHO+List&utm_campaign=d538ec500cEMAIL_CAMPAIGN_2016_12_14&utm_medium=email&utm_term=0_823e9e35c1-d538ec500c.&utm_source=WHO+List&utm_campaign=d538ec500cEMAIL_CAMPAIGN_2016_12_14&utm_medium=email&utm_term=0_823e9e35c1-d538ec500c260570285.

2. Sadock BJ, Sadock VA, Sadock PR. Compêndio de psiquiatria: ciência do comportamento e psiquiatria clínica. 11. ed. Porto Alegre: Artmed; 2017.

3. Bonin L. Pediatric unipolar depression: epidemiology, clinical features, assessment, and diagnosis. *UpToDate* 2018.

4. Scivoletto S., Silva TF, Celeri EHRV. Avaliação clínica e formulação diagnóstica de crianças e adolescentes. In: Polanczyk GV, Lamberte MTRM, coordenadores. Psiquiatria da infância e adolescência. Instituto da Criança HC-FMUSP. Barueri: Manole; 2012 (Coleção Pediatria).

5. Goldstein BI, Carnethon MR, Matthews KA, McIntyre RS, Miller GE, Raghuveer G, Stoney CM, Wasiak H, McCrindle BW, American Heart Association Atherosclerosis. Hypertension and obesity in youth committee of the council on cardiovascular disease in the young: major depressive disorder and bipolar disorder predispose youth to accelerated atherosclerosis and early cardiovascular disease: a scientific statement from the American Heart Association. Circulation 2015;132(10):965.

6. Assumpção Jr. FB; Kuczynski E. Transtornos do humor. In: Assumpção Jr. FB, Kuczinski E. Tratado de psiquiatria da infância e adolescência. São Paulo: Atheneu, 2003.

7. Birmaher B, Brent D, AACAP Work Group on Quality Issues, Bernet W, Bukstein O, Walter H, et al. Practice parameter for the assessment and treatment of children and adolescents with depressive disorders. J Am Acad Child Adolesc Psychiatry 2007;46(11):1503.

8. Zhou X, Cipriani A, Zhang Y, et al. Comparative efficacy and acceptability of antidepressants, psychological interventions, and their combination for depressive disorder in children and adolescents: protocol for a network meta-analysis. BMJ Open 2017;7(8):1-10. DOI:10.1136/bmjopen-2017-016608.

9. Mullen S. Major depressive disorder in children and adolescents. Ment Health Clin 2018 Nov; 8(6):275-283.

10. Breton JJ, Labelle R, Berthiaume C, et al. Protective factors against depression and suicidal behaviour in adolescence. Can J Psychiatry – Rev Can Psychiatr 2015;60.

11. Perou R, Bitsko RH, Blumberg SJ, et al. Centers for Disease Control and Prevention (CDC). Mental health surveillance among children – United States, 2005-2011. MMWR Suppl 2013;62(2):1.

12. Douglas J, Scott J. A systematic review of gender-specific rates of unipolar and bipolar disorders in community studies of pre-pubertal children. Bipolar Disord 2014 Feb;16(1):5-15.

13. Bhatta S, Champion JD, Young C, Loika E. Outcomes of depression screening among adolescents accessing school-based pediatric primary care clinic services. *J Pediatr Nurs* 2018;38:8-14. DOI:10.1016/j.pedn.2017.10.001.

14. Awgu E, Magura S, Coryn C. Social capital, substance use disorder and depression among youths. Am J Drug Alcohol Abuse 2016;42(2):213-221. DOI:10.3109/00952990.2015.1111900.

15. Moreland C, Bonin L. Effect of antidepressants on suicide risk in children and adolescents. UpToDate 2018:1-13.

16. Maughan B, SC, MD, Argyris Stringaris. Depression in childhood and adolescence. J Can Acad Child Adolesc Psychiatry 2013.

17. Mendelson T, Tandon SD. Prevention of depression in childhood and adolescence. Child Adolesc Psychiatr Clin N Am 2015;25(2):201-218. DOI: 10.1016/j.chc.2015.11.005.

18. Centers for Disease Control and Prevention. Web-based injury statistics query and reporting system. Available from: https://www.cdc.gov/injury/wisqars/index.html.

19. American Psychiatry Association. Manual Diagnóstico Estatístico de Transtornos Mentais: DSM5. Tradução de Maria Inês Correia Nascimento. 5. ed. Porto Alegre: Artmed, 2014.

20. Pelkonen M, Marttunen M. Child and adolescent suicide: epidemiology, risk factors, and approaches to prevention. *Pediatr Drugs* 2003;5(4):243-265. Available from: http://www.emba-se.com/search/results?subaction=viewrecord&from=export&id=L36469932%0Ahttp://sfx.library.uu.nl/utrecht?sid=EMBASE&issn=11745878&id=doi:&atitle=Child+and+adolescent+-suicide%3A+Epidemiology%2C+risk+factors%2C+and+approaches+to+prevention&stit.

21. Dalgalarrondo P. Psicopatologia e semiologia dos transtornos mentais. 2. ed. Porto Alegre: Artmed; 2008. DOI:10.1590/S1516-44462000000100012.

22. Razzaghi EM. American Psychiatric Association: Diagnostic and Statistical Manual of Mental Disorders. 5th ed. V. 8; 2014. DOI:10.1016/S0031-9422(00)86656-X.

23. Antunes HM, Campos CJG, Campos CJG, Ferraz ILG. Motivos e crenças de familiares frente ao tratamento do transtorno depressivo na infância: Estudo qualitativo. *Estud Psicol* 2016;21(2):157-166. DOI:10.5935/1678-4669.20160016.

24. Zalsman G, Brent DA, Weersing VR. Depressive disorders in childhood and adolescence: an overview. epidemiology, clinical manifestation and risk factors. *Child Adolesc Psychiatr Clin N Am* 2006;15(4):827-841. DOI:10.1016/j.chc.2006.05.002.

25. Borges L, Angeli AA, Santos D. Sintomatología depresiva y desempeño escolar: un estudio con niños brasileños depressive symptoms and school performance: a study of Brazilian Children [Sintomatologia depressiva e desempenho escolar: um estudo com crianças brasileiras]. Ciências Psicológicas 2016;10(2):189-197. DOI:10.22235/cp.v10i2.1255.

26. Miranda Coelho JAP, Albuquerque FJB, Martins CR, D'Albuquerque HB, Souza Neves MT. Coping in young adults facing expectation of finding a job and depression indicators. Psic: Teor e Pesq 2008;24(4):527-534. DOI:10.1590/S0102-37722008000400017.

CAPÍTULO 15 – *TRANSTORNO DEPRESSIVO NA INFÂNCIA E ADOLESCÊNCIA*

27. Wu AMS, Li J, Lau JTF, Mo PKH, Lau MMC. Potential impact of internet addiction and protective psychosocial factors onto depression among Hong Kong Chinese adolescents: direct, mediation and moderation effects. Compr Psychiatry 2016;70:41-52. DOI:10.1016/j.comppsych.2016.06.011.

28. Cairns KE, Yap MBH, Pilkington PD, Jorm AF. Risk and protective factors for depression that adolescents can modify: a systematic review and meta-analysis of longitudinal studies. J Affect Disord 2014;169:61-75. DOI:10.1016/j.jad.2014.08.006.

29. Silberg JL, Copeland W, Linker J, Moore AA, Roberson-Nay R, York TP. Psychiatric outcomes o bullying victimization: a study of discordant monozygotic twins. Psychol Med 2016;27(4):215-225.

30. Fallucco EM, Seago RD, Cuffe SP, Kraemer DF, Wysocki T. Primary care provider training in screening, assessment, and treatment of adolescent depression. Acad Pediatr 2014;15(3):326-332. DOI:10.1016/j.acap.2014.12.004.

31. Glowinski AL, Rosen MS. prevention targets for child and adolescent depression. JAMA Psychiatry 2016;74(2):160. DOI:10.1001/jamapsychiatry.2016.3160.

32. Ssegonja R, Nystrand C, Feldman I, Sarkadi A, Langenskiöld S, Jonsson U. Indicated preventive interventions for depression in children and adolescents: a meta-analysis and meta-regression. Prev Med (Baltim) 2018;118(Sept 2018):7-15. DOI:10.1016/j.ypmed.2018.09.021.

33. Simmons, JE. Exame psiquiátrico da criança. São Paulo: Manole; 1975.

34. Vitiello B, Ordóñez AE. Pharmacological treatment of children and adolescents with depression. Expert Opin Pharmacother 2016;17(17):2273-2279. DOI:10.1080/14656566.2016.1244530.

35. Fu-I L, Wang YP. Comparison of demographic and clinical characteristics between children and adolescents with major depressive disorders. Rev Bras Psiquiatr 2008;30(2):124-31.

36. Caetano CC, Boarati MA. Transtornos de humor. In: Polanczyk GV, Lamberte MTRM, coordenadores. Psiquiatria da infância e adolescência. Instituto da Criança HC-FMUSP. Barueri: Manole; 2012 (Coleção Pediatria).

37. Varigonda AL, Jakubovski E, Taylor MJ, Freemantle N, Coughlin C, Bloch MH. Systematic review and meta-analysis: early treatment responses of selective serotonin reuptake inhibitors in pediatric major depressive disorder. J Am Acad Child Adolesc Psychiatry 2015 Jul;54(7):557-64.

38. John A, Marchant AL, Fone DL, et al. Recent trends in primary-care antidepressant prescribing to children and young people: an e-cohort study. Psychol Med 2016;46(16):3315-3327. DOI:10.1017/S0033291716002099.

39. Isacsson G, Rich CL. Antidepressant drugs and the risk of suicide in children and adolescents. Pediatr Drugs 2014;16(2):115-122. DOI:10.1007/s40272-013-0061-1.

40. Lawton A, Moghraby OS. Depression in children and young people: identification and management in primary, community and secondary care (NICE guideline CG28). *Arch Dis Child Educ Pract Ed* 2016;101(4):206-209. DOI:10.1136/archdischild-2015-308680.

Capítulo 16

TRANSTORNOS DEPRESSIVOS NA GRAVIDEZ E PUERPÉRIO

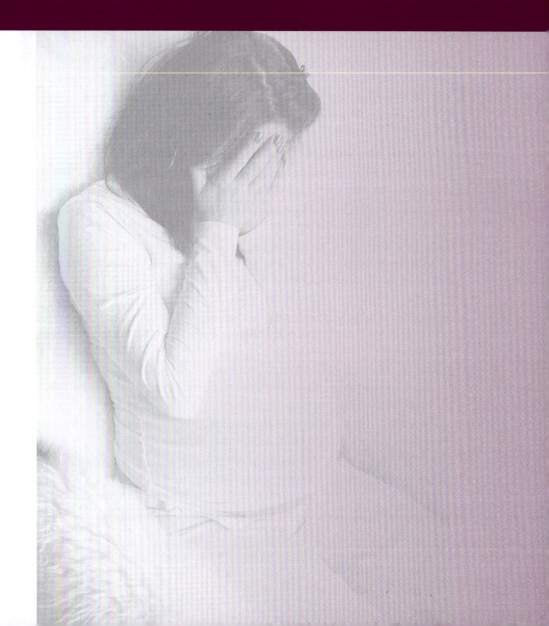

Débora Catherine Montes Rodrigues de Oliveira
Leticia Dias Milanezi
Maisa Marques do Vale
Mariana Corniani Lopes
Rodrigo Cerqueira de Souza

Objetivos do capítulo:

1. A depressão pós-parto é um transtorno psiquiátrico de elevada prevalência no Brasil e no mundo, mas pouco diagnosticado.[1]

2. Não há consenso para a definição diagnóstica da doença nem para seu tempo de duração, bem como não existe um método de rastreio padronizado na literatura e pelos serviços de saúde.[1]

3. As mulheres ficam suscetíveis às consequências da falta de diagnóstico e de tratamento precoces, que podem variar de uma deficiência no vínculo mãe-bebê até o suicídio e infanticídio.[2]

Tempo
20 minutos
de leitura

Tópico 1: Importância do tema

Um estudo recente no Brasil demonstrou que mais que 1 em 4 mulheres (26,3%) podem vir a desenvolver depressão pós-parto (DPP).[3] Porém, a prevalência dessa doença não está bem estabelecida na literatura devido às variáveis utilizadas nos estudos: há divergência do período de tempo pós-parto considerado para o diagnóstico, diferenças socioeconômicas importantes nas regiões dentro de um mesmo país e o método utilizado para rastreio não é uniforme.[1]

A prevalência da DPP é de 10 e 20% na maioria dos estudos.[4] Nos países em desenvolvimento essa taxa está entre 1,9 e 82,1%, e nos desenvolvidos entre 5,2 e 74%, dependendo da região.[3] A DPP é classificada como um problema de saúde pública, já que impacta de forma negativa na morbidade e mortalidade maternas, acarretando duras consequências na vida da mãe e da criança.[3]

Uma das piores consequências da DPP é o risco de suicídio.[4] Sua prevalência em mulheres depressivas após o parto foi avaliada em 11,5%, sendo 4,6 vezes maior em mulheres com baixa renda, e 17 vezes maior em mulheres com transtornos psiquiátricos prévios.[5] Esse dado alarmante e assustador demonstra a importância do olhar atento dos profissionais da equipe de saúde da família.[6] É esse olhar que identificará precocemente os sinais da doença e permitirá oferecer uma rede de suporte adequada desde o início do pré-natal, evitando assim desfechos leves ou graves como o suicídio.[6]

Tópico 2: Conceitos, definições e repercussões

A gravidez e o puerpério são períodos caracterizados por grandes mudanças psicológicas, tornando a mulher suscetível e vulnerável aos transtornos mentais de maneira mais pronunciada.[7] Sua definição diagnóstica é muito heterogênea.

Pela OMS, é definida como o início de um episódio depressivo maior sem sintomas psicóticos durante a gravidez ou nos primeiros 12 meses após o parto.[8] Já pelo DSM-V, é considerada parte de uma "depressão maior com início na gestação até 4 semanas pós-parto", sendo necessários para o diagnóstico a presença de ao menos 5 critérios. "Humor deprimido" e "perda de interesse ou prazer" são obrigatórios.[9] Apesar do especificador perinatal obrigatório, a sintomatologia não difere dos transtornos de humor fora do período da gravidez.

No âmbito nacional, não foram encontradas definições do Ministério da Saúde (MS) sobre a DPP. O maior estudo brasileiro realizado até o momento considerou o pós-parto como o período de até 18 meses após o nascimento.[3] Esse prazo maior condiz com achados recentes, que demonstram que a depressão pós-parto pode surgir mais tardiamente.[1]

Entre os fatores de risco destacam-se história pregressa de depressão, severidade dos sintomas, perdas perinatais, ausência de suporte, gravidez indesejada, baixa renda, tabagismo, alcoolismo, violência doméstica, complicações obstétricas; além da própria mudança hormonal característica do período.[3] No Brasil, constatou-se ainda que a maioria das mulheres deprimidas era parda de baixa renda.[3]

A dificuldade para identificar as mulheres com depressão perinatal tem tamanha relevância devido às repercussões que o transtorno pode desencadear se não for tratado corretamente e em tempo hábil.[10] Entre as mais importantes pode-se destacar, além do próprio suicídio e outras repercussões negativas já citadas, o desmame precoce. A amamentação traz infindáveis benefícios para a criança, entre eles aumento do coeficiente de inteligência, proteção contra doenças infecciosas, prevenção do diabetes e da obesidade. Além disso, promove a redução do risco de morte súbita, de enterocolite necrosante e de leucemia. Na nutriz, previne câncer de mama, câncer de ovário e diabetes tipo II.[11]

O aleitamento, portanto, fornece benefícios em curto e longo prazo, que impactam diretamente a vida da mãe e bebê. Sua redução ou completa interrupção associada à depressão perinatal pode afetar profundamente a vida de ambos.[11] Dessa forma, na intenção de evitar as consequências negativas que a falta da amamentação traz para a mãe e bebê, sua promoção e apoio nos serviços de atenção básica deve ser muito difundida e valorizada.[10]

Um método de rastreio para a DPP que tem se mostrado eficaz é a aplicação de escalas. São instrumentos muito úteis devido à praticidade e baixo custo, sendo de grande valia nos serviços de atenção básica à saúde.[10] Dentre as várias escalas existentes, a mais utilizada é a EPDS (escala de depressão pós-parto de Edimburgo), de 1987. Esta consiste em 10 questões sobre os sintomas mais comuns de depressão com respostas. A mãe escolhe a que melhor descreve como tem se sentido na última semana. Essa ferramenta se mostrou mais satisfatória e eficaz nos diagnósticos precoces de sintomas depressivos nas mães, permitindo um tratamento mais adequado à paciente.[12]

EPDS[13]
1. Eu tenho sido capaz de rir e achar graça das coisas   [ ] Como eu sempre fiz   [ ] Não tanto quanto antes   [ ] Sem dúvida, menos que antes   [ ] De jeito nenhum
2. Eu sinto prazer quando penso no que está por acontecer em meu dia a dia   [ ] Como sempre senti   [ ] Talvez, menos que antes   [ ] Com certeza menos   [ ] De jeito nenhum
3. Eu tenho me culpado sem necessidade quando as coisas saem erradas   [ ] Sim, na maioria das vezes   [ ] Sim, algumas vezes   [ ] Não muitas vezes   [ ] Não, nenhuma vez
4. Eu tenho me sentido ansiosa ou preocupada sem uma boa razão   [ ] Não, de maneira alguma   [ ] Pouquíssimas vezes   [ ] Sim, algumas vezes   [ ] Sim, muitas vezes
5. Eu tenho me sentido assustada ou em pânico sem um bom motivo   [ ] Sim, muitas vezes   [ ] Sim, algumas vezes   [ ] Não muitas vezes   [ ] Não, nenhuma vez
6. Eu tenho me sentido esmagada pelas tarefas e acontecimentos do meu dia a dia   [ ] Sim. Na maioria das vezes eu não consigo lidar bem com eles   [ ] Sim. Algumas vezes não consigo lidar bem como antes   [ ] Não. Na maioria das vezes consigo lidar bem com eles   [ ] Não. Eu consigo lidar com eles tão bem quanto antes
7. Eu tenho me sentido tão infeliz que eu tenho tido dificuldade de dormir   [ ] Sim, na maioria das vezes   [ ] Sim, algumas vezes   [ ] Não muitas vezes   [ ] Não, nenhuma vez
8. Eu tenho me sentido triste ou arrasada   [ ] Sim, na maioria das vezes   [ ] Sim, muitas vezes   [ ] Não muitas vezes   [ ] Não, de jeito nenhum
9. Eu tenho me sentido tão infeliz que eu tenho chorado   [ ] Sim, quase todo o tempo   [ ] Sim, muitas vezes   [ ] De vez em quando   [ ] Não, nenhuma vez
10. A ideia de fazer mal a mim mesma passou por minha cabeça   [ ] Sim, muitas vezes, ultimamente   [ ] Algumas vezes nos últimos dias   [ ] Pouquíssimas vezes, ultimamente   [ ] Nenhuma vez

Fonte: Silva, 2014.

As respostas são cotadas de 0, 1, 2 e 3, de acordo com a gravidade crescente dos sintomas.

As questões 3, 5, 6, 7, 8, 9 e 10 são cotadas inversamente (3, 2, 1, 0).

Cada item é somado aos restantes para obter a pontuação total. Uma pontuação de 12 ou mais indica a probabilidade de depressão, mas não a sua gravidade.

TÓPICO 3: ESTRATÉGIAS PARA MELHORAR A EFETIVIDADE DO CUIDADO E PONTOS-CHAVE

A depressão pós-parto necessita de estratégias para que o cuidado dispensado seja o mais adequado e precoce possível, reduzindo o risco de possíveis complicações.[14]

Considerando que a DPP é um transtorno multifatorial, sua abordagem deve ser multidisciplinar. Os profissionais dos serviços de saúde da atenção primária acompanham suas pacientes desde o início da gestação até o pós-parto, o que facilita a identificação dos riscos e agravos em um atendimento longitudinal e integral. Contudo, o reconhecimento da doença não é simples. Como já citado no tópico anterior, um dos métodos diagnósticos mais utilizados é a aplicação das escalas, que permite uma busca ativa sistematizada.[14]

A equipe deve estimular a mulher a desempenhar um autocuidado viável e saudável para ela e para o bebê. Além disso, reuniões em grupo entre gestantes e a equipe tornam-se imprescindíveis, possibilitando o compartilhamento de vivências e a diminuição de inseguranças.[19]

Entre as dificuldades encontradas na APS, destaca-se a falha de formação dos profissionais da equipe para abordagem adequada de problemas em saúde mental. Para garantir a assistência integral às pessoas, a APS deve realizar essa abordagem adequadamente. Porém, nem sempre esse princípio é respeitado, tendo em vista que nem todos os equipamentos de saúde dispõem de profissionais com essa formação. Consequentemente, os casos de depressão pós-parto não recebem a devida importância, são subdiagnosticados e a abordagem é ineficaz e de pouco impacto. Cabe então ao médico, enfermeiro e toda a equipe multidisciplinar realizarem a identificação precoce baseada em sinais, sintomas e escalas conhecidas, e acompanhar adequadamente a gestante.[16]

Apesar de não ser frequente nos programas de saúde, deve-se incluir, além do pré-natal tradicional, o pré-natal psicológico. Este tem o intuito de prevenir o adoecimento mental da gestante e fazer com que o tema da maternidade e paternidade seja discutido com ela. Pode ser feito individualmente ou em família.[17]

Os cuidados ao pré-natal em duas vertentes viabilizam o acompanhamento obstétrico humanizado e integral. Dessa maneira, a mulher estará amparada tanto nas questões psicológicas quanto nas físicas. Esse resultado só poderá ser obtido com a ação do médico e do enfermeiro em consultas, grupos e visitas domiciliares; além do trabalho dos agentes comunitários. À equipe multiprofissional é designado um importante papel, onde desmistificar alguns conceitos preestabelecidos se torna uma via de auxílio à gestante, abordando temas como cuidados com o bebê, a maternidade idealizada e o aleitamento materno.

A equipe multidisciplinar, atuando em conjunto, reúne o necessário para prevenir, detectar e tratar o transtorno depressivo.[15] A proximidade da equipe de saúde com a família atua como um fator de redução da morbimortalidade materna e traz mudanças à vida da gestante que já sofre de depressão, ou à puérpera que poderia sofrer desse transtorno.[18] Devem-se pesquisar os antecedentes pessoais (que se mostrarão fatores de risco para a depressão relativos à família), a situação conjugal, os antecedentes obstétricos, o puerpério e como a mãe está lidando com a nova vida. A partir do diagnóstico precoce, a mulher poderá ser amparada pela equipe, além de contar com psicólogo e psiquiatra para seguimento na gestação e no puerpério. Se essas ações forem tomadas pela equipe multidisciplinar de maneira coordenada, é possível prevenir o curso da doença.[16]

Assim, a boa comunicação da equipe com a gestante, puérpera e sua família, torna o cuidado dispensado mais eficaz e duradouro, trazendo benefícios e reduzindo riscos, o que repercutirá na saúde tanto do binômio como na família como um todo.[18]

TRATAMENTO

A terapia da DPP conta com várias modalidades de tratamento, dentre as quais se destacam: psicofármacos, terapia psicossocial, psicoterapia, tratamento hormonal e até eletroconvulsoterapia – esta última somente em casos refratários.

Os estudos mais recentes mostram que a psicoterapia interpessoal, as estratégias cognitivo-comportamentais e as intervenções farmacológicas são os métodos mais eficientes.

Porém, deve-se ter em mente que os casos devem ser individualizados, contrabalançando-se os benefícios esperados com os riscos inerentes ao tratamento proposto.[19]

Por fim, todo o processo terapêutico deve ser esclarecido à mulher em linguagem apropriada a ela, e só pode ser iniciado após ter-se certeza de que ela compreendeu totalmente o que será realizado e concordou com tudo.

Como métodos terapêuticos, os antidepressivos fluoxetina e paroxetina isoladamente tiveram bons resultados no tratamento da depressão pós-parto.[20] O uso de antidepressivos associados à terapia cognitivo-comportamental foi estudado, e essa terapia combinada não foi superior à monoterapia com antidepressivos. Apesar disso, a terapia combinada trouxe benefícios à paciente com DPP, pois ela pode falar sobre seus sentimentos reais sem julgamento e trabalhar seu pensamento sobre a maternidade. Por isso, não deve ser descartada.[19]

Também foram vistos benefícios do uso de sertralina para o tratamento de DPP, sendo utilizada por um período de 26 semanas, para prevenir recorrências da depressão pós-parto. Ela é introduzida em sua dose máxima 75 mg/dia poucas horas após o parto e reduzida gradualmente a partir de 17ª semana, sendo retirada por completo até a 26ª.[21]

- ◤ **Suplementação dietética:** o tratamento estudado foi de 1.000 mg de cálcio no café da manhã e no jantar, começando na 22ª semana de gestação e perdurando até o parto. A partir da 12ª semana após o parto, os resultados medidos com o escore EPDS foram melhores nas mulheres tratadas com o cálcio quando comparadas com as que usaram placebo.[22]

- ◤ **Reposição hormonal:** tendo em vista que os níveis hormonais caem abruptamente no parto e alteram o humor da puérpera, a reposição de estradiol foi proposta.

Na hora do parto foi iniciado estrogênio conjugado via oral na dose de 5 mg, duas vezes ao dia, sendo mantido nesta dose elevada por três dias. Depois, a dose foi reduzida gradativamente, até o encerramento do tratamento no 28° dia pós-parto.[22]

Tabela 16.1	Resumo das intervenções profiláticas que demonstraram ser promissoras para prevenção de depressão pós-parto em mulheres em risco				
Categoria	**Profilaxia**	**Dose**	**Início**	**Duração**	**Comentários**
Atenção pós-natal intensificada	Programa estruturado de visitas da enfermagem para a saúde da criança	Visitas domiciliares por 6 meses após o parto	Primeira semana após o parto	Semanalmente – 0-6ª semana Quinzenalmente – 7ª-12ª semana Mensalmente – 3º-6º mês	◼ Ensaio clínico randomizado ◼ n = 91 ◼ Melhora a vinculação mãe-bebê ◼ Previne o transtorno de humor materno
Psicoterapia	Grupos de terapia interpessoal	Sessões de 60 minutos	Entre a 20ª e a 32ª semana de gravidez	4 sessões	◼ Distribuição randomizada ◼ n = 37 ◼ Alta adesão aos grupos
Psicoterapia	Sessão cognitivo-comportamental	Sessões de 60 minutos	Do 2º ao 5º dia após o parto	1 sessão	◼ Ensaio clínico randomizado ◼ n = 258
Antidepressivos	Sertralina	75 mg/dia (início com dose de 25 mg/dia)	Nas 24 horas que se seguem ao parto	17 semanas, a seguir aumentar gradualmente em 3 semanas	◼ Estudo piloto (controlado com placebo) ◼ n = 22 ◼ Os autores sugerem um mínimo de 26 semanas de administração
Suplementação dietética	Cálcio	Doses de tabletes de carbonato de cálcio de 1.000 mg.	Antes da 22ª semana de gravidez	Até o parto	◼ Análise *post hoc* ◼ vn = 4.589
Hormônio	Estradiol	Doses de 5 mg de Premarin por 3 dias, com aumento progressivo	Nas 24 horas que se seguem ao parto	28 dias	◼ Estudo piloto ◼ n = 4
Sono	Reorganizar o ciclo sono-vigília		No primeiro dia após o parto	5 noites	◼ Revisão de prontuário ◼ n = 64

Fonte: Arrais, et al., 2014; Zinga, et al., 2005; Sichel, et al., 1995.

TRANSTORNOS DEPRESSIVOS

REFERÊNCIAS

1. Putnam K, Robertson-Blackmore E, Sharkey K, Payne J, Bergink V, Munk-Olsen T, et al. Heterogeneity of postpartum depression: a latent class analysis. The Lancet Psychiatry 2015.

2. Theme FMM, Ayers S, Da Gama SGN, Leal MDC. Factors associated with postpartum depressive symptomatology in Brazil: the birth in Brazil national research study, 2011/2012. J Affect Disord 2016.

3. Tavares D, Quevedo L, Jansen K, Souza L, Pinheiro R, Silva R. Prevalência do risco de suicídio e de comorbidades em mulheres pós-parto em pelotas. Rev Bras Psiquiatr 2012.

4. Santos IS, Matijasevich A, Barros AJD, Barros FC. Antenatal and postnatal maternal mood symptoms and psychiatric disorders in pre-school children from the 2004 Pelotas Birth Cohort. J Affect Disord [Internet]. 2014;164:112-7. Available at: http://dx.doi.org/10.1016/j.jad.2014.04.033;

5. Meira BM, Pereira PAS, Silveira MFA, Gualda DMR, Santos HPO. Desafios para profissionais da atenção primária no cuidado à mulher com depressão pós-parto. Texto e Context Enferm 2015.

6. Poles MM, Paula A, Carvalheira P, Antonieta M, Leite DB. Artigo original Sintomas depressivos maternos no puerpério imediato: fatores associados. [Maternal depressive symptoms during immediate postpartum: associated factors]. 2018;31(4):351-8.

7. OMS. Classificação Estatística Internacional de Doenças e Problemas Relacionados à Saúde. 10º. Genebra: Organização Mundial da Saúde; 1992.

8. Sena T. Manual Diagnóstico e Estatístico de Transtornos Mentais – DSM-5, estatísticas e ciências humanas: inflexões sobre normalizações e normatizações [Internet]. V. 11, Revista Internacional Interdisciplinar INTERthesis 2014. 96p. Disponível em: https://periodicos.ufsc.br/index.php/interthesis/article/view/1807-1384.2014v11n2p96.

9. Putnam KT, Wilcox M, Robertson-Blackmore E, Sharkey K, Bergink V, Munk-Olsen T, et al. Postpartum depression: action towards causes and treatment (PACT) Consortium. Lancet Psychiatry 2017 Jun;4(6):477-485. DOI: 10.1016/S2215-0366(17)30136-0. Epub 2017 May 3.

10. Victora CG, Barros AJD, França GVA, et al. Breastfeeding in the 21th century: epidemiology, mechanisms, and lifelong e etc. Lancet 2016;387:475-90.

11. Camacho RS, Cantinelli FS, Ribeiro CS, Cantilino A, Gonsales BK, Braguittoni É, et al. Transtornos psiquiátricos na gestação e no puerpério: classificação, diagnóstico e tratamento. Rev Psiquiatr Clin 2006;33(2):92-102.

12. Silva YLR. Escala de depressão pós-parto de Edimburgo (EPDS): a percepção de puérperas da atenção básica. 2014.

13. Meira, B, et al. Desafios para profissionais da atenção primária no cuidado à mulher com depressão pós-parto. Texto Contexto: Enferm [online]. 2015;24(3):706-712. ISSN 0104-0707. http://dx.doi.org/10.1590/0104-0707201500049-14.

14. Falcone VM, Mäder CVN, Nascimento CFL, Santos JMM, Nóbrega FJ. Atuação multiprofissional e a saúde mental de gestantes. [Multiprofessional care and mental health in pregnant women]. Rev Saúde Pública [Internet]. 2005;39(4):612-8. Disponível em: www.fsp.usp.br/rsp.

15. Carraro TE, Knobel R, Frello AT, Gregório VRP, Grüdtner DI, Radünz V, et al. O papel da equipe de saúde no cuidado e conforto no trabalho de parto e parto: Opinião de puérperas. Texto Contexto: Enferm 2008 Jul-Set;17(3):502-9, Florianópolis.

16. Robinson JT. Soul and intellect. Cambridge Hist Jewish Philos from Antiq Through Seventeenth Century. 2008;524-58.

17. Arrais AR, Mourão MA, Fragalle B. O pré-natal psicológico como programa de prevenção à depressão pós-parto. Saúde e Soc 2014;23(1):251-64.

18. Zinga D, Phillips SD, Born L. Postpartum depression: we know the risks, can it be prevented?. [Portuguese] Depressão pós-parto: sabemos os riscos, mas podemos preveni-la? Rev Bras Psiquiatr [Internet]. 2005;27(905):S56—64. Disponível em: http://ovidsp.ovid.com/ovidweb.cgi?-T=JS&CSC=Y&NEWS=N&PAGE=fulltext&D=emed7&AN=2005499413%3C1319 %3E.

19. Ministério da Saúde, Saúde S de A à, Estratégicas D de AP e. Amamentação e uso de medicamentos e outras substâncias. Série A. Normas e Manuais Técnicos. 2010. 92p.

20. Harrison-Hohner J, Costa S, Dorato V, Curet LB, McCarron D, Hatton D. Prenatal calcium supplementation and postpartum depression: an ancillary study to a randomized trial of calcium for prevention of preeclampsia. Arch Womens Ment Health [Internet]. 2001;3(4):141-6. Available from: http://www.embase.com/search/results?subaction=viewrecord&from=export&id=L32268164%0Ahttp://dx.doi.org/10.1007/s007370170011.

21. Sichel DA, Cohen LS, Robertson LM, Ruttenberg A, Rosenbaum JF. Prophylactic estrogen in recurrent postpartum affective disorder. Biol Psychiatry 1995;38(12):814-8.

22. Moraes GPA, Lorenzo L, Pontes GAR, Montenegro MC, Cantilino A. Screening and diagnosing postpartum depression: when and how? Trends Psychiatry Psychother [Internet]. 2017 Mar;39(1):54-61. Available from: http://www.scielo.br/scielo.php?script=sci_arttext&pid=S2237-60892017000100054&lng=en. http://dx.doi.org/10.1590/2237-6089-2016-0034.

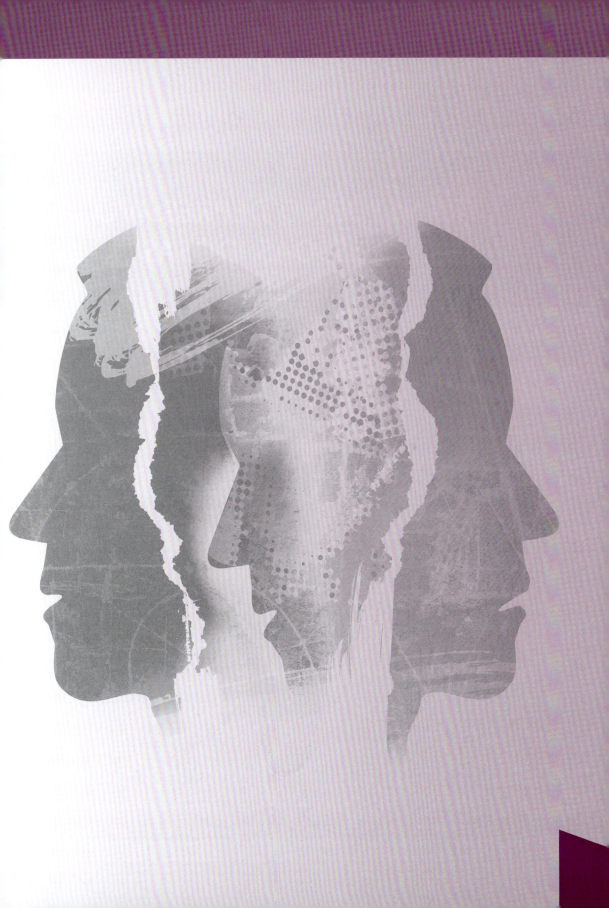

Capítulo 17

TRANSTORNO DEPRESSIVO EM PESSOAS IDOSAS

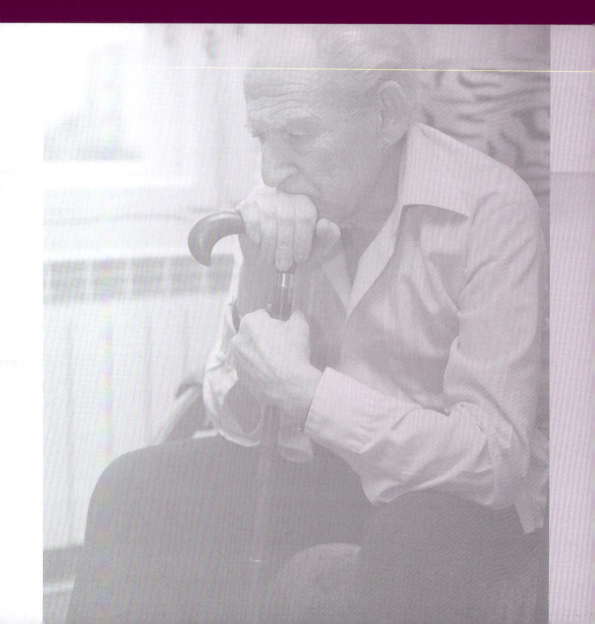

Bruna Lorrane de Oliveira Sousa
Rodrigo Jorge Almeida
José Carlos Arrojo Junior

Objetivos do capítulo:

1 Descrever a prevalência dos transtornos depressivos em pessoas idosas e suas repercussões na qualidade de vida.

2 Discutir abordagem para a investigação de diagnósticos diferenciais.

3 Apresentar estratégias para a integralidade do cuidado à pessoa idosa com depressão.

Tempo
35 minutos
de leitura

Tópico 1: Importância do tema

Nos últimos cinco anos houve um crescimento de 18% da população idosa brasileira. Segundo dados do Instituto Brasileiro de Geografia e Estatística (IBGE), em 2012 a população geriátrica era de 25,4 milhões, e em 2017 esse número passou a 30,2 milhões, sendo que 56% desse grupo é de mulheres. O envelhecimento populacional não é exclusivo do Brasil. O mundo todo vem apresentando essa tendência devido ao aumento da expectativa de vida e diminuição da taxa de fecundidade[1].

Esses dados trazem à tona uma questão que já vem sendo discutida há anos: a mudança da pirâmide populacional brasileira e mundial, que traz consigo novos desafios. Dentre eles o aumento de morbidades, antes pouco frequentes, aumento na razão de dependência da população, afetando a economia do país,[2] tal qual o aumento dos gastos dos serviços de saúde pública com exigência de cuidados constantes,

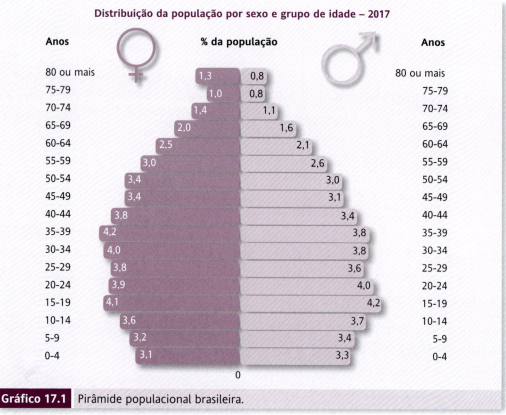

Gráfico 17.1 Pirâmide populacional brasileira.

Fonte: Disponível em: https://agenciadenoticias.ibge.gov.br/agencia-noticias/2012-agencia-de-noticias/noticias/20980-numero-de-idosos-cresce-18-em-5-anos-e-ultrapassa-30-milhoes-em-2017.

medicação contínua e exames periódicos, a ineficiência dos modelos vigentes de atenção à saúde da pessoa idosa e a necessidade de implementar novos programas que priorizem esse grupo.[3]

Dentre as comorbidades que cresceram com a população, destaca-se o transtorno depressivo, que atinge cerca de 15% dos idosos,[4] sendo a doença psiquiátrica mais comum nesse grupo.[5] Estima-se que uma em cada seis pessoas idosas tratadas na atenção básica tenha o transtorno.[6]

Frequentemente acompanhada por déficits cognitivos,[8] a depressão eleva custos diretos e indiretos, diminui o nível socioeconômico quando inviabiliza o trabalho, afeta a qualidade e o estilo de vida, e além disso pode levar à privação interpessoal, isolamento, aparecimento de doenças somáticas e a tendências suicidas.[5] Segundo Conwell Yeate & Caitlin Thompson, a maior parte dos casos de morte por suicídio nessa população é de idosos com algum transtorno mental, sendo a depressão presente entre 71% e 90% deles.[7] Estudos afirmam que a taxa de suicídio desse grupo é duas vezes maior do que em comparação com a população geral, apesar de o número de tentativas ser menor, o que significa que elas são mais letais.[8]

Sabe-se que a depressão é fator de risco para processos demenciais, e possui influência na evolução clínica de pacientes com doenças crônico-degenerativas ou incapacitantes.[9] Dessa forma, o profissional da saúde deve diagnosticar, intervir e prevenir os fatores de risco, pois é frequente a falta de diagnóstico e tratamento da depressão em idosos.[5]

É preciso levar em consideração que não se fica idoso apenas com 60 anos. O envelhecimento é um processo natural da vida do ser humano, mas, ainda assim, há significativo preconceito contra a dita "velhice" e a negação social do idoso como elemento da sociedade. Portanto, o acompanhamento longitudinal na atenção primária à saúde (APS) é essencial para que esse assunto possa ser abordado de maneira natural, combatendo-se o preconceito social dessa fase da vida, bem como que haja preparação física e mental para essa fase.[8]

A APS e, em especial, a estratégia saúde da família (ESF) estão previstas e reafirmadas pela Política Nacional de Saúde da Pessoa Idosa como porta de entrada para o Sistema Único de Saúde e como nível de atenção coordenador dos cuidados ofertados na Rede de Atenção à Saúde (RAS). Contribui para esse olhar ordenador da APS na RAS o fato de pautar-se na integralidade do olhar e na orientação familiar e comunitária, enxergando sempre a competência cultural como um elemento de aproximação, entendimento, acolhimento e intervenção mais eficaz, efetiva e eficiente.[11]

Além do olhar da gestão do cuidado ao idoso, a APS é reforçada também como gestora de recursos e como elemento preventivo de medidas iatrogênicas e, portanto, promotor da prevenção quaternária. A excessiva medicalização de sintomas depressivos, a prescrição de medicamentos com acrescida periculosidade para o idoso, dentre outros fatores, além de ampliar o risco de iatrogenias, também estimula o aumento dos gastos em saúde, sem a melhoria das condições dessas pessoas.[12]

Não à toa vemos, a cada dia, enfoque especial da saúde mental da pessoa idosa, seja no SUS, seja no Sistema de Saúde Suplementar, onde há crescente investimento em APS e olhar para o envelhecimento populacional.[13]

Tópico 2: CONCEITOS E DEFINIÇÕES

A população geriátrica é predisposta a desenvolver depressão, todavia diagnosticá-la é desafiador. Existem dificuldades em diferenciar depressão, sintomas depressivos, tristeza ou demência. Acredita-se ser normal indivíduos com idade avançada apresentarem depressão ou demência. Na verdade, o normal é envelhecer de maneira saudável, o que não inclui quadros depressivos, sobretudo sem tratamento. A presença de diversas queixas somáticas pode representar um dos sinais de depressão em idosos. Em algumas situações, não são valorizadas pelo profissional desatento ao envelhecimento saudável. Del Porto apresentou algumas definições com o intuito de melhorar a comunicação entre profissionais da saúde[4]:

- **Sentimento de tristeza:** resposta natural e adaptativa apresentada pelo ser humano diante de adversidades como a perda de um ente querido. Sendo assim, não é transtorno psiquiátrico e não se faz necessária intervenção medicamentosa.

- **Sintoma depressivo:** pode estar presente em diversos quadros clínicos, como transtorno de estresse pós-traumático, demências, esquizofrenia, ou se apresentar como resposta a estressores psicossociais.

- **Demência:** síndrome clínica decorrente de doença ou disfunção cerebral, cuja natureza é crônica e progressiva, na qual ocorre perda cognitiva real, comprovada por exames e de outras funções como linguagem, compreensão, memória e aprendizado.[8]

- **Depressão como doença:** é classificada de várias formas, sendo algumas delas transtorno depressivo maior, distimia, transtorno depressivo induzido por substâncias/fármacos, transtorno depressivo não especificado, tendo em comum a presença de humor deprimido, irritado ou apatia (diminuição do interesse), alterações somáticas e cognitivas que afetam significativamente a capacidade funcional do indivíduo. O que as distingue é a duração, a data de surgimento ou a etiologia presumida.[14] Nem sempre são acompanhadas de perda cognitiva real comprovada por exames.

Tabela 17.1	Diferenças entre depressão e demência
Depressão	**Demência**
1. Preocupação excessiva com alterações cognitivas	**1.** Falta de preocupação ou negação de sintomas cognitivos
2. Humor deprimido presente em grande parte do dia e quase todos os dias	**2.** Humor lábil
3. Humor não melhora com estimulação	**3.** Humor melhora com estimulação
4. Perda subaguda de interesse	**4.** Apatia progressiva a longo período
5. Sentimento de culpa comum	**5.** Sentimento de culpa incomum
6. Idealização suicida comum	**6.** Idealização suicida incomum
7. Perda cognitiva nem sempre real comprovada por exames	**7.** Perda cognitiva real comprovada por exames

Fonte: Ramos, 2014.

TÓPICO 3: REPERCUSSÕES E CONSEQUÊNCIAS PARA A PESSOA

A depressão geriátrica apresenta dificuldade de diagnóstico e tratamento. Isso ocorre pela multiplicidade de suas manifestações e da extensão de sua categorização, caracterização e definição.[4]

O suicídio é a consequência mais alarmante, e os idosos representam a faixa etária que mais se suicida. Costumam utilizar os meios mais letais, e também os chamados suicídios latentes ou passivos, relacionados ao abandono de tratamento e recusa alimentar.

Estima-se que a maioria (75%) das pessoas que se suicidam teve consulta com seu médico no mês anterior, e entre um terço e a metade, na semana anterior, por outro motivo que não a depressão. A maioria teve seu primeiro episódio depressivo não diagnosticado e, portanto, não tratado.[15]

O desejo de morrer, então, a ideação suicida, pode fazer parte do envelhecimento patológico, mas em alguns casos também se manifestam no envelhecimento não patológico. Nesta fase da vida os pensamentos existenciais adquirem maior relevância pela consciência da aproximação e inevitabilidade da morte.[15]

Outra causa apontada para perda de objetivo na vida é a própria aposentadoria. As mulheres representam o grupo mais vulnerável e podem perder o propósito existencial com mais facilidade devido à maior exposição a situações de risco, tais como viuvez, problemas crônicos de saúde como esclerose múltipla, por exemplo, e maior probabilidade de viver situação socioeconômica desfavorável.[15]

Tópico 4: Depressão e cognição em idosos

A manifestação frequente de sinais e sintomas cognitivos associados ao transtorno de humor é uma das diferenças mais exuberantes na depressão em idosos.

Os idosos com depressão apresentam grande frequência de queixas cognitivas, que, em alguns casos, dominam o quadro clínico com sintomas de depressão acompanhados por dificuldade de concentração, atenção e pela falta de memória. Isso configura a "pseudodemência depressiva". A distinção entre os quadros pode ser desafiadora, pois indivíduos com depressão de início tardio apresentam risco aumentado de desenvolvimento de quadro demencial. Assim, o diagnóstico inicial de pseudodemência depressiva pode evoluir para demência associada à depressão, como situação de comorbidade, em vez de uma síndrome demencial secundária à depressão.[15]

Na Tabela 17.2, a diferença entre pseudodemência depressiva e demência verdadeira:

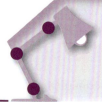

LEITOR(A)

Veja também o Capítulo 20, sobre Transtorno depressivo e demências.

Tabela 17.2 — Diferença entre pseudodemência depressiva e demência primária

Pseudodemência depressiva	Demência primária
1. Antecedente psiquiátrico mais comum	1. Antecedente psiquiátrico incomum
2. História recente da alteração cognitiva e evolução mais rápida	2. Queixa cognitiva antiga e quadro inaugurado por alterações cognitivas
3. O paciente sofre com a perda cognitiva, que tende a aumentar	3. O paciente geralmente é indiferente ao problema e tenta diminuí-lo ou ocultá-lo
4. A amnésia frontal predomina sobre a límbica	4. A amnésia límbica predomina sobre a frontal
5. Respostas do tipo "não sei" e lacônicas	5. Respostas tipo "está na ponta da língua" e com circunlóquios
6. Pior desempenho matinal	6. Pior desempenho noturno
7. Podem ocorrer sintomas ganserianos (pararrespostas) e dissociativos	7. Podem ocorrer afasia, apraxia e agnosia
8. Resposta ao tratamento com psicofármacos (QTP associada ou não a ADs)	8. Sem resposta ao tratamento, ou dissociação entre a resposta afetiva e cognitiva

Fonte: González, et al., 2016.

DEPRESSÃO SECUNDÁRIA

A depressão secundária pode resultar de processos orgânicos sistêmicos, primariamente extracerebrais, ou próprios do sistema nervoso central (SNC). Caracterizada por padrão unipolar com curso contínuo, não cíclico, sintomas atípicos frequentes, maior impacto na cognição, evolução mais rápida. Geralmente sem antecedentes pessoais de depressão, tampouco associada a história familiar de depressão. Esse quadro tem indícios de sinais e sintomas de que a pessoa está apresentando quadro de depressão secundária. Além disso, a pessoa apresenta exame de neuroimagem geralmente alterado e menor resposta ao tratamento convencional.[15]

Os principais exemplos de causas encefálicas que resultam em depressão secundária são:

- neuroinfecciosas;
- neuroinflamatórias como a sífilis cerebral;
- AIDS e mononucleoses;
- degenerativas;
- neoplasia;

- acidente vascular cerebral (AVC), principalmente à esquerda;
- traumatismo cranioencefálico (TCE).

No diagnóstico de depressão secundária, deve-se descartar também, por meio da anamnese clínica ou de exames complementares, causas extracerebrais como as reumatopatias, por exemplo, lúpus eritematoso sistêmico (LES) e artrite reumatoide (AR), cardiopatias, oncológicas, nefropatias, distúrbios endócrinos ou metabólicos como a síndrome de Cushing, hipotireoidismo, hipertireoidismo, doença de Addison, hipoparatireoidismo, hiperparatireoidismo, hiperprolactinemia, hipercalcemia, deficiência da vitamina B_1 ou B_{12}, pelagra.

Como causas iatrogênicas, tem-se o uso indiscriminado e descontrolado de anti-hipertensivos como bloqueadores de cálcio, reserpina, propranolol, clonidina; anorexígenos, metildopa, levodopa, propiltiouracil, metoclopramida, barbitúricos, corticoides, anti-inflamatórios não esteroides (AINEs), neurolépticos, fenotiazínicos, benzodiazepínicos e butirofenonas. Assim, deve-se ter o cuidado de descontinuar esses fármacos causadores de depressão secundária prescritos por outras áreas médicas. Outras causas também, como a intoxicação exógena por meio do uso abusivo de álcool e de dependência de substâncias depressoras do SNC, como *Cannabis sp.,* inalantes etc.[15-16]

TÓPICO 5: PROGNÓSTICO

Como é nesta fase da vida que os sintomas depressivos são permeados por elementos que dizem respeito não só à doença, mas às oscilações sentimentais próprias do envelhecimento e ao contexto social marcado pelo culto aos valores da juventude, é nela que o indivíduo idoso apresenta pior prognóstico e maior incidência de suicídios, podendo, quando duradouros, interferir na sua capacidade funcional, de autocuidado e nas suas relações sociais.[16]

A resposta terapêutica e as taxas de remissão nos idosos às abordagens farmacoterápicas e à eletroconvulsoterapia (ECT) são comparáveis às dos estudos realizados com pessoas de meia-idade, no entanto as taxas de recaída em idosos são mais elevadas, enfatizando o desafio não só de obter a remissão, mas também de manter o bem-estar. Diante disso, as ações que possam ser preventivas são muito importantes nessa população[15].

TÓPICO 6: FATORES DE RISCO ASSOCIADOS COM DEPRESSÃO GERIÁTRICA E PROTEÇÃO

A depressão apresenta características distintas com queixas cognitivas e manifestações somáticas ou dolorosas e sintomas inaugurais e/ou centrais. A depressão geriátrica está associada a diversos fatores de riscos descritos tanto em estudos prospectivos quanto em estudos de corte transversal. Dentre os inúmeros fatores de risco encontrados, os mais identificados são: sexo feminino, idade, viuvez, baixa escolaridade e renda, presença de eventos de vida estressores, baixo suporte social, características de personalidade, percepção de baixa qualidade de vida e de condições de saúde, presença de déficits cognitivos, limitação funcional, histórico psiquiátrico e comorbidades psiquiátricas, uso e abuso de álcool, uso de fármacos como digoxina, inibidores da enzima conversora de angiotensina (IECA), bloqueadores dos canais de cálcio, betabloqueadores, dentre outros; presença de doenças físicas agudas e crônicas, dor e comorbidades.[4]

Os fatores de risco encontrados foram agrupados em fatores sociodemográficos, suporte social, eventos de vida estressores, morbidades psiquiátricas e condições de saúde,[16] como foi exposto a seguir.

FATORES SOCIODEMOGRÁFICOS

- **Gênero:** em alguns estudos, a observação de características e a presença de sinais e sintomas depressivos estão associadas com maior prevalência ao sexo feminino, mas, em um estudo, a presença desse grupo foi indicada como fator de proteção.[4]

- **Idade:** na grande maioria dos estudos, há relação no aumento da presença de sintomas depressivos e depressão em indivíduos com faixa etária mais elevada.[4]

- **Situação conjugal:** idosos casados apresentaram risco menor de desenvolver quadros depressivos do que os não casados ou que nunca foram casados. Estratificaram-se por sexo e foi observado que as mulheres casadas tinham maior risco que os homens de ficar deprimidas, porém, entre os solteiros, os homens apresentaram maior risco que as mulheres.[4] Já alguns estudos não evidenciaram correlação entre o *status* marital e o aparecimento de sintomas depressivos e depressão.[16]

- **Escolaridade:** baixo nível de escolaridade também foi associado com depressão, indicando que, quanto maior o nível educacional, menor o risco de o indivíduo apresentar quadros depressivos.[4]

- **Condição socioeconômica:** a presença de problemas financeiros, renda e *status* socioeconômico é outro fator prevalente também associado com aumento da depressão em grande parte dos estudos.[4]

- **Condições de moradia:** a presença de condições adversas de moradia, como a violência, trânsito, barulho, transporte público insuficiente ou inadequado, a falta de saneamento básico, assim como morar em cidade grande, apareceram associadas com fatores depressivos.[4]

SUPORTE SOCIAL

Constatou-se que indivíduos com pouco ou nenhum contato com amigos, vizinhos ou familiares têm relação com maior risco de adquirir sinais e sintomas de depressão. Além disso, a insatisfação com o suporte recebido, passar muito tempo só e desavenças nos relacionamentos pessoais também foram associados com a presença de quadros depressivos.[4]

EVENTOS DE VIDA ESTRESSORES

A ocorrência de eventos psicossociais estressores em algum momento na vida dos indivíduos idosos está relacionada com o maior surgimento da depressão. Dentre esses eventos, os principais fatores estressores psicossociais são a perda do parceiro ou do cônjuge (viuvez), o aparecimento de doenças e incapacidades relacionadas ou não a elas, doença de familiar e institucionalização. Observou-se que a perda do parceiro associada ao quadro depressivo ocorre especialmente entre os viúvos recentes.[4]

MORBIDADES PSIQUIÁTRICAS

- **Histórico psiquiátrico prévio e familiar:** indivíduos que apresentaram episódio depressivo prévio foram importantes preditores de depressão.[4]

- **Comorbidades psiquiátricas:** observou-se ansiedade em indivíduos deprimidos, assim como também a coexistência de depressão em idosos com transtornos somatoformes e demenciais.[4]

- **Personalidade:** analisado a relação entre vários tipos de comportamentos com a depressão. A presença de traços de neuroticismo, agressão física, abuso verbal e agir psicótico, pensamentos suicidas recentes, indisponibilidade para ajudar os outros e para participar de atividades, dificuldade de resolver problemas e de estabelecer bons relacionamentos, mais frequentemente em indivíduos deprimidos. Dentre esses fatores, a ideação suicida, tentativas de suicídio e o suicídio merecem atenção especial, pois apresentam instâncias da vida como expectativas, doença e sofrimento, que se tornaram difíceis de suportar, representando o auge da insatisfação com o viver.[4] A população institucionalizada tende a relatar com mais frequência a presença de pensamentos suicidas do que a não institucionalizada. Além disso, deprimidos apresentam maior prevalência do traço "*locus* de controle externo", ou seja, sentem-se mais vítimas do destino do que do controle de suas próprias vidas.[16]

- **Abuso ou dependência do uso de álcool:** não se constatou que o consumo de álcool seja fator de risco para a depressão.[4]

- **Distúrbios do sono:** queixas com relação à qualidade e quantidade de sono como insônia, hipersonia, entre outras, associaram-se com o risco aumentado de depressão.[4]

- **Déficits cognitivos:** déficits cognitivos leves ou moderados avaliados a partir do miniexame do estado mental (MEEM) foram correlacionados com o aparecimento de depressão, assim como queixas subjetivas de perda de memória.[4]

Tópico 7: Medicamentos

A polifarmácia, o uso de antidepressivos e psicotrópicos foram correlacionados a quadros depressivos. Pacientes internados em instituições de longa permanência para idosos (ILPI) merecem atenção especial quanto ao uso de psicofármacos, haja vista que há seu uso habitual em quadros demenciais, distúrbios comportamentais e depressões. Estima-se que a prevalência do uso de psicofármacos em asilados chegue a 63%, sendo esses medicamentos comumente prescritos por médicos não psiquiatras em virtude da necessidade de controle comportamental, presença de sintomas depressivos e de distúrbios do sono.[16]

TÓPICO 8: CONDIÇÕES DE SAÚDE

Correlacionou-se a presença de doenças crônicas, por exemplo, diabetes, hipertensão arterial, doenças cardíacas, doenças pulmonares com o aparecimento de depressão de forma significativa. A associação com a depressão pode acarretar o surgimento de doenças crônicas ou estas podem exacerbar sintomas depressivos por meio de efeitos diretos na função cerebral ou de alterações psicológicas e psicossociais, caracterizando o aspecto bimodal da relação. Além disso, os pacientes com doenças agudas como deficiência visual ficam deprimidos com mais frequência do que aqueles com doenças crônicas. Isso é justificado pelo fato de idosos com déficits visuais estarem mais propensos a desenvolver quadros depressivos, por alterar seu estilo de vida e sua independência funcional, requerendo mais assistência nas atividades básicas da vida diária. Com relação ao estado nutricional, pessoas que apresentam maior risco de desnutrição relacionam-se diretamente com a depressão, por interferência no centro de controle neural, responsável pela fome, ansiedade e compulsões alimentares, podendo levar à desnutrição e à obesidade. A presença de mais de uma doença crônica foi associada com a maior incidência de quadros depressivos. Em alguns estudos, foi observado o aparecimento maior de depressão em pacientes que haviam apresentado condição de saúde mais grave ou naqueles que se consideravam com pior condição de saúde.[4]

Em relação ao AVC, sua correlação com a depressão é complexa e também pode ocorrer nos dois sentidos. O surgimento dos quadros depressivos pós-AVC tende a ser visto como reação psicológica compreensível devido às incapacidades ou à perda associadas à doença, sendo, por esse motivo, subdiagnosticado. Nota-se que, no primeiro ano pós-AVC, considerado o período agudo, a depressão é a complicação psiquiátrica mais prevalente e mais correlacionada a pior prognóstico. Pessoas com essa complicação apresentam recuperação funcional mais lenta, comprometimento das atividades da vida diária, internação hospitalar mais prolongada na fase aguda e maior mortalidade.[16]

Com relação à capacidade funcional, condição que o indivíduo possui de viver de maneira autônoma e de se relacionar em seu meio, pessoas que apresentavam limitações na realização de atividades de vida diária (pessoais e instrumentais) associaram-se com maior surgimento de sintomas depressivos. Foram avaliados especificamente os prejuízos resultantes de doenças ou incapacidades, que limitam ou impedem o desempenho de funções e papéis do indivíduo, e se observou que esses prejuízos justificavam a incidência aumentada de depressão.[16]

Finalmente, com relação à dor, experiência vital que afeta de maneira integral o ser, ocasionando sofrimento, e que quando prolongado e severo como na maioria de casos de dor crônica, afeta a qualidade de vida, gerando maior risco de comorbidade psiquiátrica. É uma relação de dupla via, sendo a dor fator de risco para transtornos psíquicos. Em pessoas idosas, o processo de cronificação da dor associa-se à diminuição da capacidade de adaptação que acompanha o envelhecimento, ao aumento da sensibilidade dolorosa, às condições de saúde e psiquiátricas e ao isolamento social. Portanto, o surgimento de depressão apareceu constantemente associado à dor e a sua frequência.[4]

Outros fatores associados à depressão que merecem destaque são: solidão, depressão prévia e falta de apoio social ou insatisfação com este.[16]

Na terceira idade, o fenômeno depressivo pode representar a recorrência de episódios anteriores que se manifestaram em outras épocas de vida, podendo ser a continuação de uma depressão crônica anterior do tipo distimia. Pode ser depressão reativa e pode ainda surgir como consequência do prejuízo da qualidade de vida acarretada por alguma outra doença ou condição concomitante, ou, simplesmente, pode ser um episódio originado após os 60 anos.[16]

Vivenciar a solidão pode indicar rede social insatisfatória e tem sido um dos fatores de risco para a depressão mais citados pelos diferentes investigadores, além dos principais motivos para a admissão em instituições. Os eventos estressores, como o luto, situações em que há dificuldade de estabelecer relações interpessoais e a falta de apoio social e familiar, também podem contribuir para a manifestação de sintomas depressivos.[16]

DIAGNÓSTICO

O diagnóstico e o tratamento adequado são fundamentais para a melhoria da qualidade de vida dessa população idosa afetada, além de otimizar o uso de serviços de saúde, evitar outras condições clínicas e prevenir óbitos prematuros.[17]

O diagnóstico da depressão é clínico, e a abordagem geral está descrita no Capítulo 1 deste livro. O médico deverá saber quando os sintomas começaram, quanto tempo eles estão durando, suas frequências, intensidades e quão severos são. Também irá querer saber se a pessoa já sentiu algo parecido antes e qual foi o tratamento.[8]

O histórico familiar também é importante, assim como o uso de drogas e álcool. Embora não exista nenhum exame complementar para diagnosticar a depressão, há algumas características que podem levar ao diagnóstico apropriado. Se alguma doença física ou orgânica for descartada, o profissional de saúde terá de investigar para identificar outros sinais e sintomas, poder excluir os diagnósticos diferenciais e consequentemente diagnosticar, classificar, e determinar qual é o melhor tratamento para o caso.[17]

O diagnóstico dos transtornos depressivos tem como base os critérios diagnósticos disponíveis nas classificações internacionalmente reconhecidas: o Manual Diagnóstico e Estatístico de Transtornos Mentais (DSM-V-TR) e a Classificação Internacional de Doenças (CID-10) da Organização Mundial da Saúde (OMS). A vantagem do uso desses manuais classificatórios, tanto na prática clínica quanto em pesquisas, é o uso de linguagem em comum, favorecendo a comunicação entre os profissionais da área de saúde mental.

O transtorno depressivo mais bem estudado é a depressão maior, a forma mais grave. De acordo com o DSM-V (2013), a característica primordial de um episódio depressivo maior é o humor deprimido ou perda de interesse ou prazer por quase todas as atividades por um período mínimo de duas semanas. O indivíduo também deve experimentar cinco ou mais sintomas seguintes presentes por pelo menos duas semanas e que representam mudanças no seu funcionamento prévio, que causem sofrimento clinicamente significativo ou prejuízo no seu funcionamento social, ocupacional ou no seu cotidiano: (1) perda ou ganho de peso significativo sem estar em dieta (alteração de mais de 5% do peso corporal em um mês), assim como o aumento ou diminuição de apetite quase todos os dias; (2) insônia ou hipersonia quase todos os dias; (3) agitação ou retardo psicomotor quase todos os dias; (4) fadiga ou perda de energia quase todos os dias; (5) culpa e autodesvalorização quase todos os dias; (6) diminuição da capacidade de pensar e se concentrar ou até indecisão quase todos os dias; (7) pensamentos recorrentes de morte, tentativa ou ideação suicida ou plano específico de cometer suicídio. Além disso, os sintomas não se devem aos efeitos fisiológico diretos de uma substância, por exemplo, drogas.[17]

Já o transtorno depressivo menor é descrito de forma idêntica à depressão maior, diferenciando-se apenas por envolver menos sintomas (dois a quatro sintomas) e menor prejuízo. Outra forma de depressão frequentemente citada é a distimia, cujo sinal característico é a presença de humor deprimido crônico, presente por pelo menos dois anos. Os sintomas depressivos no transtorno distímico não costumam ser tão graves e incapacitantes quanto aqueles presentes na depressão maior.[17]

TRATAMENTO

O tratamento bem-sucedido da depressão em idosos requer diretrizes específicas devido a altas taxas de comorbidades físicas e cognitivas, grande probabilidade de polifarmácia, farmacodinâmica e farmacocinética diferentes de outras faixas etárias, além de diferentes condições sociais.[18] Intervém-se farmacologicamente quando os sintomas de depressão colocam em risco a condição clínica do paciente e quando o sofrimento psíquico é significativo.[9]

Em geral, a primeira escolha é o uso de inibidores da recaptação de serotonina (ISRS): citalopram, sertralina, paroxetina e fluoxetina. Os idosos costumam apresentar boa resposta ao tratamento com essa classe, porém se deve atentar aos possíveis efeitos colaterais, como: náuseas, diarreia, ansiedade, agitação, tremor, cefaleia, disfunção sexual, insônia, sedação e hiponatremia (nível de sódio baixo no sangue).[9]

Os inibidores seletivos da recaptação de serotonina e noradrenalina também têm sido prescritos, sobretudo a venlafaxina.[9] Todavia, deve-se ter cuidado com pessoas portadoras de hipertensão arterial sistêmica, assim como a prescrição de duloxetina em insuficiências renal, cardíaca e hepática. Há ainda como opção os bloqueadores da recaptação de dopamina: bupropiona. Possuem menos efeitos colaterais, no entanto são menos eficazes do que os ISRS.

Comumente, os antidepressivos tricíclicos não constituem a primeira escolha para idosos,[9] tendo em vista seus efeitos adversos, como hipotensão postural, boca seca, tremores, constipação, taquicardia, aumento do intervalo PR e QRS no

ECG, prejuízo da memória e ganho de peso (amitriptilina). Se necessário prescrever essa classe é recomendado a nortriptilina, sempre tentando manter a menor dose possível[9].

Tabela 17.3	Tratamentos indicados e contraindicados a cada tipo de depressão	
	Indicação	**Contraindicação**
Depressão melancólica	Eletroconvulsoterapia (ECT) ou Antidepressivos Tricíclicos (ADTs) ou inibidores da monoamina oxidase (IMAOs).	ISRS
Depressão ansiosa	Quetiapina (QTP) associada ou não a ISRS. Considerar ECT em formas graves.	Antidepressivos duais
Distimia	ISRS.	–
Depressão bipolar	QTP associada a lamotrigina ou lítio.	ADs
Depressão mista	Aripiprazol ou QTP associado ao valproato de sódio.	–
Observação: a) os benzodiazepínicos (BZDs) devem ser usados com muita cautela, por tempo determinado e nunca em monoterapia; **b)** em idosos, deve existir sempre a preocupação de evitar agentes anticolinérgicos (ADTs).		

Fonte: Stella, 2002.

PARTICULARIDADES DO TRATAMENTO DA DEPRESSÃO ASSOCIADO A DOENÇAS CRÔNICAS EM IDOSOS

- **Cardiopatias:** evita-se a prescrição de ADTs devido a seus efeitos pró-arrítmicos, especialmente em pacientes com histórico prévio de infarto agudo do miocárdio, assim como a venlafaxina, por ter o potencial de elevar a pressão arterial sistêmica.[19]

- **Diabetes melito:** estudos analisando o controle glicêmico no tratamento da depressão em diabéticos observaram que a nortriptilina apresentou piora do controle glicêmico.[19]

- **Doença de Parkinson:** estima-se que em torno de 50% dos pacientes idosos podem evoluir para sintomas depressivos. Os efeitos hipotensores e cognitivos dos tricíclicos contraindicam sua prescrição, assim como a piora de sintomas extrapiramidais e risco de crise serotoninérgica na associação do inibidor de MAO-B selegilina com inibidores seletivos de recaptação de serotonina. Nesse caso, indica-se ISRS como droga de escolha, assim como em histórico de acidente vascular encefálico (AVE) prévio.[19]

Tabela 17.4	Medicações utilizadas nos tratamentos da depressão em pacientes com comorbidades clínicas			
Classe	Nome	Dosagem usual (mg/dia)	Indicações de uso	Perfil de efeitos adversos
ISRS	Fluoxetina Setralina Paroxetina Citaprolam Escitalopram Fluvoxamina	20 a 80 50 a 200 20 a 60 20 a 60 10 a 30 50 a 150	Baixo potencial arritmogênico, mesmo em doses elevadas.	Grande potencial de interações medicamentosas (exceto citalopram, escitalopram, sertralina). Agitação, alteração do sono, disfunção sexual e distúrbios gastrintestinais.
Antidepressivo tricíclico	Nortriptilina	50 a 150	Eficácia comprovada nesta população. Útil em pacientes com depressão associada à dor, inapetência ou insônia.	Antiarrítmico 1A (risco de arritmias cardíacas). Baixa incidência de efeitos anticolinérgicos (boca seca, visão borrada, constipação), tontura e hipotensão.
Novos antidepressivos	Bupropiona Mirtazapina Venlafaxina Duloxetina	150 a 300 15 a 45 75 a 300 60 a 120	Útil em pacientes com hipersonia, lentificação psicomotora ou disfunção sexual induzida por ISRS. Eficaz em depressões graves; melhora da ansiedade; apetite e distúrbios do sono. Poucas interações medicamentosas. Eficaz em depressões graves; menor interação medicamentosa do que os ISRS. Poucas interações medicamentosas, limitadas ao CYP 206. Ação dual benéfica contra dor.	Agitação, insônia, náusea e convulsões. Ganho de peso, sedação, lentificação cognitiva, distúrbios motores. Hipertensão sistólica (doses mais altas). Agitação, insônia, perda de peso, disfunção social. Náuseas (início do tratamento). Elevação da PA dose-dependente.

Fonte: Teng, et al., 2005.

TRATAMENTO DE DEPRESSÃO REFRATÁRIA

Segundo Paradela, chama-se de depressão refratária "a depressão não responsiva ao uso de duas drogas de classes diferentes por um período de 6 a 12 semanas em doses adequadas".[20] Diante desse quadro, cogitar a possibilidade de erro diagnóstico, por exemplo: demência com apatia, transtorno de personalidade e tumores frontais, tendo em vista que esses quadros não respondem ao tratamento antidepressivo ou respondem parcialmente.[20]

Confirmado o diagnóstico de depressão refratária, pode-se tentar associar dois antidepressivos de classes diferentes; associar ao antidepressivo um estabilizador de humor ou um antipsicótico atípico e, em último caso, a eletroconvulsoterapia (ECT).[20]

A ECT tem como mecanismo a produção de uma crise convulsiva com liberação de neurotransmissores no cérebro, cuja ação é mais rápida que qualquer medicação e é segura tanto na fase aguda quanto na prevenção de recaídas. Frequentemente, são feitas sessões semanais, seguidas de sessões quinzenais e depois mensais por, no mínimo, seis meses; os principais efeitos colaterais descritos são a desorientação, a amnésia anterógrada e retrógrada e o prejuízo no aprendizado, contudo melhoram com o tempo.[21]

CRITÉRIO DE REMISSÃO E RESPOSTA

Montgomery-Åsberg Depression Rating Scale (MADRS) é uma escala de 10 itens que revela a resposta de pessoas ao tratamento com antidepressivos. O escore máximo é 60; pacientes com pontuação de 7 a 19 apresentam depressão leve; de 20 a 34, depressão moderada; acima de 34, depressão severa.

Pessoas com MADRS abaixo de 8 por 12 semanas são considerados em remissão, acima de 8 não são consideradas em remissão e abaixo de 15 são pacientes responsivos ao tratamento.[18] Com base nesse escore é possível identificar a resposta do paciente ao tratamento, se está respondendo bem, se está em remissão ou se não mudou sua situação e, até mesmo, identificar casos de depressão refrataria.

ESTRATÉGIAS PARA MELHORAR A EFETIVIDADE DO CUIDADO

Estima-se que cerca de 30 a 35% das pessoas com depressão apresentam resposta ao tratamento medicamentoso, e reduzem em 50% os sintomas. A fim de alcançar a remissão (melhora total dos sintomas), é necessário associar outros métodos de tratamento aos psicofármacos.[22]

A atividade física é um desses métodos. Estudos associam a prática de exercícios com modificação nos quadros depressivos ou com melhora na gravidade do transtorno. Dessa forma, está relacionada com a prevenção e a diminuição de sintomas depressivos. Acredita-se que há um aumento na liberação de monoaminas, como serotonina, dopamina e noradrenalina pelos exercícios. A serotonina pode amenizar a construção de memórias relacionadas ao medo e reduzir a resposta a fenômenos ameaçadores.[22]

A prática de exercícios em grupo eleva a autoestima do idoso, contribui com a execução de relações psicossociais e com o reequilíbrio emocional. Propõe-se, assim, a inclusão de programas de atividade física e exercícios físicos nas programações dos grupos operativos.[9] Muitas Unidades Básicas de Saúde (UBS) utilizam-se desses grupos multiprofissionais em sua rotina para aumentar a capacidade física dos idosos e a sociabilidade, diminuir a solidão e atuar como elemento preventivo à deterioração da saúde mental ou mesmo como adjuvante no tratamento farmacológico de transtornos mentais comuns, como a depressão.

Na prescrição de atividades deve-se levar em conta que caminhadas e corridas são os tratamentos mais utilizados para níveis graves de depressão. Alguns autores afirmam que, para a redução efetiva dos sintomas de depressão, os exercícios devem durar pelo menos 30 minutos e ter intensidade de 50 a 60% do VO2máx. Assim, atividades longas e menos intensas são preferíveis por interromperem, com maior êxito, pensamentos depressivos. Preconiza-se a frequência de duas a quatro vezes por semana. Entre 10 e 12 semanas de treino reavalia-se o paciente para adequar a intensidade do exercício.[22]

Além do tratamento medicamentoso e de atividades, a psicoterapia tem seu papel no processo de remissão do transtorno, assim como atividades do tipo terapia ocupacional, participação em atividades artísticas e de lazer. A psicoterapia breve é uma intervenção terapêutica indicada para idosos, sendo considerada prospectiva, focada no presente e no futuro, dura, em geral, seis meses, promove a diminuição do sofrimento psíquico do paciente e ajuda o idoso a reorganizar seu projeto de vida.[9]

No caso da atuação na atenção primária à saúde, a abordagem não farmacológica pode ficar facilitada com a estratégia saúde da família e, em específico, com a atuação do Núcleo Ampliado de Saúde da Família (NASF) na perspectiva da criação de um Projeto Terapêutico Singular (PTS).[23]

A utilização de diversos núcleos de profissionais diferentes em um campo comum (a saúde mental da pessoa idosa) permite o uso mais racional e mais eficaz dos recursos terapêuticos convencionais e, também, permite a adoção de práticas integrativas e complementares, dentre as quais o idoso com depressão também pode se beneficiar.[25]

Tópico 9: Pontos-chave

- A depressão atinge cerca de 15% dos idosos e é o transtorno psiquiátrico mais comum nesse grupo.

- A taxa de suicídios é duas vezes maior do que a população em geral.

- As mulheres representam o grupo mais vulnerável.

- O diagnóstico do transtorno depressivo é puramente clínico e aborda uma enorme gama de fatores de risco, sinais e sintomas.

- A base diagnóstica da depressão é a fundamentada nos critérios diagnósticos da DSM-V-TR e da CID-10.

- A depressão é fator de risco para processos demenciais.

- Um dos sinais de depressão é a presença de queixas somáticas.

- Saber diferenciar depressão de demência.

- Uma das diferenças mais exuberantes na depressão geriátrica comparada com outros grupos é a frequente queixa cognitiva associada ao transtorno de humor.

- Saber diferenciar pseudodemência depressiva e demência primária.

- Em geral, a primeira escolha de tratamento é ISRS.

- Evita-se prescrever ADTs, especialmente para cardiopatas.

- ECT é indicada em depressão refratária.

- Consideram-se pacientes com MADRS <8 em remissão do transtorno.

- A atividade física está relacionada com a melhora na gravidade do transtorno depressivo.

- Preferem-se atividades longas e menos intensas.

- A psicoterapia breve é uma intervenção terapêutica indicada para idosos.

- O NASF facilita a abordagem não farmacológica na atenção primária.

- O prognóstico da doença abrange as oscilações sentimentais inerentes ao idosos, maior incidência de suicídios e elevadas taxas de recaídas.

REFERÊNCIAS

1. IBGE. Agência de Notícias. Número de idosos cresce 18% em 5 anos e ultrapassa 30 milhões em 2017 [internet]. 2018 [cited 2019 Jan 15]. Disponível em: https://agenciadenoticias.ibge.gov.br/agencia-noticias/2012-agencia-de-noticias/noticias/20980-numero-de-idosos-cresce-18-em-5-anos-e-ultrapassa-30-milhoes-em-2017.

2. IBGE. Agência de Notícias. Projeção da População 2018: número de habitantes do país deve parar de crescer em 2047 [Internet]. 2018 [cited 2019 Jan 15]. Disponível em: https://agenciadenoticias.ibge.gov.br/agencia-sala-de-imprensa/2013-agencia-de-noticias/releases/21837-projecao-da-populacao-2018-numero-de-habitantes-do-pais-deve-parar-de-crescer-em-2047.

3. Veras R. Envelhecimento populacional contemporâneo: demandas, desafios e inovações. Rev Saúde Pública [Internet]. Faculdade de Saúde Pública da Universidade de São Paulo; 2009 Jun 17 [cited 2019 Jan 15];43(3):548-54. Disponível em: http://www.scielo.br/scielo.php?script=sci_arttext&pid=S0034-89102009000300020&lng=pt&nrm=iso&tlng=en.

4. Pinho MX, Custódio O, Makdisse M. Incidência de depressão e fatores associados em idosos residentes na comunidade: revisão de literatura. Rev Bras Geriatr e Gerontol [Internet]. 2009;12(1):123-40. Disponível em: http://www.scielo.br/scielo.php?script=sci_arttext&pid=S1809-98232009000100123&lng=pt&tlng=pt.

5. Oliveira DAAP, Gomes L, Oliveira RF. Prevalência de depressão em idosos que frequentam centros de convivência. Rev Saúde Pública [Internet]. 2006 Aug [cited 2019 Jan 15];40(4):734-6. Disponível em: http://www.scielo.br/scielo.php?script=sci_arttext&pid=S0034-89102006000500026&lng=pt&tlng=pt.

6. Reynolds CF, Kupfer DJ. Depression and aging: a look to the future. Psychiatr Serv [Internet]. 1999 Sep [cited 2019 Jan 15];50(9):1167-72. Available from: http://www.ncbi.nlm.nih.gov/pubmed/10478902.

7. Conwell Y, Thompson C. Suicidal behavior in elders. Psychiatr Clin North Am [Internet]. NIH Public Access; 2008 Jun [cited 2019 Jan 15];31(2):333-56. Available from: http://www.ncbi.nlm.nih.gov/pubmed/18439452.

8. Ministério da Saúde. Cadernos de Atenção Básica. 2006. 187p.

9. Stella F. Depressão no idoso: diagnóstico, tratamento e benefícios da atividade física. 2002 [cited 2019 Jan 15];8. Disponível em: https://www.nescon.medicina.ufmg.br/biblioteca/imagem/2544.pdf.

10. Saúde M da. Portaria n. 2.528, de 19 de outubro de 2006 [Internet]. 2006 [cited 2019 Jan 19]. Disponível em: http://bvsms.saude.gov.br/bvs/saudelegis/gm/2006/prt2528_19_10_2006.html.

11. Ministério da Saúde. Diretrizes para o cuidado às pessoas idosas no SUS: Proposta de modelo de atenção integral XXX Congresso Nacional de Secretarias Municipais de Saúde. 2014.

12. Pactos pela saúde S. Atenção à saúde da pessoa idosa e envelhecimento Brasília. 2010 [Internet]. 2010 [cited 2019 Jan 19]. Disponível em: http://bvsms.saude.gov.br/bvs/publicacoes/atencao_saude_pessoa_idosa_envelhecimento_v12.pdf.

13. Laboratório de Inovação sobre Experiências em Atenção Primária na Saúde Suplementar. Série Técnica. V. 12 Agência Nacional de Saúde Suplementar. Organização Pan-Americana da Saúde Organização Mundial da Saúde. Rio de Janeiro. 2018 [Internet]. 2018 [cited 2019 Jan 19]. Disponível em: http://www.ans.gov.br/images/Publicação_Laboratório_de_Inovações_em_APS.pdf.

14. Ramos TS. Depressão e demência no idoso: diagnóstico diferencial e correlações. [Porto]: Instituto de Ciências Biomédicas Abel Salazar; 2014.

15. González ACT, Ignácio ZM, Jornada LK, Réus GZ, Abelaira HM, Santos MAB dos, et al. Depressive disorders and comorbidities among the elderly: a population-based study. Rev Bras Geriatr e Gerontol [Internet]. Universidade do Estado do Rio Janeiro; 2016 Fev [cited 2019 Jan 16];19(1):95-103. Disponível em: http://www.scielo.br/scielo.php?script=sci_arttext&pid=S1809-98232016000100095&lng=en&tlng=en.

16. Nóbrega IRAP, Leal MCC, Marques APO, Vieira JCM. Fatores associados à depressão em idosos institucionalizados: revisão integrativa. Saúde em Debate [Internet]. 2015 Jun [cited 2019 Jan 16];39(105):536-50. Disponível em: http://www.scielo.br/scielo.php?script=sci_arttext&pid=S0103-11042015000200536&lng=pt&tlng=pt.

17. Matias AGC, Fonsêca MA, Gomes MLF, Matos MAA, Matias AGC, Fonsêca MA, et al. Indicators of depression in elderly and different screening methods. Einstein (São Paulo) [Internet]. Instituto Israelita de Ensino e Pesquisa Albert Einstein; 2016 Mar [cited 2019 Jan 16];14(1):6-11. Available from: http://www.scielo.br/scielo.php?script=sci_arttext&pid=S1679-45082016000100006&lng=en&tlng=en.

18. Ribeiz SRI, Ávila R, Martins CB, Moscoso MAA, Steffens DC, Bottino CMC. Validation of a treatment algorithm for major depression in an older Brazilian sample. Int J Geriatr Psychiatry 2013;28(6):647-53.

19. Teng CT, De Castro Humes E, Demetrio FN. Depressão e comorbidades clínicas [Depression and medical comorbidity]. Rev Psiq Clin 2005(32);156.

20. Paradela EMP. Depressão em idosos. Rev Hosp Univ Pedro Ernesto, UERJ [Internet]. 2011;31-41. Disponível em: http://www.e-publicacoes.uerj.br/index.php/revistahupe/article/view/8850/6729.

21. Brunoni AR, Teng CT, Correa C, Imamura M, Brasil-Neto JP, Boechat R, et al. Neuromodulation approaches for the treatment of major depression: challenges and recommendations from a working group meeting. Arq Neuropsiquiatr [Internet]. Associação Arquivos de Neuropsiquiatria; 2010 Jun [cited 2019 Jan 18];68(3):433-51. Disponível em: http://www.scielo.br/scielo.php?script=sci_arttext&pid=S0004-282X2010000300021&lng=en&tlng=en.

22. Moraes H, Deslandes A, Ferreira C, Pompeu FAMS, Ribeiro P, Laks J. O exercício físico no tratamento da depressão em idosos: revisão sistemática. Rev Psiquiatr do Rio Gd do Sul [Internet]. Sociedade de Psiquiatria do Rio Grande do Sul; 2007 Abr [cited 2019 Jan 15];29(1):70-9. Disponível em: http://www.scielo.br/scielo.php?script=sci_arttext&pid=S0101-81082007000100014&lng=pt&tlng=pt.

CAPÍTULO 17 – TRANSTORNO DEPRESSIVO EM PESSOAS IDOSAS

23. Ministério da Saúde. Portaria n. 971, de 3 de maio de 2006 [Internet]. 2006 [cited 2019 Jan 19]. Disponível em: http://www.crbm1.gov.br/Portaria MS 971 2006.pdf.

24. De Apoio N, Da Família S, De C, Básica A. Diretrizes do NASF: Núcleo de Apoio a Saúde da Família [Internet]. 2010 [cited 2019 Jan 19]. Disponível em: http://bvsms.saude.gov.br/bvs/publicacoes/diretrizes_do_nasf_nucleo.pdf.

25. Machado AKC, Tertuliano CVM; Alves RM, coautora, et al. Eficácia das práticas integrativas e complementares na saúde mental da pessoa idosa [Internet]. V. 3322. [cited 2019 Jan 19]. Disponível em: www.cieh.com.br.

26. 26. Nitrinni JG; Forlenza OV. Diagnóstico diferencial das demências. Rev Psiq Clín 2005;32(3):119-130.

Capítulo 18

TRANSTORNO DEPRESSIVO E MULTIMORBIDADE

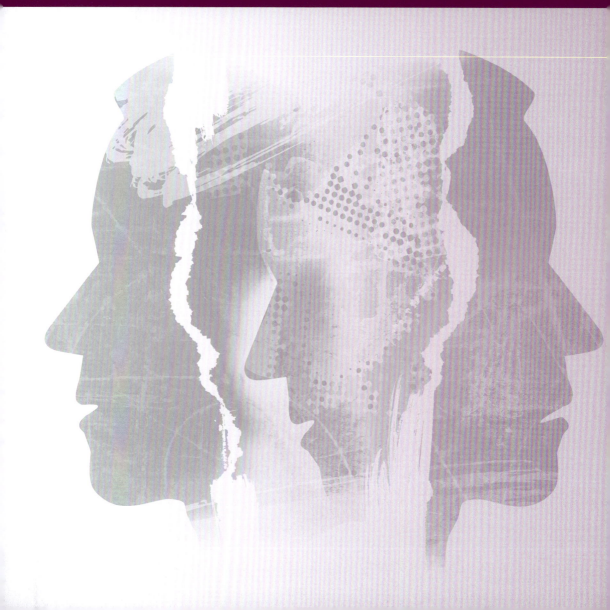

Heitor Rossi Lopes
Carolina Vaz Turiani
Isabel Mestriner de Souza

Objetivos do capítulo:

1. Descrever a relação entre multimorbidade e transtornos depressivos.

2. Discutir suas consequências para a prática assistencial.

3. Descrever abordagens multidisciplinares para a qualidade do cuidado.

Tempo
20 minutos
de leitura

Tópico 1: Importância do tema

Os transtornos depressivos e as síndromes metabólicas, principalmente diabetes *mellitus* (DM), hipertensão arterial (HAS), dislipidemia (DLP) e obesidade, possuem estreita relação nos âmbitos clínicos e psicossociais. Atualmente essas condições clínicas crônicas encontram-se em ascensão na população mundial, sendo fundamental o conhecimento por parte dos profissionais da saúde, a fim de realizar o diagnóstico precoce e otimizar o tratamento.

Define-se, como tratamento adequado neste caso, quais medicações podem ou não ser associadas com os fármacos utilizados nas síndromes metabólicas, além de suas interações medicamentosas entre os antidepressivos e os medicamentos disponíveis para o tratamento das doenças crônicas antes destacadas. Como exemplo comum de interação medicamentosa, podemos citar o papel de alguns antipsicóticos no ganho de peso, na hiperglicemia e nas dislipidemias.

Tópico 2: Conceitos e definições

Síndrome metabólica

Transtorno complexo que atinge a população geral e é representado por um conjunto de fatores de risco inter-relacionados, de origem metabólica e que contribuem para o aparecimento de doença cardiovascular. Segundo critérios brasileiros, essa síndrome ocorre quando estão presentes três dos cinco critérios a seguir: obesidade central (circunferência da cintura maior que 88 cm em mulheres e 102 cm em homens), hipertensão arterial (igual ou maior que 130 mmHg/85 mmHg), glicemia de jejum alterada (maior que 110 mg/dL), nível de triglicerídeos alto (igual ou maior que 150 mg/dL), nível de HDL colesterol baixo (menor que 40 mg/dL em mulheres e 50 mg/dL em homens). Portanto, dentre as principais síndromes metabólicas presentes na população mundial, destacam-se o diabetes *mellitus* (DM), a hipertensão arterial sistêmica (HAS), a dislipidemia (DLP) e a obesidade.[1,3]

Diabetes mellitus

Transtorno metabólico heterogênico caracterizado por hiperglicemia resultante de defeitos na ação e/ou na secreção de insulina. Portadores dessa síndrome geralmente possuem comorbidades associadas como dislipidemia, hipertensão arterial e disfunção endotelial. Seu diagnóstico é dado a partir de sintomas declarados pelo paciente e exames laboratoriais. Para o indivíduo ser considerado diabético, sua glicemia de jejum deve estar acima de 126 mg/dL de sangue. Os principais sintomas apresentados são comumente chamados de 4Ps – poliúria (produção de urina acima de 2,5 L/dia), polidipsia (sede excessiva), polifagia (fome excessiva) e perda de peso.[4]

A importância da DM vem crescendo devido ao aumento de sua prevalência nos últimos anos. Estima-se que aproximadamente 8,3% da população mundial seja portadora do diabetes, sendo que em torno de 50% dos diabéticos desconhecem possuir a doença.[4]

Estudos clínicos têm demonstrado que portadores de diabetes têm risco maior para desenvolver a depressão, porém não há explicações fáceis para esse dado. Acredita-se que o fato de o paciente achar que perdeu a gerência da doença, pela falta do controle glicêmico ou por estar enfrentando as complicações do diabetes, leva a sintomas que simulam uma depressão devido à sensação de cansaço e ansiedade.[5]

HIPERTENSÃO ARTERIAL

Do ponto de vista quantitativo, a VII Diretriz Brasileira de Hipertensão Arterial define como pacientes hipertensos aqueles com pressão arterial igual ou maior que 140 mmHg/90 mmHg.[6]

Indivíduos hipertensos geralmente apresentam outras comorbidades associadas, como diabetes, obesidade e dislipidemia, além de fatores de risco como sedentarismo, tabagismo, questões socioculturais, ambientais, baixo nível de escolaridade e renda familiar e alta ingesta de sódio.[7]

Dentre as doenças crônicas de atendimento ambulatorial, a hipertensão arterial é a mais prevalente e a que causa maior morbidade entre adultos. A OMS afirma que mais de 1 bilhão de pessoas no mundo sejam hipertensas, fato de extrema importância, uma vez que o aumento crônico da pressão arterial constitui o principal fator de risco para doenças cardiovasculares. No Brasil, as taxas variam de 22 a 43% da população (46 a 89 milhões de pessoas), dependendo da região do país.[7]

A correlação de deprimidos atendidos ambulatorialmente e que são hipertensos chega a ter prevalência de 28%. As hipóteses diagnósticas para essa associação são: fator fisiológico comum entre ambas as comorbidades, depressão advinda de efeitos colaterais de fármacos utilizados no tratamento de hipertensão arterial, depressão secundária a uma doença crônica, depressão secundária à redução da pressão arterial devido ao tratamento estipulado em idosos que causa insuficiência cerebral e associação por coincidente.[8]

OBESIDADE

Definida como uma doença crônica multifatorial que envolve excesso de acúmulo de tecido adiposo capaz de afetar a saúde do indivíduo e abrange um desequilíbrio energético determinado por aspectos genéticos, metabólicos, endócrinos, nutricionais, psicossociais e culturais. Seu diagnóstico é dado a partir do cálculo de Índice de Massa Corpórea (IMC), o qual considera obesos os indivíduos com valor de IMC igual ou maior que 30 kg/m². Pode-se dividir tal grupo em três graus, sendo grau 1 com IMC entre 30 e 34,9 kg/m², grau 2 com IMC entre 35 e 39,9 kg/m² e grau 3, IMC superior a 40 kg/m².[9-10]

Segundo a OMS, essa síndrome é tida como uma epidemia mundial. Em 1995 eram estimados cerca de 200 milhões de adultos obesos, e a projeção é de que, em 2025, cerca de 700 milhões de adultos sofram dessa síndrome. No Brasil, a porcentagem de obesos cresceu 60% nos últimos dez anos, sendo 18,9% a prevalência de obesos na população do país. Segundo a Associação Brasileira para Estudo de Obesidade (ABESO), a porcentagem de pessoas em sobrepeso ou obesas é praticamente igual em ambos os sexos.[9-10]

A relação entre obesidade e depressão ainda é incerta. Porém, estudos observaram que a alteração da imagem corporal resultante do aumento de peso nessa comorbidade pode provocar uma desvalorização da autoimagem e do autoconceito. Como consequência, o paciente obeso pode evoluir para sintomas depressivos e ansiosos devido à diminuição de sensação de bem-estar e ao aumento da sensação de inadequação social, degradando a relação interpessoal.[10]

DISLIPIDEMIA (DLP) PRIMÁRIA

Também chamada de sem causa aparente, é dividida em genotipicamente ou fenotipicamente após análises bioquímica. A primeira, genotípica, divide-se em monogênica ou poligênica, dependendo do número de genes afetados pelas mutações. Já a classificação fenotípica considera valores de CT, LDL-C, TG e HDL-C e compreende quatro tipos principais: hipercolesterolemia isolada, hipertrigliceridemia isolada, hiperlipidemia mista e HDL-C baixo.[11]

Sabe-se que cerca de 50% dos pacientes que apresentam depressão também têm aumento da reatividade do eixo hipotálamo-hipófise-adrenal, que é representado pelo aumento do hormônio de liberação de corticotrofina. Assim, esse estado de desequilíbrio hormonal pode levar a alterações fisiológicas, explicando consequências comuns à síndrome depressiva. Dentre essas alterações, temos a síndrome X, que é caracterizada por dislipidemia e outras comorbidades, como resistência periférica à insulina, hipertensão e obesidade.[12]

DISTÚRBIOS DA TIREOIDE

Tanto o hipotireoidismo como o hipertireoidismo podem ser confundidos com a depressão e a ansiedade. O hipotireoidismo está associado a sintomas de astenia, lentificação, alteração do apetite e sono, o que dificulta seu diagnóstico diferencial. Frequentemente se observa a coexistência dessas comorbidades em um mesmo paciente, sendo mais frequente a presença de depressão, que leva ao hipotireoidismo subsindrômico.[12]

Indivíduos com depressão aguda apresentam aumento de T4 livre, sendo revertido com a melhora do quadro. Já na depressão bipolar, observa-se um alto nível de TSH e baixos níveis de hormônios tireoidianos livres. Com o tratamento adequado da depressão, tais distúrbios tireoidianos evoluem para melhora. Porém, muitas vezes é necessária a reposição de T4 no hipotireoidismo ou potencialização do T3 quando há resistência ao tratamento antidepressivo.[12]

A depressão é uma síndrome que engloba geralmente sintomas como perda ou ganho de peso, insônia ou hipersonia, agitação ou retardo psicomotor, fadiga e/ou perda de energia, inutilidade e/ou culpa, capacidade diminuída para pensar ou se concentrar e tentativa de suicídio, não sendo necessária a presença de todos. Tais sintomas devem estar presentes por duas semanas ou mais e representar uma mudança em relação ao funcionamento anterior a eles.[13] Sua incidência mundial ultrapassou 300 milhões de pessoas, enquanto no Brasil se estima que 5,8% dos brasileiros, cerca de 12 milhões, sofrem com o transtorno.[12]

Tendo em vista a alta prevalência dos transtornos acima citados, cabe ao profissional da saúde reconhecer a relação entre cada uma dessas doenças, de forma a evitar as consequências de cada uma na vida dos pacientes.

TÓPICO 3 REPERCUSSÕES E CONSEQUÊNCIAS PARA A PESSOA

Diversos estudos demonstraram íntima associação entre depressão e diabetes *mellitus*, principalmente a do tipo 2. Esse fato remete à importância do conhecimento dessa relação, tanto pelos familiares quanto pelos profissionais da saúde, de modo a realizar diagnóstico precoce e tratamento adequado.[14]

Diabéticos necessitam de rotina regrada, com tratamento rígido, que incluem modificações do estilo de vida, a fim de obter controle glicêmico. Dessa forma, o transtorno depressivo constitui importante empecilho no controle do diabetes, visto que o paciente se sente desmotivado, indisposto e desinteressado no cuidado a sua saúde.[14]

A depressão é fator de risco para o desenvolvimento do diabetes, assim como o diagnóstico de diabetes pode ser causador de transtorno depressivo. Isso ocorre principalmente pelo fato de a depressão, em certas pessoas, causar compulsão alimentar e desmotivação para os cuidados à saúde. Muitos pacientes negam o diagnóstico e as consequências que o diabetes pode ocasionar.[14]

Outras pesquisas apontam a depressão como importante fator de risco para a progressão do diabetes e de suas complicações, tais como comprometimento renal, neuropatia diabética, má circulação, retinopatia, entre outros. Esse fato contribui para o sentimento de desesperança do paciente diante de sua condição, prejudicando o cuidado e o tratamento.[14]

Se a síndrome metabólica e depressão coexistem, o paciente e seus familiares sofrem as consequências, seja pelo declínio da condição clínica do enfermo, seja pelas modificações do humor e da personalidade.[14] Portanto, é fundamental que os familiares e os profissionais da saúde estejam atentos ao humor e ao controle glicêmico do paciente, a fim de providenciar um diagnóstico precoce, bem como propor estratégias de cuidado que otimizem o tratamento.[14]

TÓPICO 4: ESTRATÉGIAS PARA MELHORAR A EFETIVIDADE DO CUIDADO

Nessa condição de depressão e multimorbidade metabólica, o tratamento deve ser modificado, tanto no sentido farmacológico quanto no âmbito não medicamentoso. Necessária a utilização de fármacos antidepressivos, associada à psicoterapia adequada para cada paciente.

As doenças crônicas associadas ao transtorno depressivo podem ser abordadas no ambiente da atenção primária. A base do tratamento do transtorno depressivo associado às doenças crônicas deve seguir três pilares fundamentais: os princípios da atenção primária de saúde (APS); o método clínico centrado na pessoa (MCCP), que é detalhado no Capítulo 4 deste livro; e o projeto terapêutico singular (PTS).[15]

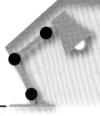

LEITOR(A)

Veja também o Capítulo 4, sobre O método clínico centrado na pessoa (MCCP) e o cuidado à pessoa com depressão.

Dentre os princípios da APS, o acesso se faz essencial para o acolhimento do paciente com doença crônica, e para a abertura da relação entre paciente-equipe. A integralidade, por sua vez, deve ser seguida com o propósito de abordar o paciente como um todo, em sua forma biopsicossocial e espiritual. Já a coordenação do cuidado é fundamental para a obtenção de tratamento adequado, visto que o paciente com depressão e síndrome metabólica, muitas vezes, faz uso de diversos fármacos, além de necessitar de cuidados multidisciplinares. Por último, a longitudinalidade também deve participar do tratamento, de modo a permitir que a equipe entenda e conheça o paciente e suas questões psíquicas, visando sempre estabelecer uma boa relação paciente-profissional da saúde.[15]

O segundo pilar do manejo do paciente depressivo e portador de doença crônica é o primeiro componente do método clínico centrado na pessoa, isto é, compreender as vivências e experiências do paciente em relação a sua saúde e doença, englobando sentimentos, ideia, função e expectativas do paciente diante de seu adoecimento (SIFE). Esse método possibilita que o profissional de saúde estabeleça o diagnóstico e o tratamento adequados, além de restaurar o equilíbrio do organismo para o mais próximo possível da normalidade.[16]

O terceiro e último pilar do tratamento denomina-se projeto terapêutico singular (PTS) e consiste nas propostas de condutas terapêuticas articuladas para indivíduo ou para famílias, por meio de reuniões coletivas de uma equipe interdisciplinar, a fim de proporcionar atendimento integral e individual, valorizando outros aspectos além da doença e dos medicamentos. Esse projeto prevê quatro momentos, entre eles o diagnóstico, contendo avaliação orgânica, psíquica e social, definição de metas, com propostas de curto, médio e longo prazo negociadas com o indivíduo, divisão de responsabilidades e reavaliação, momento em que serão discutidos os resultados e a necessidades de correções no processo.[17]

Além dos três pilares acima citados, a avaliação do uso de medicamentos antidepressivos e ansiolíticos nas doenças crônicas também se faz fundamental na gestão da clínica, devido à existência de estreita relação dos efeitos colaterais desses medicamentos nas doenças crônicas. No entanto, o profissional da saúde nem sempre se encontra familiarizado com o emprego desses fármacos na prática médica, tanto no sentido da posologia quanto no âmbito dos efeitos colaterais e interações medicamentosas, sendo de considerável relevância ter cautela no momento da prescrição desses fármacos.

Os antidepressivos mais comumente utilizados são divididos nas seguintes classes: tricíclicos, inibidores seletivos da recaptação de serotonina (ISRS), inibidores da monoaminoxidase (IMAO's), inibidores da recaptação de serotonina e noradrenalina (IRSN) e inibidores seletivos da recaptação da dopamina (bupropiona).

Em geral, os ISRS são a classe de antidepressivos mais utilizada em pacientes com comorbidades crônicas, devido aos menores efeitos colaterais e à maior comodidade posológica.[12,18]

Os tricíclicos possuem como principal efeito colateral a cardiotoxicidade e a hipotensão postural, devendo ser evitados em cardiopatas e idosos.[12,18]

Já os IMAO's são indicados para transtornos de ansiedade e do pânico ou usados como alternativa para os tricíclicos, quando estes não surtem efeito desejado. Os IMAO's também podem ocasionar hipotensão postural e devem ser prescritos com cautela devido aos picos hipertensivos observados com seu uso, além de possuir interações com alimentos contendo tiramina.[12,18]

Dentre os IRSN, a venlafaxina constitui o fármaco mais utilizado dessa classe e o que possui menores interações medicamentosas quando comparados aos ISRS, porém, se utilizado em doses altas, seu uso está associado à cardiotoxicidade, aumento da pressão arterial sistólica, agitação e insônia.[12,18]

Em relação à bupropiona, não há descrição acerca de efeitos colaterais adversos para o sistema cardiovascular, sendo útil em pacientes com lentificação psicomotora e hipersonia.[12,18]

No que diz respeito às interações medicamentosas, o tratamento da depressão com comorbidades clínicas é diferenciado em relação àqueles sem comorbidades. A pessoa com depressão e doença crônica geralmente possui idade elevada, faz uso de maior quantidade de medicamentos, apresenta mais sintomas (físicos e psíquicos), além de estar sujeita a efeitos colaterais adversos decorrentes de interações medicamentosas que alteram a farmacodinâmica e a farmacocinética dos medicamentos. O alto custo do tratamento do paciente com depressão e doença crônica, bem como o maior número de visitas ao médico, somados ao que foi dito acima, interferem negativamente na adesão ao tratamento.[19]

A prescrição de antidepressivos para pacientes com doença crônica deve ser feita de maneira cuidadosa, iniciando com doses baixas e lentamente aumentando as doses, se necessário. É fundamental que o profissional da saúde conheça as principais interações medicamentosas e os efeitos colaterais dos medicamentos a serem prescritos, a fim de evitar graves consequências aos pacientes.[19]

Nas tabelas a seguir, demonstram-se algumas interferências de antidepressivos nas síndromes metabólicas e as principais interações medicamentosas entre antidepressivos e fármacos utilizados na hipertensão arterial, diabetes *mellitus*, dislipidemia, obesidade e hipotireoidismo.

Tabela 18.1	Classes de antidepressivos e respectivos fármacos[20]
Classe de antidepressivo	**Fármaco representante**
Tricíclicos	◼ Amitriptilina
	◼ Imipramina
	◼ Clomipramina
	◼ Nortriptilina
Inibidores da MAO (IMAO)	◼ Tranilcipromina
	◼ Moclobemida
Inibidores da recaptação da serotonina (ISRS)	◼ Fluoxetina
	◼ Sertralina
	◼ Citalopram
	◼ Escitalopram
	◼ Paroxetina
	◼ Fluvoxamina
Inibidores da recaptação de seratonina e noradrenalina (IRSN)	◼ Venlafaxina
Inibidores seletivos da recaptura de noradrenalina	◼ Reboxetina

(continua)

Tabela 18.1 — Classes de antidepressivos e respectivos fármacos[20] (continuação)

Classe de antidepressivo	Fármaco representante
Noradrenérgicos e serotonérgico específico	■ Mirtazapina
Bloqueadores da recaptura de noradrenalina e dopamina	■ Bupropiona
Inibidores de recaptura de serotonina/antagonistas 5HT2	■ Trazodona ■ Nefazodona

Fonte: Moreno, et al., 1999.

Tabela 18.2 — Principais antidepressivos e seus efeitos colaterais nas síndromes metabólicas[20]

Classe/antidepressivo	Efeito colateral
Tricíclicos (nortriptilina; amitriptilina)	■ Hiperglicemiante ■ Aumento do peso (aumento do apetite) ■ Hipotensão ortostática ■ Não percepção de hipoglicemia (amitriptilina)
ISRS (fluoxetina; paroxetina; citalopram)	■ Aumento do peso (paroxetina) ■ Aumento do triglicérides (citalopram e fluoxetina) ■ Hiperglicemia na suspensão de fluoxetina
Mirtazapina	■ Ganho de peso e aumento do apetite
IMAO	■ Picos de hipertensão ■ Hipotensão ortostática
Venlafaxina	■ Em altas doses é cardiotóxico e pode aumentar a pressão arterial
Bupropiona	■ Hipertensão ■ Hiperglicemia ■ Hipoglicemia

Fonte: Moreno, et al., 1999.

Por fim, cabe aos profissionais da saúde estarem sempre atentos às complicações agudas e crônicas do diabetes e da obesidade, além dos sinais de agravamento do transtorno depressivo, como a existência de pensamentos suicidas, prejuízo do autocuidado, risco de agressão a si próprio e a terceiros, entre outros. É necessário lembrar-se sempre da realização de um atendimento holístico, centrado no doente e não somente na doença, integral e longitudinal, buscando proporcionar melhor qualidade de vida ao paciente, assim como prevenir a progressão da doença e o aparecimento de outras comorbidades.[15]

CAPÍTULO 18 – TRANSTORNO DEPRESSIVO E MULTIMORBIDADE

Tabela 18.3	Interações medicamentosas entre antidepressivos e medicamentos utilizados nas síndromes metabólicas[20]
Classe/droga	**Interação medicamentosa**
IMAO	■ Sibutramina (não deve ser concomitantemente administrada)
	■ Sulfonilureias (potencializam efeito hipoglicemiante)
	■ Clonidina (hipertensão)
	■ Reserpina (agitação psicomotora)
	■ Tiazídicos (potencializam efeitos hipotensores)
Bupropiona	■ Clopidogrel e ticlopidina (aumento do nível sérico de ambas)
ISRS	■ Levotiroxina (aumenta a necessidade da dose)
Fluoxetina	■ Betabloqueadores (síncope e bradicardia intensa)
	■ Nifedipina; verapamil (aumento dos efeitos colaterais)
	■ Fenfluramina; fenteramina (aumento dos efeito serotoninérgicos)
	■ Sufonilureias (aumento da hipoglicemia em diabéticos)
	■ Estatinas
Tricíclicos	■ Levotiroxina (aumento da concentração sérica e da toxicidade de ambos)
Amitriptilina	■ Reserpina (causa efeito estimulante em pacientes depressivos)
	■ Guanetidina (pode bloquear a ação anti-hipertensiva)
Trazodona; nefazona	■ Betanidina; clonidina; metildopa; guanetidina; reserpina (diminuição do efeito anti-hipertensivo)
	■ Insulina (hipoglicemia com nefazona)
	■ Sulfonilureias (aumento da hipoglicemia)
	■ Levotiroxina (efeito aditivo depressivo em depressão resistente)
	■ Estatinas

Fonte: Moreno, et al., 1999.

TÓPICO 5: APLICAÇÃO DOS TRÊS PILARES FUNDAMENTAIS PARA ABORDAGEM DO TRANSTORNO DEPRESSIVO EM PESSOAS COM DOENÇAS CRÔNICAS

PRINCÍPIOS DA APS, MÉTODO CLÍNICO CENTRADO NA PESSOA, PROJETO TERAPÊUTICO SINGULAR

1) **Base de dados**

Identificação: V.D.A.S, sexo feminino, 61 anos, negra, casada, natural e procedente de São Paulo-SP, evangélica, 4 filhos.

Antecedentes

- Pessoais: nega etilismo, tabagismo ou uso de drogas.

- Epidemiológicos: negativos.

- Familiares: pai com HAS, DLP, ICC, etilista crônico, falecido aos 72 anos de IAM. Mãe com HAS, DM, DLP, não tabagista, falecida aos 86 anos por neoplasia pulmonar (metamama). Avó paterna com HAS, falecida SARA. Avô materno falecido de patologia cardíaca.

2) **Notas de evolução – SOAP**

S (subjetivo)

Motivo da consulta: paciente vem para consulta de rotina solicitando a realização de exames para HAS, DM e rotina da mulher.

S (sentimento): relata há 2 anos quadro de irritabilidade, tristeza, anedonia e fadiga, atualmente associado a aperto no peito.

I (ideias): acha que tais sensações provavelmente foram desencadeadas pelo estresse domiciliar que passa, devido ao uso de drogas de seus dois filhos homens, com situações prévias de furto, por ambos, de eletrodomésticos e de suas medicações de uso contínuo.

F (funções): desde então, não sai de casa, tem medo de seus filhos venderem o que lhe resta, não tem vontade de ir para a igreja e muito menos de trabalhar (foi demitida).

E (expectativas): ainda assim, acredita que, com a recuperação dos seus filhos da dependência química, ficará mais feliz e terá condições de se cuidar melhor.

Impressão do profissional: ainda assim, acredita que, com a recuperação dos seus filhos da dependência química, ficará mais feliz e terá condições de se cuidar melhor. Durante toda a consulta, a paciente mantém olhar direcionado ao solo e diversas vezes, com voz trêmula, parece querer chorar.

O (objetivo)

Medicamentos em uso:

- Captopril 25 mg – 2 comprimidos pela manhã, 2 comprimidos à tarde e 2 comprimidos à noite.

- Glicazida 30 mg – 1 comprimido pela manhã, 1 comprimido à tarde.

- AAS 100 mg – 1 comprimido à tarde.

- Fluoxetina 20 mg – 1 comprimido à noite.

- Metformina 850 mg – 1 comprimido pela manhã, 1 comprimido à tarde e 1 comprimido à noite, suspendeu devido à diarreia.

- Losartana – suspendeu por conta própria.

- Furosemida – suspendeu por conta própria.

Exame físico:

- Peso: 129,5 kg, estatura: 1,51 m, IMC: 56,79 kg/m^2

- PA: 150 por 100 mmHg, FC: 86 bpm, CA: 102 cm

- Glicemia capilar: 198 mg/dl.

- Coração: BRNF, 2T, S/S.

- Pulmão: MV + em AHT, s/RA.

- Abdome: globoso, NT, indolor, s/VCM, RHA +.

- Extremidades: edema MMII 1+/4+, panturrilhas livres e indolores

A (avaliação) (CIAP):

- Depressão unipolar secundária a família disfuncional.

- Pobreza e problemas econômicos, socioculturais, desemprego e insegurança social.

- HAS descompensada.

- DM II não insulinodependente sem controle.

- Obesidade grau II. Síndrome metabólica.

P (plano):

Diagnóstico

Pedido de exames: hemograma completo, U/Cr/K, glicemia de jejum, Hba1C, TGO, TGP, CPK, CTF, TG, TSH/T4l/AAT, ácido úrico, sangue oculto nas fezes, microalbuminúria em amostra isolada, ECG, RX-tórax, solicitação de papanicolau, MMG e DO.

Terapêutico

- Introduzir Glifage XR® 500mg – 2 cp manhã e 2 cp noite.

- Introduzir anlodipino 5 mg – 2 cp manhã.

- Aumentar glicazida para 30 mg – 3 cp manhã.

- Aumentar fluoxetina para 20 mg – 2 cp manhã.

- Manter demais medicações.

- Orientação para MEV (dieta e atividade física).

3) **Seguimento**

- Controle de PA e glicemia capilar semanais.

- Encaminhamento a oftalmologia para fundoscopia e a endocrinologia para indicação de tratamento medicamentoso/cirúrgico.

- Marcar em reunião de equipe ESF/NASF uma VD compartilhada para início do projeto terapêutico singular (PTS).

4) **Educação em saúde**

Conversa sobre os benefícios da dieta adequada e atividade física regular no controle da HAS e DM.

5) **Lista de problemas (CIAP 2 – WONCA)**

- Depressão unipolar secundária a família disfuncional – novo.

- Pobreza e problemas econômicos, socioculturais, desemprego, segurança social – conhecido.

- HAS descompensada – crônico.

- DM II não insulinodependente sem controle – crônico.

- Obesidade grau II – crônico.

- Síndrome metabólica – crônico.

- DM gestacional – resolvido.

- SHEG – resolvido.

6) Genograma familiar

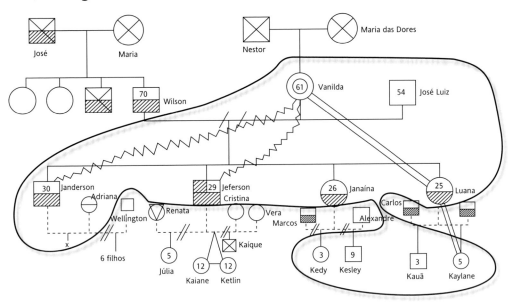

7) Ecomapa

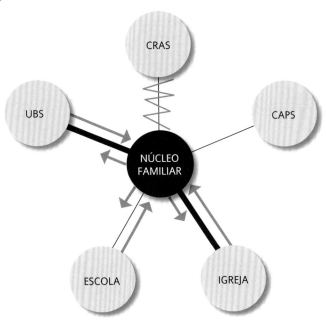

8) Escala de Coelho e Savassi[21]

Dados da Ficha A (sentinelas de risco)		Escore
Acamado		3
Deficiência física		3
Deficiência mental		3
Baixas condições de saneamento		3
Desnutrição (grave)		3
Drogadição		2
Analfabetismo		2
Menor de seis meses		1
Maior de 70 anos		1
Hipertensão arterial sistêmica		1
Diabetes *mellitus*		1
Relação morador/cômodo	Se maior que 1	3
	Se igual a 1	2
	Se menor que 1	0

Escore total	Classificação de risco
Escore 5 ou 6	R1 – menor risco
Escore 7 ou 8	R2 – risco médio
Maior que 9	R3 – risco máximo

- ◤ Escore de Coelho e Savassi: 13 – alto risco psicossocial.
- ◤ Fatores de risco e vulnerabilidade identificados.
- ◤ Baixas condições de saneamento.
- ◤ Drogadição.
- ◤ Desemprego.
- ◤ Analfabetismo.
- ◤ HAS.
- ◤ DM.
- ◤ Relação morador/cômodo >1.

CAPÍTULO 18 – *TRANSTORNO DEPRESSIVO E MULTIMORBIDADE*

9) Lista de problemas familiares

- Violência doméstica (crianças).
- Síndrome metabólica descompensada (V.)
- Negligência na educação dos filhos (J. e L.).
- Criança fora da escola (K.).
- Isolamento na escola e dificuldades na fala (K.).
- Drogadição, desemprego, ex-presidiário (J. e J.).
- Esquizofrenia (J.).
- Aborto provocado, ex-presidiária (A.).
- Desemprego (L.).
- Risco de gravidez e DST (A., L. e J.).
- ITU, hérnia inguinal (K.).
- Escabiose, sopro cardíaco a/e (K.).
- Fimose patológica, ptiríase alba (K.).

10) Responsabilidades – PTS

Profissional	Ação/como/quando?
Médicos	- Reavaliação das patologias, saúde da mulher, criança e mental - Consulta e VD compartilhada - Até 15 dias
Enfermeira	- Orientação nutricional, avaliação do pé diabético e consulta de saúde da mulher (Papa) e criança - Consulta - Próxima semana
Nutricionista	- Orientação nutricional - Grupo "Perder Peso" - Próxima semana
Educadora física	- Orientação e realização de exercício físico - Grupo "Perder Peso" - Próxima semana

(continua)

(continuação)

Profissional	Ação/como/quando?
Fonoaudióloga	◪ Avaliação de dislalia ◪ Consulta e Grupo de Criança ◪ Próxima semana
Psicóloga	◪ Avaliação e reabilitação do isolamento relacionamental da criança ◪ Consulta e Grupo de Criança ◪ Próxima semana
Assistente social	◪ Orientação para benefícios no CRAS, notificação ao Conselho Tutelar ◪ VD compartilhada e contato telefônico ◪ Próxima semana
Psiquiatra	◪ Avaliação, tratamento e inserção dos pacientes nos CAPS ◪ Matriciamento em reunião na UBS e contato com CAPS A/D, VD compartilhada ◪ Próximo mês
ACS	◪ Orientação de higiene, saneamento e dengue ◪ VD ◪ Neste mês

11) Reavaliação

◪ Quando? Em um mês.

◪ Como? Reunião da equipe ESF/NASF.

◪ Com quem? Toda a equipe de saúde da família e profissional NASF de referência (assistente social).

TÓPICO 6: *LINKS* ÚTEIS

http://bvsms.saude.gov.br/bvs/publicacoes/estrategias_cuidado_pessoa_diabetes_*mellitus*_cab36.pdf

http://bvsms.saude.gov.br/bvs/publicacoes/perspectivas_desafios_cuidado_pessoas_obesidade.pdf

CAPÍTULO 18 – *TRANSTORNO DEPRESSIVO E MULTIMORBIDADE*

REFERÊNCIAS

1. Teixeira PJR, Rocha FL. Epidemiologic studies about association of mental disorders and metabolic syndrome. 2017.

2. Penalva DQF. Síndrome metabólica: diagnóstico e tratamento. 2008;87(4):245-50.

3. Brandão AP, Brandão AA, Nogueira A da R. I Diretriz Brasileira de Diagnóstico e Tratamento da Síndrome Metabólica. Rev Bras Hipertens 2004.

4. Damiani TES. O paciente diabético e a depressão como comorbidade na Estratégia de Saúde da Família Serra Verde, Belo Horizonte/MG. 2014.

5. Martins K, Netto AP. Diabetes e depressão: as importantes correlações entre estado emocional e controle glicêmico. 2019.

6. Cardiologia SB de. VII Diretriz Brasileira de Hipertensão Arterial. J Pediatr Hematol Oncol 2018;40(4):306.

7. Cardiologia SB de. V Diretrizes Brasileiras de Hipertensão Arterial. 24-79.

8. Al ET, Francisco G, César P, Veiga B, Antonio M, Brasil A, et al. Prevalência de transtorno depressivo maior em centro de referência no tratamento de hipertensão arterial. 2007.

9. Nunes M, Universidade B, Francisco S. Depressão e qualidade de vida em uma amostra brasileira de obesos mórbidos. 2008.

10. Martins S. O peso da mente feminina: associação entre obesidade e depressão. 2012;28(3):5173.

11. Xavier HT, Izar MC, Faria Neto JR, Assad MH, Rocha VZ, Sposito AC, et al. V Diretriz Brasileira de Dislipidemias e Prevenção da Aterosclerose. Arq Bras Cardiol. Arquivos Brasileiros de Cardiologia 2013;101(4):01-22.

12. Teng CT, De Castro Humes E, Navas Demetrio F. Depressão e comorbidades clínicas. Rev Psiquiatr Clin 2005;32(3):149-59.

13. Association AP. Manual Diagnóstico e Estatístico de Transtorno Mentais – DSM 5. 2014.

14. Semenkovich K, Brown ME, Svrakic DM, Lustman PJ. Depression in type 2 diabetes *mellitus*: prevalence, impact, and treatment. Springer International Publishing. 2015;75(6):577-87.

15. Brasil. M da Saúde. Cadernos Humanização SUS: atenção básica, estratégias para o cuidado da pessoa com doença crônica. Revista de Saúde Pública 2016; v. 35.

16. Fuzikawa AK. O método clínico centrado na pessoa.

17. Cunha G. Clínica ampliada, equipe de referência e projeto terapêutico singular. 2008.

18. Silva MAD. O uso de ansiolíticos e antidepressivos em cardiologia [Internet]. 2000 [cited 2019 Jan 24]. Disponível em: http://www2.unifesp.br/dpsiq/polbr/ppm/atu2_02.htm.

19. Furlanetto LM, Brasil MA. Diagnosticando e tratando depressão no paciente com doença clínica. Jornal Brasileiro de Psiquiatria 2006;p. 8-19.

20. Moreno RA, Moreno DH, Soares MB de M. Psicofarmacologia de antidepressivos. Rev Bras Psiquiatr 1999;p. 24-40.

21. Escala de Coelho Savassi [Internet]. [cited 2019 Jan 24]. Disponível em: http://www.saude.sp.gov.br/resources/humanizacao/homepage/acesso-rapido/formacao-tecnica-em-acolhimento-na-atencao-basica/escala_de_coelho.pdf.

Capítulo 19

TRANSTORNOS DEPRESSIVOS E DOR CRÔNICA

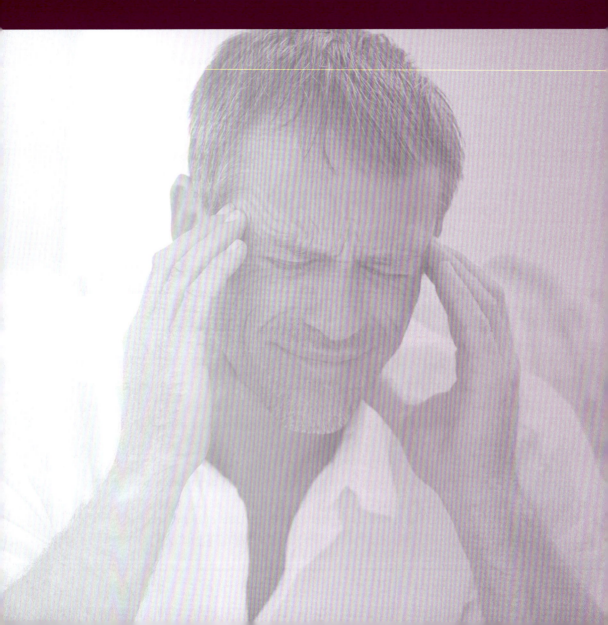

Caique Moraes de Mendonça
Carlos Augusto Ribeiro de Souza Borges
Martim Elviro Medeiros Junior

Objetivos do capítulo:

1. Descrever a importância da associação entre dor crônica e depressão.
2. Apresentar características da dor crônica.
3. Discutir estratégias para a integralidade do cuidado.

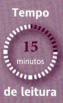

Tempo
15 minutos
de leitura

Tópico 1: Importância do tema

A dor é uma percepção desagradável, relacionada com um tecido real ou potencialmente lesionado.[1] No que diz respeito à dor crônica, sua definição possui divergências. Para o Ministério da Saúde, a dor crônica é caracterizada por ter duração maior do que 30 dias.[1] Já para a Sociedade Brasileira para Estudo da Dor, ela pode se estender de vários meses até anos e muitas vezes ser associada a alguma doença crônica.[2] Por fim, a IASP (International Association for the Study of Pain) a determina como constante, que não cessa com terapia e que possui duração de no mínimo três meses.[3]

A dor crônica é uma morbidade que torna difícil, por exemplo, a prática de atividades físicas, podendo acarretar até mesmo a incapacidade do indivíduo.[4] Quando relacionada a essa situação clínica, a dor crônica frequentemente associa-se à redução da saúde e da qualidade de vida, causando aumento do uso e dos gastos com a saúde. Ademais, nos quadros mais incapacitantes, pode ser tratada erroneamente como um caso de transtorno depressivo maior, o que torna seu diagnóstico ainda mais complicado, e por isso merece a devida atenção.[5]

Epidemiologia

De acordo com a IASP, a prevalência de dor crônica no mundo é de 10,1% a 55,5%, com média de 35,5%.[5] Já em relação ao Brasil, apesar da escassez de pesquisas epidemiológicas sobre o assunto, alguns estudos apresentam incidência similar à aferida pela IASP.[5]

Estudos realizados na Europa Ocidental e na América do Norte fazem associação entre a dor crônica e transtornos psiquiátricos, como o transtorno depressivo, mostrando que a manifestação de sintomas somáticos pode, inclusive, ter relação com fatores culturais.[6]

Os poucos estudos feitos no Brasil são de fundamental importância, pois conseguem classificar a dor em relação às regiões do corpo, auxiliam no reconhecimento da sensibilidade da dor, expõem os eventos de dores associadas, possibilitam um certo olhar sobre a morbidade na população e acabam por facilitar ações de prevenção e organização dos serviços de saúde.[6]

Além disso, as pesquisas da prevalência da dor crônica têm grande relevância para o provimento de novas tecnologias avaliadoras do quadro da dor, porém não representam toda a população brasileira, já que expressam particularidades que ainda impedem a generalização. Dessa forma, os estudos relacionados ao tema

CAPÍTULO 19 – *TRANSTORNOS DEPRESSIVOS E DOR CRÔNICA*

possuem grande valor para o conhecimento e o desenvolvimento sobre o assunto, no entanto ainda são insuficientes para descrever toda a população do Brasil.[7]

FATORES DE RISCO

Existe uma heterogeneidade de fatores influenciadores na morbidade, na dor crônica e na depressão de maneira concomitante, como: genética, fatores psicológicos, autocontrole, autoestima, o contexto onde a pessoa está inserida e a consequência desse contexto sobre ela. Além disso, temos ainda mediadores inflamatórios, mecanismos da imunidade e fatores neurológicos.[8]

Em relação aos fatores psicológicos, certas emoções depressivas acabam por estimular áreas do cérebro, como o giro frontal e a amígdala, acarretando mudanças na sensibilidade da dor e tornando-a mais pronunciada. Dessa forma, se a pessoa depressiva possui sentimentos negativos relacionados à dor, pode ter o desconforto relativo a ela aumentado.[8]

Já em relação aos mediadores inflamatórios e imunológicos, estudos comprovam que o aumento de IL-6 (interleucina 6), PCR (proteína C reativa), IL-1β (interleucina 1 beta), TNF-α (fator de necrose tumoral alfa) e IFN-γ (interferon gama) está intimamente relacionado ao nível de sensibilidade.[8] Quanto ao fator neurológico, a diminuição de células neuronais de estamina, o tempo de sobrevida de neurônios imaturos, o desenvolvimento de neurônios, as modificações na via córtico – límbico – estriado concomitante a transformações ao nível da amígdala e córtex frontal estão associados a depressão.[9] Muitas dessas atividades citadas são moduladas por um sistema comum da dor crônica e da depressão, em que as monoaminas, como a noradrenalina, serotonina e dopamina, são ativadas atuando em ambas.[9]

TÓPICO 2: REPERCUSSÕES/CONSEQUÊNCIAS

Apresenta como consequências sintomáticas a dor contínua de causa obscura, preocupações hipocondríacas e desejo de cirurgia. O indivíduo estável apresenta caracteristicamente negação de conflitos, ergomania, atividade intensa, alexitimia etc.[10]

Segundo Herr (1992), dor e depressão coexistem, mas a dor crônica é insuficiente para a determinação de quadros depressivos. Portanto, segundo o modelo cognitivo-comportamental, a redução das atividades, os sentimentos de perda de prestígio social e de controle da situação que frequentemente ocorrem em condições álgicas ocasionam depressão.[10]

Doentes com depressão apresentam anergia, falta de iniciativa, inatividade, fadiga, anedonia, insônia e desespero. Geralmente apresentam história familiar e pessoal de depressão, alcoolismo, abuso sexual e de familiares incapacitados ou com dor crônica.[10] A associação dor e depressão não implica que a depressão seja causa de dor; a depressão usualmente é episódica dura menos de um ano, enquanto em doentes com dor crônica a depressão apresenta duração prolongada.[10]

TÓPICO 3: ESTRATÉGIAS E CONDUTAS NA OTIMIZAÇÃO DO CUIDADO

O tratamento da dor deve se basear na etiologia e na fisiopatologia da dor e suas repercussões, como eliminação do fator causal, uso de fármacos analgésicos e adjuvantes. Deve-se utilizar medidas não medicamentosas, como reabilitação, psicoterapia e intervenções de reintegração social, e medidas medicamentosas, como o uso de amitriptilina, imipramina, nortriptilina e venlafaxina, sendo também eficazes no tratamento de várias situações dolorosas, como cefaleia, dor facial, artralgia, neuropatia diabética, mialgia, dor decorrente à doença oncológica.[10]

Além de reduzir os sintomas depressivos, as condutas farmacológicas e conservadoras no tratamento da depressão proporcionam a redução de marcadores inflamatórios, proporcionando melhoras na dor crônica.[11]

A percepção do apoio social, a melhoria das condições gerais e sua qualidade de vida podem ser promovidas por meio do tratamento da depressão e orientações para que o paciente lide com sua doença tanto física quanto mental.[12]

O objetivo terapêutico no doente com dor crônica não é a cura; procedimentos analgésicos e cirúrgicos raramente são curativos nesses casos.[13] Os avanços recentes no tratamento da dor crônica incluem o diagnóstico e o tratamento das morbidades psiquiátricas associadas e adoção de atitudes interdisciplinares para oferecer cuidados abrangentes, integrais e integrados visando à melhoria da qualidade de vida do paciente.[14]

TÓPICO 4: *LINKS* ÚTEIS

SBED – Sociedade Brasileira do Estudo da Dor

www.sbed.org.br/

Associação Internacional para o Estudo da Dor

www.iasp-pain.org

Sociedade Brasileira de Cefaleia

www.sbcefaleia.com.br/

REFERÊNCIAS

1. Dor crônica: protocolo clínico e diretrizes terapêuticas. 2015. Portaria SAS/MAS n. 1.083, de 2 de outubro de 2012 – retificada em 27 de novembro de 2015. 2:02.

2. SBED. Sociedade Brasileira para o Estudo da Dor. Disponível em: http://www.dor.org.br/.

3. Dellaroza MSG, Furuya RK, Cabrera MAS, Matsuo T, Trelha C, Yamada, KN, et al. Caracterização da dor crônica e métodos analgésicos utilizados por idosos da comunidade. Revista Associação de Medicina do Brasil 2008;3:25.

4. Cunha ACV, Burke TN, França FJR, Marques AP. Effect of global posture reeducation and of static stretching on pain, range of motion, and quality of life in women with chronic neck pain: a randomized clinical trial. Clinics 2008;1:21.

5. Castro MMC, Quarantini LC, Daltro C, Pires-Caldas M, Koenen KC, Kraychete DC, et al. Comorbid depression and anxiety symptoms in chronic pain patients and their impact on health: related quality of life. Rev Psiq Clin 2011;1:53.

6. Cipriano A, Almeida DB, Vall J. Perfil de um paciente com dor crônica atendido em um ambulatório de dor de uma grande cidade do sul do Brasil. Revista Dor 2011;3:09.

7. Silva AL, Smaidi K, Pires MHR, Pires OC. Prevalence of chronic pain and associated factors among medical students. Revista Dor 2017;3:30.

8. Inês Rodrigues Pereira. Instituto de Ciências Biomédicas de Abel Salazar, Universidade do Porto Centro Hospitalar do Porto, Hospital de Santo António Disponível em: https://repositorio-aberto.up.pt/bitstream/10216/76632/2/32743.pdf.

9. Goldenberg DL. Pain/depression dyad: a key to a better understanding and treatment of functional somatic syndromes. American Journal of Medicine 2010;3:57.

10. Teixeira MJ. Dor e depressão. Revista de Neurociência 2006;11:18.

11. Thornton LM, Andersen BL, Schuler TA, Carson III WE. A psychological intervention reduces inflammatory markers by alleviating depressive symptoms: secondary analysis of a randomized controlled trial. Psychosom Med 2015.

12. Chan SWC, Chiu HF, Chien WT, Goggins W, Thompson D, Hong B. Predictors of change in health: related quality of life among older people with depression: a longitudinal study. International Psychogeriatrics 2009;11:26.

13. N, Weidner. The New England Journal of Medicine. Downloaded from nejm.org at Albert Einstein College of Medicine on May 24, 2014. Massachusetts Medical Society. 1991.

14. Koenig TW, Clark MR. Advances in comprehensive pain management. Psychiatric Clinics of North America 1996;2:20.

15. Herr KA, Mobily PR. Chronic pain and depression. J Psych Nurs 1992, v. 30, n. 9. p. 7-12.

16. 16. Herr KA, Mobily PR, Smith C. Depression and the experience of chronic back pain: a study of related variables and age diffecences. Clinical Journal of Pain 1993;9, 104-114.

Capítulo 20

TRANSTORNO DEPRESSIVO E DEMÊNCIAS

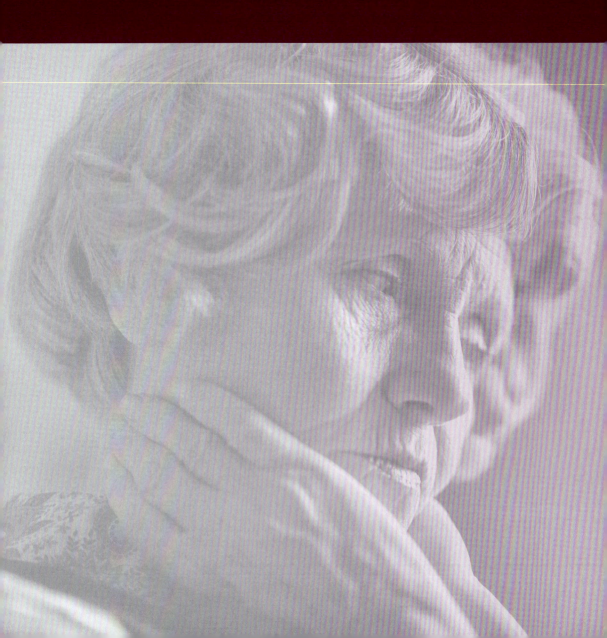

Carlos Hiago Ferreira
Pedro Caramuru Pessoa Aubert
Maria Sheila Guimarães Rocha

Objetivos do capítulo:

1 Demonstrar a relevância do diagnóstico de depressão nas síndromes demenciais, a associação entre ambas as morbidades, os fatores associados e as medidas de prevenção.

2 Instruir os profissionais de saúde quanto ao manejo assistencial adequado dos pacientes com demência e depressão.

3 Conscientizar sobre essas doenças prevalentes e com desfechos nocivos, principalmente quando associadas.

Tempo
25 minutos
de leitura

Tópico 1: Importância do Tema

A demência e a depressão estão entre os distúrbios clínicos mais frequentes, e o sofrimento em consequência disso é enorme, ocasionando grande impacto físico, psicológico, social e econômico e influenciando a qualidade de vida de pacientes, cuidadores, familiares e sociedade em geral. Ambas situações contribuem para o aumento nas taxas de mortalidade e nos custos com assistência à saúde. Emergem, assim, como problemas de grande impacto social e econômico para os serviços de saúde.[1,2]

Há heterogeneidade na prevalência de demência, pois varia conforme o tipo etiológico, aumentando paulatinamente com a idade e se duplicando a cada cinco anos após os 65 anos de idade. Em vista disso, os quadros demenciais são mais frequentes na população idosa.[3,4] Por esse motivo, é imperativo que os profissionais de saúde responsáveis por atender a essa população estejam preparados e sejam capazes de discriminar o envelhecimento fisiológico do comprometimento cognitivo patológico.

A Organização Mundial da Saúde (OMS) estima que a prevalência mundial da demência foi de cerca de 50 milhões de pessoas no ano de 2018, sendo previsto que o valor atinja 82 milhões em 2030 e triplique em 2050, ou seja, 152 milhões de pessoas afetadas, caso estratégias efetivas para redução de risco não forem implementadas. Atualmente, calcula-se que a cada três segundos uma pessoa no mundo desenvolve algum tipo de demência. A incidência global se aproxima de 10 milhões de novos casos todo ano, dos quais quase 60% são de países de baixa e média renda. A proporção estimada da população em geral acima dos 60 anos de idade com demência em um determinado momento é entre 5 e 8 por 100 pessoas.[5-7]

A estimativa da prevalência de demência, segundo o Manual Diagnóstico e Estatístico de Transtornos Mentais (DSM-V), varia de 1 a 2% na população acima dos 65 anos, atingindo 30% aos 85 anos. O comprometimento cognitivo leve varia de 2 a 10% acima dos 65 anos de idade e de 5 a 25% aos 85 anos.[3] No estudo epidemiológico de Rotterdam, a prevalência global de demência foi de 6,4% e a incidência de 1 em 100 pessoas por ano, aumentando com a idade, e sendo maior no sexo feminino. As estimativas de incidência anual aos 65 anos foi de 1 em 1.000 pessoas, aos 75 anos de 1 em 100 e aos 95 anos de 1 em 10. Em relação ao gênero, estima-se que um homem em 6 e quase uma mulher em 3 sofrerão com demência em algum momento na vida.[8]

O custo estimado com o cuidado na demência ultrapassa US$ 818 bilhões por ano nos dias atuais, equivalente a mais de 1% do produto interno bruto global, o qual inclui gastos médicos diretos, assistência social e cuidados informais. Até 2030, espera-se que atinja mais de US$ 2 trilhões, valor que pode sobrecarregar os serviços sociais e de saúde e prejudicar o desenvolvimento social e econômico.[6] Além dos custos sociais e econômicos, a demência tem forte impacto nas causas de mortalidade globalmente. Em 2016, a demência se tornou a quinta causa mundial de mortes, segundo a OMS.[9] A doença de Alzheimer (DA) é a principal causa de demência, responsável por 60 a 70% dos casos de demência, seguido pela demência vascular (DV), demência por corpos de Lewy (DCL) e demência frontotemporal (DFT).[10]

No que tange à depressão, a OMS estimou que 322 milhões de pessoas no mundo viviam com depressão em 2015, o equivalente a 4,4% da população mundial, representando um aumento de 18,4% em 10 anos. As mulheres (5,1%) são mais afetadas que os homens (3,6%), e os números de casos variam de acordo com a idade, atingindo um pico na idade adulta, acima de 7,5% entre as mulheres de 55 a 74 anos e acima de 5,5% entre os homens. O Brasil tem o maior índice de depressão da América Latina, acometendo cerca de 11,5 milhões de indivíduos, ou 5,8% da população brasileira. Os países líderes em prevalência de depressão são: Ucrânia (6,3%), Estados Unidos (5,9%), Austrália (5,9%) e Estônia (5,9%). Os menores índices são observados nas Ilhas de Salomão (2,9%) e na Guatemala (3,7%).[11,12]

Para a Organização das Nações Unidas (ONU), a depressão já é considerada a principal causa de problemas de saúde e incapacidade no mundo, causando grande sofrimento e disfunção em várias esferas da vida do indivíduo afetado. A depressão pode culminar no suicídio, responsável por cerca de 800 mil mortes todo ano, além do prejuízo anual de 1 trilhão de dólares.[13,14] Embora haja terapêutica eficaz para depressão, menos da metade dos pacientes no mundo recebe tratamento ou este é insuficiente. Os obstáculos ocorrem por falta de recursos, falta de profissionais capacitados, estigma social associado aos transtornos mentais e até por avaliação imprecisa pelos profissionais responsáveis.[15]

A prevalência de pacientes com demência que apresentam depressão varia de 20 a 60%, associando-se a desfechos desfavoráveis para o paciente e envolvidos.[16] A depressão afetará até 50% dos indivíduos com DA em algum estágio da demência.[17] Os estudos indicam que até um terço dos casos de DA pode ser evitado com a eliminação de certos fatores de risco, dos quais aproximadamente 10% são atribuíveis à depressão.[18,19] Nessa linha, estudos apontam para a depressão ou sintomas depressivos como situação clínica associada com o quadro demencial subsequente.[2,20]

No entanto, o mecanismo fisiopatológico que liga as duas situações não está totalmente esclarecido. Muito se discute a respeito de a depressão consistir em um fator de risco, um pródromo clínico, ou uma manifestação precoce do declínio cognitivo. Ainda não se definiu se a depressão e a demência são independentes ou se a demência contribui para uma recaída de sintomas depressivos em pessoas com histórico de doença mental.[1,21,22] A explicação mais provável é que ambas as doenças possuem um mesmo mecanismo patológico, como neurodegeneração e inflamação. Embora estudos clinicopatológicos não tenham encontrado relação patológica entre as doenças,[23,24] há evidências da associação de placas neuríticas e emaranhados neurofibrilares com a depressão maior,[25] aventando a possibilidade de que a depressão precise atingir um limiar de gravidade para se relacionar à demência.[26]

Diagnosticar e tratar a depressão em pessoas com demência representa um grande desafio, em parte devido ao desconhecimento da fisiopatologia exata e das limitações nos critérios diagnósticos, em parte por causa das dificuldades de comunicação com o paciente, responsáveis e cuidadores. Ademais, distinguir tecnicamente os sintomas da demência daqueles da depressão é um dos principais desafios, já que há uma enorme sobreposição de sintomas entre as doenças. Adicionalmente, o próprio envelhecimento está associado com a perda de interesse nas atividades diárias, o isolamento social e o pensamento prejudicado, os quais podem confundir os profissionais de saúde ou retardar seu reconhecimento pelos cuidadores.[21] Diagnosticada a depressão, o tratamento adequadamente instituído é capaz de atenuar o comprometimento cognitivo e reverter ou amenizar o transtorno do humor, melhorando a qualidade de vida do paciente e familiares. O reconhecimento e o tratamento dos sintomas depressivos possivelmente retardam a progressão para demência, no caso de transtorno cognitivo leve.[27]

Esses dados demonstram a premente necessidade de colocar ambas as doenças no topo da lista de preocupações para as políticas de saúde pública no mundo, de modo que sejam detectados precocemente os fatores de risco, desenvolvidas intervenções mais efetivas, ou, minimamente, medidas que retardem a progressão clínica dessas doenças.[18]

TÓPICO 2: CONCEITOS E DEFINIÇÕES

1) Depressão

A depressão é definida como transtorno mental caracterizado, segundo os critérios do DSM-V, como estado de humor deprimido persistente, diminuição do interesse ou do prazer em atividades diárias, sensação de inutilidade ou culpa excessiva, dificuldade de concentração, fadiga, distúrbios do sono, problemas psicomotores, perda ou ganho significativo de peso não intencional e ideias recorrentes de morte ou suicídio.

O estado depressivo pode ser classificado em depressão menor, se estão presentes de dois a quatro dos sintomas acima descritos por duas semanas ou mais, distimia, se três ou quatro sintomas durante no mínimo dois anos, e depressão maior, se cinco ou mais sintomas por pelo menos duas semanas, sendo necessário um dos sintomas ser o primeiro ou o segundo. Para que o diagnóstico seja feito, é preciso que os sintomas acarretem sofrimento considerável ou prejudiquem o funcionamento social, profissional ou em outras esferas importantes da vida do indivíduo. Além disso, devem ser descartados efeitos fisiológicos de certas substâncias ou outra condição médica.[3] Os critérios clínicos definidos pelo DSM-V estão expostos na Tabela 20.1.

Tabela 20.1	Critérios diagnósticos de transtorno depressivo maior[3]
A	Cinco (ou mais) dos seguintes sintomas estiveram presentes durante o mesmo período de duas semanas e representam uma mudança em relação ao funcionamento anterior; pelo menos um dos sintomas é humor deprimido[1] ou perda de interesse[2] ou prazer. (**Nota:** não incluir sintomas nitidamente devidos a outra condição médica.)
	Humor deprimido na maior parte do dia, quase todos os dias, conforme indicado por relato subjetivo (p. ex., sente-se triste, vazio, sem esperança) ou por observação feita por outras pessoas (p. ex., parece choroso). (**Nota:** em crianças e adolescentes, pode ser humor irritável.)
	Acentuada diminuição do interesse ou prazer em todas ou quase todas as atividades na maior parte do dia, quase todos os dias (indicada por relato subjetivo ou observação feita por outras pessoas).
	Humor deprimido na maior parte do dia, quase todos os dias, conforme indicado por relato subjetivo (p. ex., sente-se triste, vazio, sem esperança) ou por observação feita por outras pessoas (p. ex., parece choroso). (**Nota:** em crianças e adolescentes, pode ser humor irritável.)
	Perda ou ganho significativo de peso sem estar fazendo dieta (p. ex., uma alteração de mais de 5% do peso corporal em um mês), ou redução ou aumento do apetite quase todos os dias. (**Nota:** em crianças, considerar o insucesso em obter o ganho de peso esperado.)
	Insônia ou hipersonia quase todos os dias.
	Agitação ou retardo psicomotor quase todos os dias (observáveis por outras pessoas, não meramente sensações subjetivas de inquietação ou de estar mais lento).
	Fadiga ou perda de energia quase todos os dias.
	Sentimentos de inutilidade ou culpa excessiva ou inapropriada (que podem ser delirantes) quase todos os dias (não meramente autorrecriminação ou culpa por estar doente).
	Capacidade diminuída para pensar ou se concentrar, ou indecisão, quase todos os dias (por relato subjetivo ou observação feita por outras pessoas).
	Pensamentos recorrentes de morte (não somente medo de morrer), ideação suicida recorrente sem um plano específico, uma tentativa de suicídio ou plano específico para cometer suicídio.

(continua)

Tabela 20.1 — Critérios diagnósticos de transtorno depressivo maior[3] (continuação)

B	Os sintomas causam sofrimento clinicamente significativo ou prejuízo no funcionamento social, profissional ou em outras áreas importantes da vida do indivíduo.
C	O episódio não é atribuível aos efeitos fisiológicos de uma substância ou a outra condição médica. **Nota 1:** os critérios A-C representam um episódio depressivo maior. **Nota 2:** respostas a uma perda significativa (p. ex., luto, ruína financeira, perdas por um desastre natural, uma doença médica grave ou incapacidade) podem incluir os sentimentos de tristeza intensos, ruminação acerca da perda, insônia, falta de apetite e perda de peso observados no critério A, que podem se assemelhar a um episódio depressivo. Embora tais sintomas possam ser entendidos ou considerados apropriados à perda, a presença de um episódio depressivo maior, além da resposta normal a uma perda significativa, também deve ser cuidadosamente considerada. Essa decisão requer inevitavelmente o exercício do julgamento clínico baseado na história do indivíduo e nas normas culturais para a expressão de sofrimento no contexto de uma perda.
D	A ocorrência do episódio depressivo maior não é mais bem explicada por transtorno esquizoafetivo, esquizofrenia, transtorno esquizofreniforme, transtorno delirante, outro transtorno do espectro da esquizofrenia e outro transtorno psicótico especificado ou transtorno da esquizofrenia e outro transtorno psicótico não especificado.
E	Nunca houve um episódio maníaco ou um episódio hipomaníaco. (**Nota:** essa exclusão não se aplica se todos os episódios do tipo maníaco ou do tipo hipomaníaco são induzidos por substância ou são atribuíveis aos efeitos psicológicos de outra condição médica.)

Fonte: American Psyquiatric Association, 2013.

É importante ressaltar que os critérios de depressão, como definidos pelo DSM, foram testados em pacientes com doença de Alzheimer, com resultados pouco expressivos. Esses critérios não refletem completamente os sintomas depressivos na DA, provavelmente devido ao fato de que muitos dos sintomas depressivos e de disfunção cognitiva se sobrepõem amplamente, como a perda de interesse em *hobbies*, atividades sociais e o comprometimento do pensamento. Essa sobreposição torna difícil o reconhecimento dos sintomas depressivos no paciente demente por parte dos cuidadores, familiares e profissionais da saúde.[21] Por esse motivo, foram desenvolvidos critérios para depressão na DA pelo grupo de trabalho do Nacional Institute of Mental Health (EUA). Esses critérios diferem dos critérios do DSM quanto ao número de sintomas centrais necessários (de cinco para três na demência) para definição do diagnóstico de depressão, e a não necessidade da presença dos sintomas centrais em todos os dias. Foram acrescentados critérios para a presença de irritabilidade e isolamento social. O critério de perda de interesse e concentração foi retirado.[28,29]

2) Demência

A demência é uma síndrome que engloba diversas doenças causadas por distúrbios que afetam o sistema nervoso central (SNC) e pode ser definida como uma condição clínica progressiva em que há um declínio cognitivo crônico, global e irreversível comparado a um nível prévio do indivíduo (Tabela 20.2). A característica principal é a incapacidade progressiva de executar atividades cotidianas ou mesmo complexas em razão da redução da habilidade cognitiva. Contudo, outras funções cognitivas podem ser afetadas, como memória, linguagem, atenção, compreensão, julgamento, noção de tempo e espaço, controle das emoções e até personalidade, variando de acordo com a área do cérebro danificada. O funcionamento cerebral, demasiadamente desestruturado, interfere em aspectos vitais ao indivíduo com demência. É primordial ao diagnóstico que duas ou mais funções cognitivas estejam significantemente prejudicadas.[3,5] Os critérios clínicos para a definição de síndrome demencial de qualquer etiologia estão expostos na Tabela 20.3.

Tabela 20.2	Principais causas de demência
Doença de Alzheimer	
Demência vascular (associada com a doença cerebrovascular)	
Degeneração lobar frontotemporal	
Demência com corpos de Lewy	
Demência associada com a doença de Parkinson	
Demência associada com a doença de Huntington	
Doença priônica (encefalopatias espongiformes transmissíveis)	
Demência associada ao vírus HIV	
Demência secundária ao etilismo	
Demência pós-trauma cranioencefálico	
Múltiplas etiologias	

Fontes: American Psyquiatric Association, 2013; World Health Organization, 2017.

Tabela 20.3	Critérios clínicos principais para o diagnóstico de demência de qualquer etiologia[30]	
1	A demência é diagnosticada quando há sintomas cognitivos ou comportamentais (neuropsiquiátricos) que:	**1.1.** interferem com a habilidade no trabalho ou em atividades usuais;
		1.2. Representam declínio em relação a níveis prévios de funcionamento e desempenho;
		1.3. Não são explicáveis por *delirium* (estado confusional agudo) ou doença psiquiátrica maior.

(continua)

Tabela 20.3	Critérios clínicos principais para o diagnóstico de demência de qualquer etiologia[30] (continuação)	
2	O comprometimento cognitivo é detectado e diagnosticado mediante a combinação de:	**2.1.** Anamnese com paciente e informante que tenha conhecimento da história; e **2.2.** Avaliação cognitiva objetiva, mediante exame breve do estado mental ou avaliação neuropsicológica. A avaliação neuropsicológica deve ser realizada quando a anamnese e o exame cognitivo breve realizado pelo médico não forem suficientes para permitir um diagnóstico confiável.
3	Os comprometimentos cognitivos ou comportamentais afetam no mínimo dois dos seguintes domínios:	**3.1.** Memória, caracterizado pelo comprometimento da capacidade para adquirir ou evocar informações recentes, com sintomas que incluem: repetição das mesmas perguntas ou assuntos, esquecimento de eventos, compromissos ou do lugar onde guardou seus pertences; **3.2.** Funções executivas, caracterizado por comprometimento do raciocínio, da realização de tarefas complexas e do julgamento, com sintomas tais como: compreensão pobre de situações de risco, redução da capacidade para cuidar das finanças, de tomar decisões e de planejar atividades complexas ou sequenciais; **3.3.** Habilidades visuais-espaciais, com sintomas que incluem: incapacidade de reconhecer faces ou objetos comuns, encontrar objetos no campo visual, dificuldade para manusear utensílios, para vestir-se, não explicáveis por deficiência visual ou motora; **3.4.** Linguagem (expressão, compreensão, leitura e escrita), com sintomas que incluem: dificuldade para encontrar e/ou compreender palavras, erros ao falar e escrever, com trocas de palavras ou fonemas, não explicáveis por déficit sensorial ou motor; **3.5.** Personalidade ou comportamento, com sintomas que incluem alterações do humor (labilidade, flutuações incaracterísticas), agitação, apatia, desinteresse, isolamento social, perda de empatia, desinibição, comportamentos obsessivos, compulsivos ou socialmente inaceitáveis.

Fonte: Frota, 2011.

Tópico 3: Repercussões e consequências

A depressão e a demência são doenças prevalentes na população idosa, sendo responsáveis por aumentar a morbimortalidade dos indivíduos acometidos. A associação destas leva a significativo aumento da frequência de institucionalização, causando grave comprometimento social e reduzindo a qualidade de vida tanto do paciente como dos familiares e cuidadores.[16]

De acordo com o DSM-5, os pacientes com depressão podem sofrer de disfunções cognitivas ou psicomotoras, dificuldade de concentração, fadiga, perda do desejo sexual, perda de interesse ou prazer nas atividades dantes apreciadas, distúrbios do sono, humor deprimido, pensamentos de menos-valia e até tentativas de suicídio. Tal qual maior risco de abuso de álcool ou outras drogas, tabagismo e negligência com a própria saúde, os quais possibilitam a origem ou a progressão de outras doenças.[3]

A identificação da depressão de início tardio é fundamental, pois estudos demonstram que a depressão favorece o início da demência, aumenta a mortalidade em pacientes com doença coronariana ou com vários tipos de câncer, eleva o risco para o primeiro evento cardiovascular, além de ser o principal fator de risco para o suicídio na velhice, ou seja, as consequências relacionadas podem ser fatais.[27]

O risco de suicídio em idosos é maior nos indivíduos diagnosticados com depressão maior. Os poucos estudos a respeito de autoextermínio em pacientes com demência são inconclusivos. Não obstante, a depressão, a ideação suicida, a desesperança e a baixa resposta ao tratamento da demência foram identificadas como os principais fatores de risco para o desfecho fatal por meio do suicídio. Pacientes recém-diagnosticados com demência apresentam maior risco de suicídio, e esse risco diminui com a piora do comprometimento cognitivo no decorrer da doença, ou seja, o risco de suicídio é inversamente proporcional ao declínio cognitivo.[16]

Em relação à família, ocorre ao longo da evolução da demência uma mudança de papéis. Como geralmente o indivíduo acometido é o idoso, os familiares, por conta do vínculo pré-demência, acabam sendo os encarregados pelos cuidados a esses pacientes, que se tornam cada dia mais dependentes e necessitam de dedicação integral. O maior custo assistencial e as atividades extradomésticas sobrecarregam o indivíduo responsável. A alta demanda financeira, física e emocional pode desencadear estresse e resultar em uma alternância de sentimentos como raiva, frustração e desespero, acompanhada de culpa por não conseguirem disponibilizar toda a atenção que gostariam ao ente querido. Frequentemente, há dificuldade em aceitar a transformação do familiar, que progressivamente perde a capacidade cognitiva, agravando a qualidade de vida do paciente e do cuidador. Além disso, pode haver redução das atividades sociais familiares devido ao afastamento de pessoas por entenderem as mudanças e necessidades do indivíduo com demência. Desse modo, para que o tratamento do paciente seja adequado, deve-se também considerar a saúde física e os aspectos psicológicos dos familiares e cuidadores, de forma que estes sejam incluídos no cuidado multiprofissional.[31,32]

Diante do exposto, percebe-se a magnitude do problema e sua relevância para os profissionais de saúde, que precisam identificar os sintomas neuropsiquiátricos nos pacientes com demência a fim de individualizar o planejamento e o seguimento do cuidado multiprofissional.[32]

TÓPICO 4: FATORES DE RISCO E DE PROTEÇÃO ASSOCIADOS

Estudos de análise multivariada identificaram uma série de fatores de risco para o desenvolvimento e a manutenção de sintomas depressivos nos indivíduos portadores de demência. Os fatores de risco analisados com maior impacto foram: o diagnóstico de demência em idade mais jovem, sendo a idade mais avançada um fator protetor para o desencadeamento de sintomas depressivos; maior grau de comprometimento funcional; e baixa qualidade de vida. A percepção de pouco apoio social por parte dos familiares ou cuidadores esteve associada com maior risco de depressão, mas não constituiu um fator de risco significante na análise multifatorial.[33] Estudo com análise genética do alelo APOE-ε4 em portadores de doença de Alzheimer evidenciou maior risco para depressão naqueles indivíduos com uma ou mais cópias do alelo, quando comparados com os indivíduos sem cópias.[34] Do ponto de vista de etiologia da demência, a demência de origem vascular e aquela associada com a presença de corpos de Lewy (doença de Lewy) apresentam maior risco de desenvolver depressão do que a doença de Alzheimer. No entanto, a gravidade dos sintomas depressivos se assemelha nos diversos tipos de demência.[28] Melhor escore na escala de qualidade de vida e idade avançada no momento do diagnóstico da demência são fatores protetivos para o aparecimento de sintomas depressivos na população de pacientes com diagnóstico de demência.[33]

TÓPICO 5: ESTRATÉGIAS PARA MELHORAR A EFETIVIDADE DO CUIDADO

Múltiplas estratégias devem ser consideradas simultaneamente com o objetivo de melhorar o cuidado ao paciente com demência que apresenta sintomas depressivos. Têm importância fundamental a abordagem multiprofissional e a efetiva participação de companheiros(as), familiares e cuidadores no processo do cuidado a longo prazo. Destacamos, assim, algumas ferramentas que o clínico, na atenção primária, pode utilizar com o objetivo de otimizar a efetividade do cuidado a esse paciente.

1) Diagnóstico de depressão na demência

O primeiro passo para melhorar a efetividade do cuidado ao paciente com depressão e demência é a busca ativa pelos sintomas depressivos na população de pacientes com diagnóstico de demência. Os profissionais de saúde envolvidos com o cuidado ao paciente idoso com demência devem estar permanentemente atentos à possibilidade da comorbidade demência-depressão. A busca deve ser ativa, pois nem sempre o paciente com demência apresenta os sintomas clássicos da depressão ou conseguem se manifestar de forma clara sobre os sentimentos de tristeza ou menos-valia, como é habitual no adulto sem demência.

O diagnóstico de depressão no paciente portador de uma síndrome demencial se baseia na busca criteriosa e ativa dos critérios clínicos definidos no DSM-V, obser-vando-se as limitações referidas na revisão desses critérios para os pacientes com demência anteriormente descritas. O profissional de saúde deve utilizar de forma balanceada as informações obtidas com o paciente e com o cuidador ou familiar, considerando que o paciente tende a minimizar ou não relatar os sintomas depres-sivos, e o cuidador tende a maximizá-los, em comportamento enviesado pelos seus próprios sintomas provenientes do estresse associado com o cuidado ao paciente.[28]

O uso rotineiro de escalas de depressão tem como objetivo mensurar a progres-são da doença, assim como permitir acessar o efeito terapêutico das intervenções instituídas. A escala mais comumente utilizada é o inventário neuropsiquiátrico, instrumento construído para acessar de forma ampla a psicopatologia na demên-cia, embora não seja específico para a depressão.[35] Diversas escalas de depressão foram validadas para utilização em pacientes com demência (escala de depressão de Hamilton, escala de Montgomery Asberg, escala de Cornell para depressão na demência, escala de depressão geriátrica etc.). A escala de depressão geriátrica (ver-são reduzida – GDS-15) é amplamente utilizada como método para diagnosticar a presença de sintomas depressivos na população idosa, tendo versão brasileira va-lidada.[36] É uma escala de aplicação fácil e rápida, podendo ser utilizada de forma sistemática nos indivíduos idosos com demência, permitindo melhorar a detecção dos casos de depressão em pacientes dementes.[37]

2) Tratamento farmacológico

O tratamento farmacológico da depressão no paciente com demência se baseia no uso de antidepressivos inibidores seletivos da recaptação de serotonina (IRSS), apesar de os achados de estudos de revisão sistemática e meta-análises não confir-marem a eficácia clínica desses medicamentos sobre os sintomas depressivos asso-ciados com a demência.[38] Apesar disso, e considerando que os estudos de revisão se baseiam em ensaios clínicos com número reduzido de pacientes e com qualidade variável, a prática clínica corrente recomenda o uso de antidepressivos na demência.

O uso de IRSS aparece como tratamento de primeira linha para a depressão na demência em várias recomendações internacionais: a britânica, do NICE (National Institute for Health and Clinical Excellence), e a americana, da APA (American Psychiatric Association), recomendam o uso criterioso de um antidepressivo IRSS para tratar o humor persistentemente deprimido em pacientes com demência, considerando que essa classe de antidepressivos apresenta perfil de segurança mais adequado e é mais bem tolerada pelos idosos.[39,40] Ambas as recomendações aconselham a consideração cuidadosa da dosagem do IRSS e as interações medicamentosas. O uso de medicamentos antidepressivos com efeitos anticolinérgicos (tricíclicos) não está recomendado, devido aos efeitos deletérios da ação anticolinérgica sobre a cognição.

A recomendação brasileira considera alguns fármacos antidepressivos como opção ao tratamento antidepressivo na doença de Alzheimer: a trazadona (50-300 mg/dia), com excelente efeito sobre os distúrbios do sono dos pacientes, mesmo naqueles sem depressão evidente; o citalopram (10-30 mg/dia), com melhora significativa da depressão e da agitação; a sertralina (50-100 mg/dia) e a fluoxetina (10-40 mg/dia), estes últimos com estudos placebo-controlados com melhora do grupo tratado, mas sem significância estatística.[41]

Finalmente, a American Psychiatric Association recomenda o uso de eletroconvulsoterapia (ECT) para os casos de depressão de moderada a grave não responsiva ao tratamento farmacológico. A opção terapêutica não agrava os sintomas cognitivos, mas a decisão deve incluir discussão com familiares e cuidadores quanto aos riscos e benefícios do tratamento.[40]

3) Abordagens não farmacológicas

Estratégias não farmacológicas incluem a psicoterapia, a terapia cognitivo-comportamental, mudanças no hábitos e estilo de vida do idoso e atividades físicas regulares. Os pacientes com depressão e declínio cognitivo leve e demência leve podem se beneficiar da terapia cognitivo-comportamental ou mesmo da psicoterapia, principalmente os mais jovens ou com reserva cognitiva. Os pacientes com demência avançada se beneficiarão de estratégias que visam a mudanças de estilo de vida, como: engajamento em atividades sociais e modificação do meio ambiente que objetivem reduzir fatores desencadeantes de estresse, que aumenta a irritabilidade e a ansiedade dos pacientes. Maior exposição à luz do dia pode ajudar a reduzir os sintomas depressivos nos idosos, incluindo os dementes. Essas medidas ajudam consideravelmente a melhorar a qualidade de vida dos pacientes com demência.[21,28] A atividade física regular tem impacto importante não só sobre o humor, mas também sobre a *performance* cognitiva do paciente. A prática de atividade física favorece a interação social, reduz a sensação de solidão, reduz a velocidade do declínio mental, melhora o sono, melhora a confiança pessoal e a autoestima dos pacientes. Esse conjunto de benefícios promove melhora considerável do humor. Ademais, tanto os pacientes com declínio cognitivo leve como aqueles com demência leve a avançada podem participar de atividades físicas.[42]

Tabela 20.4	Estratégias para melhorar a efetividade do cuidado ao paciente com depressão e demência	
Diagnóstico de depressão na demência	Critérios clínicos de depressão DSM-V adaptados para pacientes com demência Escala GDS-15	
Abordagem farmacológica	Antidepressivos IRSS	Trazadona (50-300 mg/dia)
		Citalopram (10-40 mg/dia)
		Sertralina (50-100 mg/dia)
		Fluoxetina (20-40 mg/dia)
	ECT	Casos graves refratários ao tratamento clínico medicamentoso
Estratégias não farmacológicas	Psicoterapia Terapia cognitivo-comportamental Mudança de estilo de vida Exposição à luz solar diariamente Interação social Exercícios físicos regulares	

Fonte: Engelhardt, et al., 2007; Rubin, 2018; Gutzmann, 2015; Kok, 2017.

Tópico 6: Pontos-chave

◤ A depressão na demência é frequente e deletéria para a evolução dos pacientes com demência, levando a maior frequência de institucionalização e incremento de mortalidade. Os sintomas depressivos podem estar mascarados pela superposição com os sintomas da disfunção cognitiva.

- O diagnóstico de depressão no portador de uma síndrome demencial deve ser buscado ativamente nessa população de pacientes, por meio do interrogatório clínico dirigido ao problema e do uso rotineiro de escalas de depressão.

- Implementação de programa de psicoterapia e terapia cognitivo-comportamental para os pacientes com declínio cognitivo leve e demência de leve a moderada.

- Orientação de mudanças psicossociais: hábitos e estilo de vida. Maior interação social, exposição à luz solar por maior período de tempo e prática regular de atividades físicas.

- Para casos com sintomas mais graves, o tratamento farmacológico deve ser instituído, levando-se em consideração as comorbidades do paciente e as interações medicamentosas.

- Considerar a eletroconvulsoterapia para a depressão grave com ideação suicida. A manobra requer acompanhamento com especialistas psiquiatras e ampla discussão com familiares e cuidadores sobre os riscos e benefícios.

TÓPICO 7: *LINKS* ÚTEIS

Global action plan on the public health response to dementia 2017-2015

https://www.who.int/mental_health/neurology/dementia/action_plan_2017_2025/en/

Towards a dementia plan: a WHO guide

https://www.who.int/mental_health/neurology/dementia/policy_guidance/en/

WHO Mental Health Gap Action Programme (mhGAP)

https://www.who.int/mental_health/mhgap/en/

Global Dementia Observatory

https://www.who.int/mental_health/neurology/dementia/Global_Observatory/en/

iSupport

https://www.isupportfordementia.org/en

APAZ – Associação de Parentes e Amigos de Pessoas com Alzheimer

http://www.apaz.org.br/

ABRAz – Associação Brasileira de Alzheimer

http://abraz.org.br/web/

CVV – Centro de Valorização da Vida

https://www.cvv.org.br/

Prevenção de Suicídio – Facebook

https://www.facebook.com/help/594991777257121/

ABRATA – Associação Brasileira de Familiares, Amigos e Portadores de Transtornos Afetivos

http://www.abrata.org.br/

REFERÊNCIAS

1. Bennett S, Thomas AJ. Depression and dementia: cause, consequence or coincidence? Maturitas [Internet]. 2014;79(2):184-90. Available from: http://dx.doi.org/10.1016/j.maturitas.2014.05.009.

2. Heser K, Tebarth F, Wiese B, Eisele M, Bickel H, Köhler M, et al. Age of major depression onset, depressive symptoms, and risk for subsequent dementia: results of the German study on ageing, cognition, and dementia in primary care patients (AgeCoDe). Psychol Med 2013;43(8):1597-610.

3. American Psyquiatric Association. DSM-V. Manual Diagnóstico e Estatístico de Transtornos Mentais – DSM-V. 2013.

4. Jorm AF, Korten AE, Henderson AS. The prevalence of dementia: a quantitative integration of the literature. Acta Psychiatrica Scandinavica 1987.

5. World Health Organization. Dementia fact sheet. WHO. 2017.

6. OPAS Brasil. No title. Demência: número de pessoas afetadas triplicará nos próximos 30 anos. 2017.

7. ABRAZ. A cada três segundos, um idoso desenvolve algum tipo de demência no mundo. [Internet]. 2018. Available from: http://abraz.org.br/web/2018/08/31/a-cada-tres-segundos-um-idoso-desenvolve-algum-tipo-de-demencia-no-mundo/.

8. Breteler MM, Ott A, Hofman A. The new epidemic: frequency of dementia in the Rotterdam Study. Haemostasis 1998.

9. WHO. The top 10 causes of death. 2018. p. Available from: https://www.who.int/news-room/fact-sheets/detail/.

10. Burlá C, Camarano AA, Kanso S, Fernandes D, Nunes R. [A perspective overview of dementia in Brazil: a demographic approach]. Cien Saúde Colet 2013.

11. Brasil O. Aumenta o número de pessoas com depressão no mundo. [Internet]. 2017 [cited 2019 Dec 13]. Available from: https://www.paho.org/bra/index.php?option=com_content&view=article&id=5354:aumenta-o-numero-de-pessoas-com-depressao-no-mundo&Itemid=839.

12. WHO. Depression and other common mental disorders: global health estimates. [Internet]. 2017 [cited 2019 Dec 13]. Available from: http://apps.who.int/iris/bitstream/handle/10665/254610/WHO-MSD-MER-2017.2-eng.pdf?sequence=1%3E.

13. ONU Brasil. Depressão afeta mais de 300 milhões de pessoas e é a doença que mais incapacita pacientes. [Internet]. 2017 [cited 2019 Dec 13]. Available from: https://nacoesunidas.org/depressao-afeta-mais-de-300-milhoes-de-pessoas-e-e-doenca-que-mais-incapacita-pacientes-diz-oms/%3E.

14. OPAS/OMS Brasil. Folha informativa – Depressão 2018.

15. WHO. Depression. [Internet]. 2018 [cited 2019 Dec 13]. Available from: https://www.who.int/news-room/fact-sheets/detail/depression%3E.

16. Kiosses DN, Rosenberg PB, McGovern A, Fonzetti P, Zaydens H, Alexopoulos GS. Depression and suicidal ideation during two psychosocial treatments in older adults with major depression and dementia. Handb Depress Alzheimer's Dis 2015;48:367-76.

17. Novais F, Starkstein S. Phenomenology of depression in Alzheimer's disease. Handb Depress Alzheimer's Dis 2015;47:3-14.

18. Deví Bastida J, Puig Pomés N, Jofre Font S, Fetscher Eickhoff A. La depresión: un predictor de demencia. Revista Española de Geriatría y Gerontología 2016.

19. Barnes DE, Yaffe K. The projected effect of risk factor reduction on Alzheimer's disease prevalence. The Lancet Neurology 2011.

20. Saczynski JS, Beiser A, Seshadri S, Auerbach S, Wolf PA, Au R. Depressive symptoms and risk of dementia: the framingham heart study. Neurology 2010.

21. Rubin R. Exploring the relationship between depression and dementia. JAMA – J Am Med Assoc 2018;320(10):961-2.

22. Luppa M, Luck T, Ritschel F, Angermeyer MC, Villringer A, Riedel-Heller SG. Depression and incident dementia: an 8-year population-based prospective study. PLoS One 2013;8(3).

23. Wilson RS, Capuano AW, Boyle PA, Hoganson GM, Hizel LP, Shah RC, et al. Clinical-pathologic study of depressive symptoms and cognitive decline in old age. Neurology 2014.

24. Royall DR, Palmer RF. Alzheimer's disease pathology does not mediate the association between depressive symptoms and subsequent cognitive decline. Alzheimer's Dement 2013.

25. Rapp MA, Schnaider-Beeri M, Grossman HT, Sano M, Perl DP, Purohit DP, et al. Increased hippocampal plaques and tangles in patients with Alzheimer disease with a lifetime history of major depression. Arch Gen Psychiatry 2006.

26. Wilson RS, Boyle PA, Capuano AW, Shah RC, Hoganson GM, Nag S, et al. Late-life depression is not associated with dementia-related pathology. Neuropsychology 2016.

27. Hall CA, Reynolds CF. Late-life depression in the primary care setting: challenges, collaborative care, and prevention. Maturitas 2014.

28. Gutzmann H, Qazi A. Depression associated with dementia. Z Gerontol Geriatr [Internet] 2015;48(4):305-11. Available from: http://link.springer.com/10.1007/s00391-015-0898-8.

29. Olin JT, Schneider LS, Katz IR, Meyers BS, Alexopoulos GS, Breitner JC, et al. Provisional diagnostic criteria for depression of Alzheimer disease. Am J Geriatr Psychiatry 2002.

CAPÍTULO 20 – *TRANSTORNO DEPRESSIVO E DEMÊNCIAS*

30. Frota N, Nitrini R, Damasceno BP, Forlenza O, Dias-Tosta E, Silva AB da, et al. Critérios para o diagnóstico de doença de Alzheimer. Dement e Neuropsychol 2011;5(Suppl 1):5-10.

31. Caldas CP. O idoso em processo de demência: o impacto na família. In: Antropologia, saúde e envelhecimento. 2011.

32. Lessa I, Lima GS, Storti LB, Aniceto P, Fernandes P, Enfermagem E De, et al. Neuropsychiatric symptoms of elderly individuals with dementia: repercussions for family caregivers. [Repercussões para o cuidador familiar]. 2018;27(3):1-11.

33. Thyrian JR, Eichler T, Reimann M, Wucherer D, Dreier A, Michalowsky B, et al. Depressive symptoms and depression in people screened positive for dementia in primary care: results of the DelpHi-study. Int Psychogeriatrics 2016;28(6):929-37.

34. Rajan KB, Wilson RS, Skarupski KA, Mendes De Leon CF, Evans DA. Gene-behavior interaction of depressive symptoms and the apolipoprotein e ε4 allele on cognitive decline. Psychosom Med 2014.

35. Cummings JL, Mega M, Gray K, Rosenberg-Thompson S, Carusi DA, Gornbein J. The neuropsychiatric inventory: comprehensive assessment of psychopathology in dementia. Neurology 1994.

36. Almeida OP, Almeida SA. Confiabilidade da versão brasileira da escala de depressão em geriatria (GDS): versão reduzida. Arq Neuropsiquiatr 1999;57(2-B):421-6.

37. Goodarzi ZS, Mele BS, Roberts DJ, Holroyd-Leduc J. Depression case finding in individuals with dementia: a systematic review and meta-analysis. J Am Geriatr Soc 2017.

38. Dudas R, Malouf R, Mccleery J, Dening T. Antidepressants for treating depression in dementia. Cochrane Database of Systematic Reviews. 2018.

39. British Psychological Society RC of P. NICE – SCIE guideline on supporting people with dementia and their carers in health and social care. 2008.

40. Rabins PV, Blacker D, Rovner BW, Rummans T, Schneider LS, Tariot PN, et al. American Psychiatric Association practice guideline for the treatment of patients with Alzheimer's disease and other dementias. 2nd ed. Am J Psychiatry 2007.

41. Engelhardt E, Brucki SMT, Cavalcanti JLS, Forlenza OV, Laks J, Vale FAC. Tratamento da doença de Alzheimer: recomendações e sugestões do Departamento Científico de Neurologia Cognitiva e do Envelhecimento da Academia Brasileira de Neurologia. Arquivos de NeuroPsiquiatria 2005.

42. Kok RM, Reynolds CF. Management of depression in older adults: a review. JAMA – Journal of the American Medical Association 2017.

ÍNDICE REMISSIVO

Obs.: números em *itálico* indicam figuras; números em **negrito** indicam tabelas e quadros.

A

Abacate
 energia em 100 g, **187**
 quantidade de triptofano em 100 g, **187**
Abordagem
 macro, 237
 meso, 238
 micro, 237, 238
Absenteísmo, 103
Abuso
 de álcool estigmatizante, 82
 de drogas estigmatizante, 82
Acídia, 5
Ácido fólico, 188
Adolescente
 ideação suicida em, 29
 suicídio em, 29
Agente antidepressivo
 primeira geração, 22
 segunda geração, 22
Álcool, depressão e o uso de, 177
Aleitamento, 287
Amêndoa
 energia em 100 g, **187**
 quantidade de triptofano em 100 g, **187**
Amendoim
 energia em 100 g, **187**
 quantidade de triptofano em 100 g, **187**
Amitriptilina, 312
 interação medicamentosa, **331**
Anedonia, *13*
Angústia, 58
Ano(s)
 de vida perdidos devido à mortalidade prematura, 249
 de vida vividos com deficiência, 249
 perdido de vida saudável, 249
Anorexia estigmatizante, 82
Ansiedade, 58
Antidepressivo(s)
 classes e respectivos fármacos, **329, 330**
 de primeira linha no tratamento de depressão, **22**
 e medicamentos utilizados nas síndromes metabólicas, interações medicamentosas entre, **331**
 e seus efeitos colaterais nas síndromes metabólicas, **330**
 escolha do, 21
Apatia, 5

Assexuais, 135
Assistência, burocratização da, 100
Atenção
 integral à saúde, 174
 primária de saúde, princípios da, 331
Atividade
 física
  depressão e, 179
  papel no transtorno depressivo, 184
  prática de, 122
 religiosa, 122
Auriculoterapia, 205
Automutilação, episódios de, 137
Autismo estigmatizante, 82
Autoestigma, 83

B

Baixa autoestima, *13*
Banana
 emergia em 100 g, **187**
 quantidade de triptofano em 100 g, **187**
Batata
 emergia em 100 g, **187**
 quantidade de triptofano em 100 g, **187**
Bile, 5
 negra, 5
Bissexuais, 135
Bulimia estigmatizante, 82
Bullying, 30, 269
Bupropiona, interação medicamentosa, **331**
Burnout, 101
Burocratização da assistência, 100

C

Cafeína como fator de proteção na depressão, 189
Capital social, 237
 cognitivo, 237
 cuidado à pessoa com depressão e o, 232
 definição, 243
 estrutural, 238
 o que é?, 236
 sintomas depressivos e, 238
Cardiopatia em idosos, tratamento associado a, particu-

ÍNDICE REMISSIVO

laridades, 312
Carne de frango
energia em 100 g, **187**
quantidade de triptofano em 100 g, **187**
Castanha de caju
energia em 100 g, **187**
quantidade de triptofano em 100 g, **187**
Cenário cibernético-informacional, 54
Cisgênero, 135
Coléricos, 5
Comportamento suicida, 28
conceito, 31
cuidado à pessoa com, 33
repercussões, 32
Comunicação, habilidade de, 100
Couve-flor
energia em 100 g, **187**
quantidade de triptofano em 100 g, **187**
Crise financeira grave, 116
Cuidado, estratégias para melhorar a efetividade do, 89
Culpa excessiva, *13*
Cultura colaborativa, 100
Cyberbullying, 183, 219

D

DALYs, 249
Decepções, 4
Demanda-controle, 98
Demência, 300, 353
causas, **353**
critérios clínicos para diangóstico de, **353, 354**
prevalência, esstimativa da, 348
transtorno depressivo e, 346
Depressão, 4, 274, 351
ansiosa
contraindicação de tratamento, **312**
indicação de tratamento, **312**
aspectos relacionados à, *13*
associada à melancolia, 6
atividade física e, 179
bipolar
contraindicação de tratamento, **312**
indicação de tratamento, **312**
breve história, 4
como doença, 301
demência e, diferenças entre, **301**
e demência, estratégias para melhorar a efetividade
do cuidado ao paciente com, **359**
em idosos, tratamento bem-sucedido, 311
em profissionais de saúde, 94
estratégias para melhorar a efetividade do cuidado, 104
fatores individuais e contextuais associados à, 97
características individuais, 97
desafios no setor de saúde, 100
estresse no trabalho, 98
exposição à violência no trabalho, 102
importância do tema, 96
prevalência, 96
repercussões da, 103
estudante de graduação de medicina com, 114
exteriorização da, 117
fatores de proteção, 181
fatores de risco, 181
geriátrica, fatores de risco associados com, 305
eventos de vida estressores, 306
morbidades psiquiátricas, 306
sociodemográficos, 305
suporte social, 306

hipótese
monoaminérgica para explicar a, *8*
serotonérgica para, 7
maior, critérios diagnósticos para, 11
melancólica
contraindicação de tratamento, **312**
indicação de tratamento, **312**
mista
contraindicação de tratamento, **312**
indicação de tratamento, **312**
na demência, diagnóstico de, 357
na infância e adolescência, drogas comuns no tratamento, **278**
na população jovem, 268
na população LGBTQIA+, 130
conceiteos e definições, 134
estratégias para melhorar a qualidade do cuidado,
139
importância do tema, 132
reflexões sobre ações para melhorar o cuidado, 138
risco para, fatores que aumetam o, 137
no paciente com demência, tratamento farmacológico, 357
perspectiva psicanalítica da, 49
pessoas acometidas por região, estimativa, *218*
pessoas com maior risco para, **17**
pós-parto, 286
em mulheres em risco, intervenções profiláticas
promissoras para prevenção de, **292**
psicanálise freudiana, 49
psicopatologia da, 49
psicoterapia no tratamento para, 23
recorrência, *18*
rede de proteção social e, 180
refratária, tratamento de, 313
repercussão econômica e, 180
secundária, 303
tabagismo e, 177
tratamento
antidepressivo de primeira linha no, **22**
medicamentoso para evolução histórica do, *8*
uso de álcool e, 177
via *smartphone*, intervenções para, 246
importância do tema, 248
Desafio no setor de saúde, 100
Desamparo existencial, 56
Desemprego, 157
Determinantes
sociais
intervenções sobre os, 162
relacionadas à saúde mental, 157
sociais de saúde
modelos explicativos de Dahlegren e Whitehead,
159
níveis de intervenção
primeiro, individual, 162
quarto, condições socioeconômicas, culturais e
ambientais gerais, 164
segundo, redes sociais e comunitárias, 163
terceiro, condições de vida e trabalho, 164
Diabetes melito (*mellitus*), 323
em idosos, tratamento associado a, particularidades,
312
Discriminação
de gênero, 153
definição, 152
sexual, 153
Dislipidemia primária, 324
Distimia, 10, 273
contraindicação de tratamento, **312**
indicação de tratamento, **312**

Distúrbio (s)
da tireoide, 325
de controle de impulsos, 115
do sono, *13*, 189
Doença(s)
crônica, 30
de Alzheimer, risco para depressão, 356
de Lewy, 356
de Parkinson, tratamento associado a, particularidades, 312
mental(is), 5
conceito até o final da Idade Média, 5
multifatorial, 218
Dor, 342
banalização da, 4
crônica, 342
transtornos depressivos e, 340
do luto, 9
Drogas mais comuns no tratamento da depressão na infância e adolescência, **278**
"Dupla jornada" das mulheres, 155

E

Ecomapa, 335
Educação, determinante social relacionado à saúde mental, 157
eHealth, 250
Eixo hipotálamo-hipófise-adrenal, 116
Electronic health, 250
Eletroconvulsoterapia, 23
Emprego, determinante social relacionado à saúde mental, 157
Episódio (s)
de automutilação, 137
depressivo
gênese do, 116
fatores biológicos e ambientais, 116
predisposição para, fatores genéticos, 116
Ervilha
energia em 100 g, **187**
quantidade de triptofano em 100 g, **187**
Escala de Coelho e Savassi, 336
Escolaridade, trabalho, renda e depressão, relação, *158*
Esforço-recompensa, 99
Esgotamento emocional, 101
Espetacularização da vida, 56
Esquizofrenia
estigmatizante, 82
gap de tratamento para, 68
Estado deprimido, *13*
Estereótipo, 82
Estigma
causa, 82
conceito, 81
familiar, 91
relacionado à depressão, 82
social, 81
Estigmatizantes na medicina, 82
Estresse, 58
de minoria, 134
eventos de vida relacionados ao, 116
no trabalho, controle do, 105
ocupacional, modelos de análise
demanda-controle, 98
esforço-recompensa, 99
justiça organizacional, 99
Estudante de medicina, precariedade da saúde mental do, intervenções
desenvolvendo resiliência, 123

rastreio e acompanhamento, 124
reestruturação curricular, 122
Eu
centralidade na vida coletiva, 57
excesso de, 54
Eventos de vida
estressores, 306
relacionados ao estresse, 116
Exibicionismo, 56
Expressão de gênero, 135

F

Fadiga, *13*
Fator (es)
de proteção, 31
de risco individuais mais comuns, **270**
Fenômeno
depressivo, espelhamentos da cultura contemporânea, 56
narcísico, 56
Fleuma, 5
Fleumáticos, 5
Fluoxetina, interação medicamentosa, **331**
Fraqueza, 5
Frustrações, 4

G

Gap terapêutico, 68
Genderqueers, 136
Gênero, conceito de, 134
Genograma familiar, 335
Global Mental Health Action Plan, 249
Gravidez, 286

H

Hábitos alimentares, papel no transtorno depressivo, 185
Hanseníase, estigmatizante, 82
Hata-ioga, 204
Heterossexuais, 135
Hiato terapêutico, 68
Hipertensão arterial, 323
Hipertireoidismo, 325
Hipotálamo, 116
Hipótese
monoaminérgica para explicar a depressão, *8*
serotonérgica para depressão, 7
HIV, estigmatizante, 82
Homossexuais, 135
Humanização do tratamento dos pacientes com transtorno mental, 6
Humor, 267

I

Ideação suicida, 268
cuidado da pessoa com, 26, 33
conceitos, 30
consequências, 32
definições, 30
estratégias para melhorar a efetividade do cuidado, 37
importância do tema, 28
repercussões, 32
definição, 31
em adolescentes , 29

em idosos, 29
Identidade, de gênero, 135
Idoso
    cognição em, 302
    depressão em, 302
    ideação suicida, 29
    risco de suicídio em, 355
    suicídio em, 29
    transtorno depressivo em pessoas, 296
        consequências para a pessoa, 301
        repercussões para a pessoa, 301
    transtorno depressivo em pessoas, 296
        importância do tema, 298
IMAO, interação medicamentosa, **331**
Inibidor(es)
    da monoaminoxidase, 7
    seletivo da recaptação de serotonina, 7
Insatisfação, 58
Insegurança, 58
Instituição de saúde e ensino e saúde, sugestões para
    mudanças nas, 209
Internação hospitalar, 116
Intersubjetividade, 56
Ioga, 24
    integrativa para tratamento e para o cuidado integral
        da pessoa com sintomas depressivos, 24
ISRS, interação medicamentosa, **331**

J

Justiça organizacional, 99

L

LGBTQIA+, população, 134
Libido, alteração da, *13*
Luto, 9
    normal, 51

M

Machismo, 154
Magnésio, 188
MBIs (*mindfulness-based interventions*), 201
    crescimento das publicações científicas sobre, *202*
Medicações utilizadas nos tratamentos da depressão em
    pacientes com comorbidades clínicas, **313**
Meditação, 24, 201
Melancolia, 6, 9, 50
    perspectiva psicanalítica da, 49
    visão psicanalítica da, 50
Mental Health Gap Action Programme (mhGAP), 249
Meritocracia, 157
Método clínico centrado na pessoa, *15, 70,* 331
    caso clínico, 70
    conceitos, 68
    cuidado da pessoa com depressão e o, 66
    estratégias para melhorar a aplicação e uso do, 76
    definições, 68
    importância do tema, 68
    passos, 14
mHealth
    barreiras e facilitadores para o uso da, 254
    intervenções para, evidências sobre as, 252
Micronutriente
    deficiência de, 186
    depressão e carência de, 186
Mídias sociais
    breve história das, 220

definições e conceitos, 223
impacto na saúde mental das populações, 24
mais populares no mundo, *222*
número de usuários no mundo, *220*
repercussões e consequências para a pessoa, 224
uso abusivo, 227
uso das e os transtornos depressivos, 216
uso passivo e uso ativo, 223
Mindfulness, 205
    conceito, 201
Minorias sociais, 133
Mobile health, 24
    uso, vantagens e desvantagens, 252
Modelo
    de determinantes sociais de saúde de Dahlgren e
        Whitehead, *159*
    demanda-controle-suporte, *99*
    transteórico de mudança, *176*
Monoaminas, hipótese da deficiência das, 116
Montgomery-Åsberg Depression Rating Scale (MADRS),
    314
Moradia, mudança forçada de, 116
Morbidades psiquiátricas, 306
Morte de parente próximo, 116
Multimorbidade, transtorno depressivo e, 320

N

Narcisismo, cultura do, 55
Nefazona, interação medicamentosa, **331**
Negligência, 5
Neurociência no campo da psiquiatria, 7
Neurose, 6

O

Obesidade, 324
Ócio, 5
Ômega 3 no tratamento do transtorno depressivo, 187
Orientação sexual, 135
Outro, falta de, 54
"Outro-informação", excesso do, 58
Ovo
    energia em 100 g, **187**
    quantidade de triptofano em 100 g, **187**

P

Paciente estigmatizado, cuidado com, 88
Pansexuais, 135
Papel de gênero, 135
Patient Health Questionnaire, 11, *12*
Perda, 4
Perfeccionismo, 120
Pescada
    energia em 100 g, **187**
    quantidade de triptofano em 100 g, **187**
Peso, alteração do, *13*
Pessoa com depressão, método clínico centrado na
    pessoa e o cuidado da, 66
Pirâmide populacional brasileira, *298*
Pobreza, determinante social relacionado à saúde men-
    tal, 158
Polifarmácia, 307
Polissexuais, 135
Política Nacional de Práticas Integrativas e Complemen-
    tares, 200
Política Nacional de Promoção da Saúde, 174
População

geriátrica, 300
LGBTQIA+
   ações para melhorar o cuidado da, reflexões sobre, 138
   depressão na, 130
   fatores que aumentam o risco de depressão na, 137
   qualidade do cuidado ofertado à, estratégias para melhorar a qualidade do, 139
   risco de suicídio, 142
Prática(s)
   de ioga, 204
   de qigong, 204
   de tai chi, 204, 207
   integrativa, 200
      para tratamento e para o cuidado integral da pessoa com sintomas depressivos, 24
      meditação, 201
   integrativas e complementares, 199
      implantação das, 203
      incorporação aos grupos e atividades na unidade básica de saúde, 208
      incorporação nos contatos individuais, 207
      perspectivas na prática clínica, 203
      potencialidades na atenção primária, 205
   mente-corpo, 203
Preguiça, 5
Problemas psicomotores, *13*
Processo de adoecimento mental, 198
Profissionais de saúde
   depressão em, 94
   grupos vulneráveis para o desenvolvimento de transtornos depressivos, 96
   risco de depressão em, fatores que contribuem para o aumento do, 96
Projeto terapêutico singular, 331
Promoção da saúde
   aplicação dos conceitos de, como instrumentalizar profissionais da saúde para aplicação dos, 175
   medidas que podem ser usadas no tratamento da pessoa com transtorno depressivo, 177
   no cuidado da pessoa com depressão, importância da, 172
Proteções individuais mais comuns, **270**
Prozac®, 7
Pseudodemência depressiva, 302
   demência primária e, diferença entre, **303**
   e demência, diferença entre, **303**
Psicanálise fundamentada na psicologia, 7
Psicoterapia, 183
   no tratamento para depressão, 23
Puerpério, 286

Q

Queijo
   energia em 100 g, **187**
   quantidade de triptofano em 100 g, **187**
Questionário
   para investigar sintomas depressivos/depressão maior, 13
   sobre a saúde do paciente, 11

R

Racismo
   definição, 156
   institucional, 156
Raja ioga, 201
Reconhecimento profissional, 100

Rede
   de proteção social, depressão e, 180
   social, o que é?, 238
Relação(ões)
   amorosa, rompimento de, 116
   escolaridade, trabalho, renda e depressão, *158*
   familiar, 122
   repensando as, 157
Renda domiciliar *per capita*, média por raça/cor e gênero no Brasil, **155**
Repercussão econômica, depressão e, 180
Reposição hormonal, 291
Resiliência, 31, 123
Respiração abdominal, 203
Revolução tecnológica, 58
Rompimentos, 4

S

Salário mínimo, número de acordo com raça/cor no Brasil, *161*
Sangue, 5
Saúde-doença-cuidado, processo, 150
Sentimento de tristeza, 300
Setor de saúde, desafios no, 100
SIFE, 71, 327
Silêncio melancólico de uma perda existencial, 49
Síndrome
   metabólica, 322
   serotoninérgica, 186
Sintoma depressivo, 10, 300
Smartphone, depressão via, 246
SOAP, 71
Stepped care, 207
Subjetividade depressiva, 48
   aspectos da cultura contemporânea implicados na, 54
   caminhos reflexivos para lidar com, 59
Suicidabilidade, 31
Suicídio, 28, 268, 301
   altos riscos de, 37
   em adolescentes, 29
   em idosos, 29
   no Brasil, 29
   preditores para, 30
   prevenção, 37
   segundo a Associação Brasileira de Psiquiatria, 30
   tentativa de, 28
Suplementação
   alimentar, papel no transtorno depressivo, 185
   dietética, 291
Suporte social, 306

T

Tabaco, causa evitável de morte, 178
Tabagismo, depressão e, 177
Tabagista, tratamento medicamentoso para, 179
Tai chi chuan, 24, 204, 207
TeleHealth, 250
Telemedicina, 250
Telestroke, 251
Tempos
   hipermodernos da realidade, 54
   hiper-reativos, 54
Tentativa de suicídio, 28, 268
Teoria humoral, 5
Terapia
   cognitivo-comportamental, 7
   com antidepressivos, 183

comportamental cognitiva, 271
de reposição de nicotina, 179
Tianeptina, 23
Tirosina, 186
Trabalhadores de saúde, adoecimento mental dos, 100
Trabalho, tipos
ativo, 98
baixo desgaste, 98
passivo, 98
Transexual, 135
Transgênero, 135
Transtorno(s)
bipolar estigmatizante, 82
de ansiedade, 115
de conduta, 268
de déficit de atenção e hiperatividade, 267
de humor, 9
de oposição desafiante, 268
de uso de substâncias, 115
depressivo
demências e, 346
consequências, 354
estratégias para melhorar a efetividade do cuidado, 356
fatores de risco e proteção associados, 356
importância do tema, 348
repercussões, 354
dor crônica e, 340
consequências, 343
estratégias e condutas na otimização do cuidado, 344
importância do tema, 342
repercussões, 343
em estudantes de medicina
fatores de risco, 118, **119**
fatores protetores, 121, **121**
fatores relacionados a aspectos da rotina acadêmica, 119
reflexos causados pelo, 118
em pessoas com doenças crônicas
pilares fundamentais para abordagem do, 331
em pessoas idosas, 296
condições de saúde, 308
consequência para a pessoa, 301
depressão e cognição em idosos, 302
fatores de risco associados com depressão geriátrica, 305
importância do tema, 298
medicamentos, 307
prognóstico, 304
repercussões para a pessoa, 301
estratégias de promoção à saúde para pessoas com, 188
maior, 249, 267
critérios diagnósticos de, **351, 352**
multimorbidade e, 320
estratégias para melhorar a efetividade do cuidado, 326
importância do tema, 322
na gravidez e puerpério, 284
na infância e adolescência
comorbidades, 266
condições e fatores protetores para depressão, 270
diagnóstico e tratamento, 272
estratégias para melhorar a efetividade do cuidado, 271

fatores que aumenta o risco para depressão, 269
importância do tema, 264
repercussões e consequências, 268
tratamento, 276
papel do suplemento alimentar, 185
papel da atividade física no, 184
papel dos hábitos alimentares no, 185
repercussões ao paciente da população LGBT-QIA+, 137
risco de recidiva, 18
situações clínicas associadas aos, **18**
tratamento, 183
tratamento farmacológico, 19
agentes antidepressivos utilizados na prática clínica, 22
escolha do antidepressivo, 21
uso das mídias sociais e os, 216
depressivo
estigmatizante, 82
maior, 4, 10
sinais e sintomas, 10
disruptivo da desregulação do humor, 274
do déficit de atenção e hiperatividade, 266
mental(is)
em profissionais da área de saúde, tratamento, 104
estigmatizante, 82
Travestis, 136
Trazodona, interação medicamentosa, **331**
Tricíclicos, interação medicamentosa, **331**
Triptofano, 186
no tratamento do transtorno depressivo, 186
Tristeza, 9
sentimento de, 300
Tuberculose estigmatizante, 82

V

Violência
de gênero, 153
no trabalho
e depressão em profissionais de saúde, inter-relações entre, *102*
exposição à, 102
Vipassana, 201
Vitamina
B12, 188
B6, 188
D, 188
Vortioxetina, 23

W

WPATH (World Professional Association for Transgender Health), 136

Y

YLD, 249
YLL, 249

Z

Zazen, 201
Zinco, 188

CONHEÇA OS SELOS EDITORIAIS DA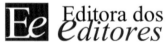

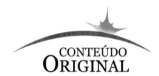

Conteúdo Original

Seleção de autores e conteúdos nacionais de excelência nas áreas científicas, técnicas e profissionais.

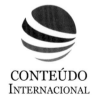

Conteúdo Internacional

Tradução de livros de editoras estrangeiras renomadas, cujos títulos são indicados pelas principais instituições de ensino do mundo.

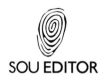

Sou Editor

Projetos especiais em que o autor é o investidor de seu projeto editorial. A definição do percentual de investimento é definida após a análise dos originais de seus livros, podendo ser parcial ou integral.